医养结合照护师实务培训

初 级

主 编 段 萱 徐国英
副主编 杨晓丹
主 审 刘则扬
编 委 (按姓名汉语拼音排序)
曹艳霞 段 萱 冯凤琴
荣恩惠 孙 美 徐国英
杨晓丹 于 梅 张英琦
赵礼婷

北京大学医学出版社

YIYANG JIEHE ZHAOHUSHI SHIWU PEIXUN　CHUJI

图书在版编目（CIP）数据

医养结合照护师实务培训：初级 / 段萱，徐国英主编．—北京：北京大学医学出版社，2017. 10

ISBN 978-7-5659-1663-2

Ⅰ. ①医…　Ⅱ. ①段… ②徐…　Ⅲ. ①老年人 – 护理 – 技术培训 – 教材　Ⅳ. ① R473.59

中国版本图书馆 CIP 数据核字（2017）第 205501 号

医养结合照护师实务培训　初级

主　　编： 段　萱　徐国英

出版发行： 北京大学医学出版社

地　　址：（100191）北京市海淀区学院路 38 号　北京大学医学部院内

电　　话： 发行部 010-82802230；图书邮购 010-82802495

网　　址： http：//www.pumpress.com.cn

E-mail： booksale@bjmu.edu.cn

印　　刷： 北京强华印刷厂

经　　销： 新华书店

责任编辑： 赵　欣　　**责任校对：** 金彤文　　**责任印制：** 李　啸

开　　本： 787mm × 1092mm　1/16　　**印张：** 14.5　　**字数：** 316 千字

版　　次： 2017 年 10 月第 1 版　2017 年 10 月第 1 次印刷

书　　号： ISBN 978-7-5659-1663-2

定　　价： 59.00 元

序

我国60岁以上的人口已超过2亿，已经进入老龄化社会，这将对我国社会经济的发展与政治文化有深刻影响。现在养老服务业已成为我国当前经济转型中的一项重大民生工程，积极推进医养结合型养老服务健康产业发展将能推动我国精神文明建设和经济发展。《国务院关于加快发展养老服务业的若干意见》提出，到2020年，养老服务业在第三产业中比重将显著提升，需要大批专业技术人才。照护师即是这些专业技术人才中的重要组成部分。照护师负责老年人的护理、慢性病照护及康复医疗等。这个职业需要有较高的专业技术素养，所以我们应逐步培养出一支医养结合养老专业化、职业化的照护人员队伍。现由段萱与徐国英同志主编的《医养结合照护师实务培训》教材应运而生，该书具有科学性、实用性，填补了国内医养结合照护领域的空白。本书共有七章，内容结构特征包括：大爱引航，点亮心灯；以老儿乐，认知老化；身心护佑，健康同行；至亲至爱，在您身边；急人所急，拥抱生命；老有所安，快乐生活；衣食住行，品质生活；运动相伴，延续精彩。

该教材的特色之处是教材编写过程严谨求实，编委会组织全体专家进行了深入浅出的教学实践研究；本书独特之处是框架顶层设计独具匠心，每一章都体现爱老敬老的元素，每一节都体现具有大爱的专业内容；本书精彩之处是全书编写体例的创新，每一节都以实用的案例引导学习者的理论与实际学习。

我们相信《医养结合照护师实务培训》教材将助力中国医养结合老年人专业照护质量的提升，将助力中国养老服务人才队伍结构适宜性发展，将助力“健康中国2030”工程发展目标的实现。

是为序。

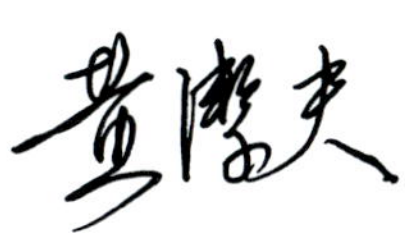

2017年9月

前 言

《医养结合照护师实务培训　初级》一书诞生在我国老龄化问题日益严峻的时代，诞生在推动医养结合养老模式健康发展、助力养老服务质量提升的年代。

“医养结合”不仅要做到“硬结合”，即养老设施与医疗机构的结合，更重要的是要做到“软结合”，即照护服务人员一定要有“医的思维”，也就是及时发现长者异常症状后，要用降阶梯思维去进行初步处理；也要用“护的理念”，即“心身并护”地全方位照护长者。目前，我国的养老服务人员质和量与医养结合养老模式的要求存在着差距，因此，编写本书旨在突破养老人才的专业化、职业化以及认同感三方面的瓶颈，也就是把照护技能的专业化、健康管理的职业化及职业的认同感作为核心内容。

医养结合照护师是养老服务、残疾人服务及辅助性医疗服务领域中的复合型技术人才，可在养老机构、社区养老服务中心、居家上门服务中心及医疗机构内服务。其利用所掌握的医学基础知识、专业照护技能、心理学基础知识及沟通技巧，为被照护者提供专业服务，从而满足被照护者身体、精神、社会各个方面需求，维护被照护者的个人尊严，提升被照护者的生活品质。

《医养结合照护师实务培训》依据一线服务人员的职业要求分为初级、中级、高级三本系列培训教材，同时也可以作为居家照顾长者的参考书。本系列编著时经过编委会多次讨论和论证，借鉴发达国家针对养老服务人员的培训经验和来自全国21个省、自治区、直辖市对百余名医养结合照护师的培训实践编著而成；也与人力资源和社会保障部编写的《养老护理员》初级、中级、高级、技师、基础知识5本书进行比对，涵盖全部技能操作，又增设医学基础知识及护理观察、照护记录和书写要求等养老服务质量管理新要求的内容。

《医养结合照护师实务培训　初级》满足想要进入养老服务领域的照护人员的职业要求，以及养老服务与管理专业大专学生对照护服务技能的需求，可作为其培训教材。

编委会组成人员全部具有医疗背景，其中有6人投身养老事业5年，具有养老服务机构运营管理及咨询培训的实践经验，是“医疗界最懂养老，养老界最懂医疗”的一支真正的医养结合复合型人才队伍。

《医养结合照护师实务培训　初级》是走在养老学科前沿，具有实用性、可行性、创新性的培训教材。平凡的脚步也可以走完伟大的行程，相信在未来的养老服务路上，养老服务人才的新生力量会迎着养老的朝阳越走越壮大。

本书编写过程中得到中国老龄工作委员会办公室、中国老龄产业协会医疗健康委员会，以及编写《养老护理员》的养老专家的大力支持和协助，在此一并表示衷心的感谢！特别要感谢的是国家卫生计生委前部长黄洁夫先生在百忙之中为本书提写了序言。由于时间及水平有限，难免有疏漏和错误之处，敬请读者批评指正。

主　编

目　录

第一章　大爱引航　点亮心灯——理念文化

第一节　医养结合养老服务模式

“医养结合”是指医疗康复保健服务资源与养老服务资源相结合，实现社会资源利用最大化，也称“医养融合”。作为一种符合我国养老产业发展形势的养老模式，大力发展医养结合型养老机构，关注老年人养老服务需求及养老服务质量，已成为国内养老服务市场建设的主题。为什么要选择医养结合养老服务模式呢？对于这样的选择应该如何应对？本节主要介绍我国选择“医养结合”养老服务模式的背景及对“医养结合”养老服务模式的理解。

技能目标

1. 能理解“医养结合”的内涵。
2. 能知道选择“医养结合”养老服务的背景。
3. 能认知“医养结合”养老服务的模式。

案例导入

某养老机构有250位长者，其中自理长者93位，占37.2%；不能自理长者157位，占62.8%。250位长者中，最多的有11种疾病/人，最少的有2种疾病/人，心脑血管病占56.8%，其中植入起搏器的11人、支架32人、透析4人、心律失常22人。

1. 这些长者“不能长期住医院，回家又没有专业护理”怎么办？
2. 这些长者在家庭养老、社区养老以及机构养老，风险各有多大？
3. 我们如何面对这些带病生存的长者养老呢？

综上所述，试想如果不选择“医养结合”养老服务模式，会是何等的情境，因此“医养结合”养老服务模式是我国必然的选择。

一、什么是“医养结合”？

李克强总理在《政府工作报告》中提出：“健康是群众的基本需求，我们要不断提高医疗卫生水平，打造健康中国。”

“医养结合”是一种有病治疗、无病疗养，是医疗和养老相结合的新型养老模式，其优势在于整合医疗和养老两方面的资源，提供持续性的老年人照顾服务。通常由专业的护理人员照护老年人的健康生活起居，同时提供生活照料和临终关怀服务。推进“医养结合”养老模式建设，是养老理念、医疗理念和消费理念的一次重大转变。

“医养结合”中的“医”和“养”是两个不同的层次，“医”指的是“医疗”，“养”指的是养生和养护。随着老年人养老过程中健康状况的恶化，所侧重的层次依次为“养生—医疗—养护”。

“医养结合”就是指医疗康复保健资源与养老资源相结合，实现社会资源利用的最大化，是集医疗、康复、养生、养老等为一体的新型养老模式。

中国老龄科学研究中心负责人阐述“医养结合”模式主要的三个层次，即“养、医、护”三者合一的模式。“养”就是日常照料，“医”指医院看病，“护”则指慢性病或无法治愈的疾病护理问题。

综合很多专家学者的论述，我们知道“医养结合”养老服务模式在我国还处于探索和起步阶段，大多数机构针对医疗功能和养老功能二者的结合还处在“硬结合”层面，医养结合的实现形式大多还停留在医疗机构中建设养老机构或在养老机构中办理提供医疗服务的单位，“医”“养”结合的形式较为单一。我们认为“医养结合”养老服务模式既要在“硬结合”的层面结合，还要在“软结合”的层面结合，才是真正的“医养结合”。

二、为什么要选择“医养结合”养老服务模式

1．何为老年人？　联合国提出老年人的划分标准是：发达国家 65 岁以上者，发展中国家 60 岁以上者为老年人（根据人均预期寿命而定）。老年期被视为生命过程中的一个阶段，此阶段的老人又可分为：年轻老人（young old），指 60 岁或 65 岁到 74 岁的老人；老老人（old old），指 75 ～ 84 岁的老人；高龄老人（very old），指 85 岁以上的老人。还有一些国家（如日本）以 75 岁为界将老年人分为前期老人和后期老人，而将 90 岁以上者称为长寿老人。

中国古人曰：三十而立，四十而不惑，五十而知天命，六十花甲，七十古稀，八十九十为耄耋，百岁老人为期颐。现今我国划分老年期的标准是：60 ～ 89 岁为老年期（老年人），90 岁以上为长寿期（长寿老人），超过 100 岁的长寿期老人又叫百岁老人。

2．我国养老服务需求现状 《中国养老产业发展白皮书》显示，2015年末，我国60周岁及以上老年人口已经达到2.22亿，占到总人口的16.1%，65周岁及以上人口1.44亿，占总人口的10.5%，80岁以上的老年人达2400多万，占老年人口的16.6%，老年人口数量已经接近印度尼西亚的总人口数量，超过巴西、巴基斯坦、尼日利亚、孟加拉国、俄罗斯、日本、墨西哥和菲律宾8个国家的总人口数量；空巢和独居老年人已经接近1亿，占比较高，家庭养老功能弱化，亟待社会养老补位。

2016年10月11日，全国老龄工作委员会办公室发布《生活状况抽样调查成果》，这份报告包括了对我国老年人口的性别和年龄结构、经济状况、医疗卫生情况及老龄产业市场等情况的最新抽样调查结果。报告显示，在老年人健康状况不断改善的同时，仍然有18.3%的老年人为失能、半失能状态，总数达4063万人。老年人的家庭环境不适应老年人身体状况变化的超过了6成。此外，民政部下属研究机构中民社会救助研究院发布《中国老年人走失状况调查报告》。报告显示，每年全国走失老年人约有50万人，平均每天走失约1370人。失智和缺乏照料成为老年人走失的主因。

中国老龄科学研究中心2011年的一项调查显示，**中国60岁以上老年人余寿中有2/3时间处于带病生存状态**。根据原国家卫生部的调查显示，60岁以上老年人中，人均患有疾病2～3种，慢性病发病率53.9%，是调查人群平均水平的4.2倍。患有慢性病的老年人病程长，需要持续的、综合的医疗康复护理服务。调查某养老公寓250位平均年龄82.2岁的老年人，自理长者93位，占37.2%；不自理长者157位，占62.8%。疾病状况：93.62%的长者带病生存，带病最多的长者有11种疾病，最少有2种疾病，心脑血管病占70%，其中植入起搏器的11人、支架32人、透析4人、心律失常22人。

这些长者虽然带病生存，但病情稳定，不能长期住医院，安置在家里又存在风险，因此“医养结合”是我国积极应对养老形势的必经之路。

3．老龄社会的标准界定 人口学一般将社会按人口年龄划分为三种类型：年轻型，65岁以上人口占总人口的4%以下；成年型，65岁以上人口占总人口的4%～7%；老年型，65岁以上人口占总人口的7%以上。

根据世界卫生组织（World Health Organization，WHO）定义，一个国家的老龄化率（65岁以上人口占全国人口的比率）在7%～14%称为老龄化国家，若老龄化率超过14%就称为老龄国家。

4．我国老龄社会稳势与经济发展 有专家指出，发达国家经济发展与老龄化同步，进入老龄社会时人均GDP一般在5000～10000美元或以上，而中国是在尚未实现现代化、经济还不发达的情况下提前进入老龄社会，即“未富先老”。中国老龄化趋势不可阻挡，而养老服务体系滞后于养老服务需求，可谓“未备先老”。年纪还不大就有衰老迹象，多由于精神或体力负担过重而导致过早衰老，即由于国民经济和医疗预防的问题，还没有到老年人的标准，身体就衰退了，可谓“未老先衰”。社会的失能、高龄、空巢、少子化的问题凸显，“医养结合”养老服务模式已逐渐成为中国养老产业的必然选择。

三、“医养结合”养老服务模式如何落地

医养结合服务的内容应以基本养老服务为基础，以医疗服务为重点，在做好老年人生活照护服务、精神慰藉服务的基础上，着重提高医疗诊治服务、大病康复服务、临终关怀服务的质量。作为一种具备医疗功能的特殊服务机构，医养结合服务机构的医疗水平，应该满足不仅仅是提供药品、注射等最为基本的医疗服务，而且能满足慢性病长者、大病康复长者、绝症晚期长者的医疗需求，真正发挥出医养结合的服务功能。

现今，全国各地基本形成了以下三种医养结合模式：

1．整合照料模式，即由单一机构提供医养结合服务，既有配建医疗机构或卫生室的养老机构，也有具备养老功能、开展老年护理的医疗机构。

2．联合运行模式，即养老机构与医疗机构合作，建立双向转诊机制，由综合性医院提供医疗服务，养老机构提供康复期或稳定期的护理服务。

3．支撑辐射模式，即社区养老服务中心与医疗机构或社区卫生服务机构合作，为居家的社区老年人提供健康服务。

目前，我国存在着养老护理人力资源质量与医养结合养老模式不匹配的问题，医养结合对养老护理员提出了护理技能专业化、关注老年人心理健康及高度的职业认同感三个要求。借鉴发达国家针对养老护理员的培训经验，我国应健全养老服务人员培训体系，从丰富培训内容、建立职业规划、培养养老服务人员职业认同感、提升养老服务人员综合素质为抓手，更好地促进医养结合养老模式发展，培养“医养结合型”的照护人员势在必行。

思考题

1. 什么是“医养结合”？
2. 为什么要选择“医养结合”养老模式？
3. 我国有几种“医养结合”养老模式？

案例分析与解答

1. 这些长者“不能长期住医院，回家又没有专业护理”怎么办？

答：只能住进医养结合型老年公寓，这里有内设医务室或与周边医疗机构建立合作关系，可满足这些长者的医疗与养护的需求。

2. 这些长者在家庭养老、社区养老以及机构养老，风险各有多大？

答：无论他们在哪儿养老，风险都很大，随时随地都有可能发生不良事件，最严重的是噎食、心搏骤停、心肺脑血管疾病等，最频繁发生的是跌倒事件，因为老年人死亡原因的80%是跌倒导致的骨折及并发症。

3. 我们如何面对这些带病生存的长者养老呢?

答：面对这些带病生存的长者，不论居住在哪里养老，我们均应实施“医养结合”的养老模式。不仅要做到“硬结合”，即养老设施与医疗机构的结合，更重要的是要做到“软结合”，即照护服务人员一定要有“医的思维”，及时发现长者异常症状后，要用降阶梯思维去处理；也要有“护的理念”，即“心身并护”地全方位照护长者。尤其是一线的服务人员，一定是既要有一定的医护知识，更要有针对症状的初步处理能力。

第二节 医养结合照护服务理念

上节已经阐述医养结合养老服务模式，那么养老服务核心的照护服务在养老服务体系中充当什么样的角色呢？如何能当好这个角色呢？本节主要为大家理清思路，从医养结合照护服务的定义、照护服务的分类、照护服务与护理服务的区别以及照护服务的理念等问题着手，认清照护服务的工作内容与方向，以进一步认识医养结合养老模式的内涵。

技能目标

1. 能理解照护服务的定义。
2. 会界定照护与护理的区别。
3. 会描述照护服务的分类。
4. 会运用照护服务的理念。

案例导入

某男性，78 岁，半年前长者因脑血栓住院救治，后导致右侧肢体瘫痪。服务人员每周一、四都要给爷爷更换衣服。周一是许照护师帮他更换衣服，很快就把衣服换好，但爷爷不是很高兴；周四是赵照护师帮他更换衣服，爷爷非常愉悦，而且很有成就感。

你认为赵照护师在更换衣服时是如何让爷爷很有成就感的呢?

一、照护服务与护理服务的区别

1．护理与照护服务的定义

（1）什么是护理？

护理（nursing）来自拉丁语，意思是哺育小儿，后来扩展为养育、保育、避免伤害，看护老人、患者或虚弱者。护理的定义随着医学模式和健康定义的改变也经历了三个阶段的发展。

第一阶段：以疾病为中心的护理——健康的定义是无病。护理是协助医生诊疗，消除身体的疾患，恢复正常的功能。护理的创始人南丁格尔认为通过改变环境，可使患者处于最佳状态，待其自然康复。

第二阶段：以患者为中心——1948 年 WHO 提出：健康不但是没有疾病或缺陷，而且是身体、精神和社会的完好适应状态。护理是一种艺术和科学的结合，包括照顾患者的一切，增进其智力、精神、身体的健康。其护理方式是以患者为中心，应用护理程序对患者进行全面的系统的整体护理。

第三阶段：以健康为中心——国际护士学会（International Council of Nurses，ICN）提出“护理是帮助健康的人或患病的人保持或恢复健康（或平静地死去）”。1980 年美国护士学会（American Nurses Association，ANA）对护理的定义是：护理是诊断和处理人类对现存的和潜在的健康问题的反应。

通过护理的发展过程可以清楚地看到，不管是医生的助手还是独立的学科，护理解决的是人的“健康”问题。

（2）什么是照护（care—caring）？

《现代汉语词典》释义是：照料、护理；中国台湾的辞典中释义是：照顾、护理。

照护是指以照顾日常生活起居为基础，为独立生活有困难者提供帮助。内涵为自立生活的支援、正常生活的实现、尊严及基本的人权的尊重和自己实现的援助。

2．护理与照护服务的区别 尽管照护、护理是一字之差，不会影响其制度建设的本身，但是，它在服务目标、服务对象、服务内容、服务地点上都有不同，因此要很好地理解二者的区别。

表1-2-1 护理服务与照护服务在实务上的区别

项目	照护服务	护理服务
服务目标	功能自主，延缓衰退	减轻痛苦，挽救生命
解决问题	恢复自理问题	恢复健康问题
服务对象	失能长者、残障人员	患者
服务内容	生活照料、心理慰藉	专业护理、基础护理
服务提供者	专业、非专业人员	专业人员
服务型态	支援型照护、长期照护	基础护理、专科护理
服务地点	居家、社区、机构	医院、社区卫生站

二、医养结合照护服务的分类

医养结合照护服务目前无具体科学的、权威的分类。

中国香港依据照顾的程度把照护服务分为低度照顾、中度照顾、重度照顾；中国台湾依据自理能力的多少分为安养、养护、长期照护。

中国大陆按照照护服务的地点可以分为居家照护服务（上门照护）、社区照护服务（健康管理、助餐、助浴）、机构照护服务（全方位生活照料及医疗康复护理）。按照照护对象需求服务的时间长短，分为急性期照护、中期照护、长期照护。

急性期照护（acute care）：主要是照护对象发生急症需要“缓解病痛、挽救生命”时，一定要去医院获得救治，而一定也是医疗护理专业的综合团队提供急性期的服务。

中期照护（intermediate care service，ICS）：是社区服务的一种新模式，是介于老年急性期医疗和居家照护或长期照护之间的一种过渡性的照护服务。即对亚急性和急性后期老年患者实施综合性医疗、康复和护理服务，旨在帮助老年患者由疾病期过渡至恢复期，由医疗上的自主过渡到功能上的自主，既解决了在医院长期占床的问题，又提高了居家照护的效果，确保了患者的功能恢复。一般时间为 1 ～ 2 周，最长不超过 6 周。中期照护必须功能明确（即避免“再次住院”与实施“亚急性与急性后期照护”）、方法适当（老年人综合评估）、定位合理（综合医疗、功能康复和护理）、具有时效（避免与长期照护相混淆）和多学科团队的参与。

长期照护（long-term care）：一个经典的定义就是在一段持续时期内给丧失活动能力或从未有过某种程度活动能力的人提供一系列健康护理、个人照料和社会服务项目（桑特勒、纽恩，2005）。这个定义清楚地表明，**长期照护主要是为了提高生活质量，而不是解决特定的医疗问题，是用于满足基本需求而非特殊需求**。

世界卫生组织（WHO）将长期照护定义为由非专业护理者和专业人员进行的护理活动，以保证生活不能完全自理的人能获得最大可能的独立、自主、参与、个人满足及人格尊严。长期照护的对象是慢性病患者和残障人群，老年人占此类人中的绝大多数。**长期照护的目标是满足那些患有各种疾患或身体残疾人士对保健和日常生活的需求**，其内容包括从饮食起居照料到急诊或康复治疗等一系列正规和长期的服务。更早迈入老龄化门槛的发达国家经过多年实践，自 20 世纪 70—80 年代开始，将对老年人的生活照料和非治疗性的护理、康复分离出来，形成一门新专业——老年人的长期照护服务。更重要的是，把长期照护服务定义为“社会服务”，而不是“医疗服务”。长期照护不同于通常意义上的家庭照料，是在特定的政治、经济、文化、社会背景下，由多个部门构成的一种制度性安排，**正规化和专业性是长期照护的显著特征**。除此之外，**长期照护需要照料、康复和保健相结合，体现了对需求人员照护的连续性**。既然是社会服务，则一定需要政府主导、社会参与、全民支持。总之，**长期照护主要是为了提高生活质量，而不是解决特定的医疗问题，用于满足基本需求，而不是特殊需求**。

三、医养结合照护服务的理念

照护的基本内涵为自立生活的支援、正常生活的实现、尊严及基本的人权的尊重和自己实现的援助。

在我国，照护服务被理解为全方位地照顾老人，而在日本，一种名为“介护”的护理方式已被广泛地推广和应用。**所谓“介护”是指尽可能发挥老人自身所具备的基本日常生活活动的能力，以帮助老年人过上高品质生活的“自立支援”为基本理念的护理模式。**

什么是自立支援？即克服被援助者自身的障碍，关注被援助者自身所具有的能力。就是帮助长者恢复或持续自立生活的能力，提升生活品质。自立包括生活性自立、心理性自立、社会性自立。具体体现在以下方面：

1．尊重人的尊严　在介护工作中必须将每一位需要介护的老年人作为具有独立人格的人来看待。

2．支援自立生活　介护工作应“以人为本”，从帮助被援助者自立的角度出发，通过活用被援助者的残存能力，维持和促进身体功能，从而最大限度地提高被援助者的生活质量。

3．援助自我实现　介护工作者应充分认识并重视老年人内在的参与社会生活以及自我发展的愿望，帮助老年人实现自我价值。

4．实现正常人的生活　介护工作者应尊重被援助者实际生活的需求，将其置于与普通人一样的社会生活状态下予以援助。

5．整体介护　介护工作不仅要满足被介护者的生理需要，还应满足其心理需要和社会需要。介护工作应包括生理、心理和社会三个层面。

在日本，依据需要服务的程度分为 7 级：要支援 1、要支援 2、要介护 1、要介护 2、要介护 3、要介护 4、要介护 5。要介护老人趋于完全不能自理，这类老人通过观察或生活自理能力评估，属于“生活自理能力重度依赖”、全部日常生活需要他人代为操持的老人。

中国香港对需要服务的分类是“低度照顾”“中度照顾”和“重度照顾”，香港的职业称谓叫“起居照顾员”。中国台湾规定的称谓是“安养”“养护”和“长期照护（含失智照顾）”。台湾的职业称谓叫“照顾服务员”。一些国家如德国、美国也都各有其称谓，但前提须是称谓与其职业称谓在语言逻辑上保持一致。

我国大陆行业标准也把需要服务的程度分为轻度受损、中度受损、重度受损，对提供此服务的人员称谓是“护理员”“照护师”。

介护不等于总是照顾，力所能及的事一定要让长者自己完成，这对于身体功能的维护、维持尊严是最捷径的方式，其优势自立支援既能减轻援助者的工作量，同样也能恢复被援助者的自信心。

思考题

1. 照护和护理的区别在哪里?
2. 您知道长期照护服务的内涵吗?
3. “自立支援”理念的精髓是什么?
4. 学习本节后您对照护服务有哪些新的认识?

案例分析与解答

你认为赵照护师在更换衣服时是如何让爷爷很有成就感的呢?

答：赵照护师运用了自立支援的理念，来为爷爷穿衣服，使爷爷既锻炼了他的健侧肢体，又维护了尊严，因此爷爷很高兴。

第三节　医养结合照护师职业素质

医养结合照护师是养老服务、残疾人服务及辅助性医疗服务领域中的复合型技术人才，可在养老机构、社区养老服务中心、居家上门服务中心及医疗机构内，运用所掌握的医学基础知识、专业照护技能、心理学基础知识及沟通技巧，为被照护者提供专业服务，从而满足被照护者身体、精神、社会各方面需求，维护被照护者的个人尊严，提升被照护者的生活品质。

医养结合照护师在为老年人服务的过程中，应具备什么样的素质呢？如何做一个职业化的养老服务人员呢？本节主要介绍医养结合照护师应具备的职业素质，即照护师的职业形象、职业态度、职业技能、职业道德。

技能目标

1. 能树立良好职业形象。
2. 能掌握基本的职业技能。
3. 能端正照护服务的职业态度。
4. 能坚守照护服务的职业道德。

案例导入

王爷爷，78岁，是一位卧床老人。一天上午女儿来看望王爷爷，并带来了4个大苹果。嘱咐照顾其父亲的护理员李某，每天让父亲吃一个。第三天理应还有2个苹果，李护理员却如何都找不见苹果，她问了夜班人员，夜班人员说没见到，无奈之下她反映给了照护长，照护长再三询问本楼层的照护人员，大家都说没见到，这2个苹果难道不翼而飞了？这件事反映到了主任处，主任依据当天的时间推演，立即叫来上夜班的张护理员谈话，张某低着头承认是因为夜班很饿，饿得心慌，就把王爷爷的苹果吃了。

1. 护理员能吃、拿所服务老年人的东西吗？
2. 护理员在岗位上出现身体状况异常，如何应对？
3. 管理者如何管理与应对这样的事件？

一、什么是职业化？

职业化就是一种工作状态的标准化、规范化、制度化，包含在工作中应该遵循的职业行为规范（code of conduct）、职业素养和匹配的职业技能。即在合适的时间、合适的地点，用合适的方式，说合适的话，做合适的事。

职业化员工就是了解公司的目标，明确自己的职责，能够自觉自愿全身心投入工作，不断改进工作方法、提高业绩的员工。比尔·盖茨说"企业的竞争，就是员工素质的竞争"。下面和大家分享一个小故事，希望能够对大家有所启发。

格利和继刚是两位先生，年龄一样，同一时间应聘到博利集团工作，一年以后，继刚提升为公司主管，而格利还是一般职员。为此，格利深感不快，因为他觉得和继刚在同一部门工作，各方面做得也不错，为什么没提拔自己？有一天，他向公司更高一级主管说出自己的迷惑和不快。主管听他倾诉完毕，沉默了一会儿，然后说："这样，格利，咱们公司餐厅要采购一批土豆给员工自己吃，你去办一下这件事，回来咱们接着谈你的事。"格利很快赶到农贸市场，又很快打电话回来："主管，要采购多少？"主管告诉了他，一会儿，电话又来了："主管，土豆有两种，一种大的1元1斤，一种小的8角1斤，要哪种？""主管，土豆有去皮的，有带皮的，要哪种？""主管，土豆这么多，公司有车来拉吗？""主管……？""主管……？"当又一遍电话铃声响起时，主管告诉格利："这样吧，你先回来。"

然后主管把继刚叫到办公室，安排同一件事，1小时以后，继刚回来向主管汇报："主管，土豆有大的、小的、去皮的，小的带皮的6角1斤，每斤可省4角钱，市场上土豆很多，可随意采购，没必要买太多，我这次买了100斤，卖主已经给送到了餐厅。另外，市场上西红柿很便宜，看起来也不错，我建议改善一下生活，可适当采购点，小的5角1斤，如果需要，我可打电话让卖主送来。”“很好，辛苦了！”主管转头面向格利说：“格利，为什么公司提拔继刚而不是你，现在明白了吗？”

那么格利和继刚在职业行为上有哪些不同呢？

表1-3-1 继刚和格利在办事行为上的不同点

对比任务	格利	继刚
工作目标	不清晰	清晰
工作态度	不主动	主动
思考问题	不全面	全面
工作能力	不独立	独立
工作推进	不超前	超前
工作程序	无序	有序
工作效果	不注重结果	注重结果

这个故事告诉我们，什么是职业化？职业化就是一种工作状态的规范化、程序化，是员工在形象、知识、技能、观念、思维、态度、心理上符合职业规范及标准。

二、照护师职业化四要素

照护师与长者距离最近，整洁大方的衣着、优雅不俗的气质、饱满抖擞的工作状态，都会让长者心情愉悦。因此，**照护师应让长者从自己质朴的外表和内心中获得安全感、信任感，这是最能体现养老服务企业形象的**。所以照护师的职业形象、职业态度、职业技能、职业道德是照护师职业化素养的重要内容。

（一）照护师职业形象

1．什么是照护师职业形象　养老服务需要的形象有两个方面。一方面是个人，着装合体整洁，待人接物落落大方，服务周到精细。另一方面是企业，统一衣着、统一标识，服务流程标准化，服务细节精致化。这样才能树立养老服务的品牌。

对于照护师职业形象，也就是“你留给长者的第一印象如何？”决定性的七秒钟、衣着、表情、眼神、说话、动作，会让长者产生是否对你有“信任感”、继之与你能否有良好的“合作态度”。因此良好印象就是良好的开端，良好的开端是成功的一半，我们的形象，代表养老护理院的形象，我们的形象，要靠我们自己去塑造。

2．照护师职业礼仪

（1）礼仪的概念与原则：礼仪泛指人们在社会交往中遵守的行为规范及准则。礼仪是一个人的思想道德水平、文化修养、交际能力的外在表现，礼仪是一个国家社会文明程度、道德风尚和生活习惯的反映。在言语动作上的表现称为礼貌，在人际交往中的语言称为礼节。**职业化礼仪原则，一是敬人的原则，二是自律的原则，三是适度的原则，四是真诚的原则**。照护师职业礼仪包括职业服饰礼仪、职业形体礼仪、职业服务礼仪、职业电话礼仪。

（2）职业服饰礼仪：即展现给长者最佳的仪容、仪表，保持面部清洁、勤洗头发、勤洗澡、勤换衣，做到无异味。女照护师要求化淡妆，刘海不过眉，发不过肩；男照护师头发三不原则：前不过眉、侧不过耳、后不过衣领。照护师忌留长指甲和染指甲，要勤洗手，防止携带病菌，忌吃异味食品，保持口腔清洁无异味，不能用浓郁的香水，以免引起老人的反感、敏感。着装要得体，与工作角色相适应，以方便做好工作为宜，一般均着职业装，不宜佩戴首饰。

（3）职业形体礼仪：即展现给长者的身体姿态、行为举止的美，如走、站、坐、蹲的姿势以及手势等。站姿应抬头、挺胸、收腹、夹肩、提臀；蹲姿应自然并膝沉腰；坐姿，深坐表示松懈轻闲，中坐表示沉稳严谨，浅坐表示谦虚恭敬；走姿的基本要求是“行如风”。行走时，男士肩膀不要左右摇晃，女士髋部不要左右摆动，不要左顾右盼，也不要走成“内八字”和“外八字”，最美的走姿是两脚交替走在一条直线上。

（4）职业服务礼仪：即为长者进行服务时的礼节，这是照护师必备的素质和基本条件。包括握手礼、鞠躬礼、致意。①握手礼，要知道握手的顺序以“尊者决定”，即待女士、长辈、职位高者伸出手来之后，男士、晚辈、未婚者、职位低者方可伸出手去呼应。先长辈，后晚辈，先主人，后客人，先上级，后下级，先女士，后男士。②鞠躬礼，鞠躬主要是表达“弯身行礼，以示恭敬”的礼节方式。鞠躬的不同程度表达不同的意思。如：弯 15° 左右，表示致谢；弯 30° 左右，表示诚恳和歉意；弯 90° 左右，表示忏悔、改过和谢罪。③致意：致意是一种不出声的问候礼节——打招呼。致意顺序是男士先向女士致意、晚辈先向长辈致意、下级先向上级致意。致意有招手致意、欠身致意、脱帽致意等形式来表达友善之意。

（5）职业电话礼仪：是展现公司形象美誉度的关键。接听电话前准备记录工具，例如笔和纸、手机、电脑等；铃响三声之内接起，说“您好＋社区名称”，注意接听电话的语调，让对方感觉到你是非常乐意帮助他的，在你的声音当中能听出你是在微笑；明白对方来电用意后应有回应，接到错拨电话要礼貌告知，待对方挂断后再轻放电话。拨打电话前准备笔和纸，耐心拨打，自报单位、姓名，寻找到接听人后重新问候对方，叙述正题，掌控时间，注意结束用语。

3．照护师专业礼仪　专业礼仪，是展现照护师风采的礼节。照护师的行为规范，反映在照护师魅力的语言及人际交往的艺术中。

（1）搀扶老人礼仪：征得老人的同意后去搀扶，站在患侧稍向后半步，一手托住老人手臂或掌心，另一手扶住其腰部。

（2）推轮椅礼仪：目视前方，转弯事先提醒，停车时切忌急刹车。

（3）奉茶礼仪：不当面手抓茶叶，倒水七分满，递茶时手持茶杯下端，忌手扣杯口边。

4．4 步打造照护师职业形象

（1）穿出我们的职业化：服务着装的统一，是照护师职业化的最直接的体现，也代表了企业的文化和特色。着装搭配得体，首先要符合社会角色原则，教师、职员、医生、护士等社会角色要求穿着端庄、严谨，一般穿西服正装；医生、护士一般穿白大褂。其次要符合和谐得体原则，要与年龄、体形、肤色、脸型相符合。总的来说，着装要规范、得体。TPO原则，是服饰礼仪的基本原则之一，即着装要考虑到时间（time）、地点（place）、场合（occasion）。其中的T、P、O三个字母，分别是英文时间、地点、场合/目的这三个单词的首字母。它的含义，是要求人们在选择服装、考虑其具体款式时，首先应当兼顾时间、地点、场合/目的，并应力求使自己的着装及具体款式与着装的时间、地点、场合/目的协调一致，较为和谐般配。

（2）说出我们的职业化：照护师的语言表达直接影响企业形象。只有建立一套养老服务的语言标准，才能使员工说出职业化。养老服务语言标准是什么？照护师必须讲普通话，必须运用礼貌用语，要牢记：

1）十个字：您好、请、谢谢、对不起、再见。

2）十个词：您、您好、请、谢谢、对不起、再见、请原谅、没关系、别客气、不要紧。

3）十句话：①问候用语："您好""早上好""欢迎"等。②宴请用语："请"。③ 答谢用语："非常感谢""劳您费心""这是我应该做的"。④道歉用语："对不起""请原谅""真是过意不去"。⑤与长者及家人分别时的礼貌用语："再见""不用送"等。⑥请托语，用于向他人请示，如"请问""拜托您帮个忙""请让一下"等。⑦麻烦别人时的用语："打扰""借光""劳驾"等。⑧征询用语："需要我帮忙吗""您需要什么吗""您还有别的事吗"等。⑨慰问语："您今天身体好些了吗""您辛苦了""请好好休息"等。⑩祝福语："恭喜""祝您生日快乐""祝您节日愉快"等。

照护服务还要做到"三前"，即巡在红灯呼叫前、想在长者需要前、做在长者开口前；"四声"，即来有"迎声"、问有"答声"、办有"回声"、走有"送声"。

（3）笑出我们的职业化：微笑是养老服务最美的语言，应甜美、自然、亲切，这是通向世界的"护照"，也体现了对长者的热忱与关心，是一种爱的表现，通过照护师一张张笑脸体现我们的职业化。那什么是微笑服务呢？即服务人员在为长者服务的过程中，在面部表情上给人以愉快、真诚、自然、热情的表现。

"今天你微笑了吗？"我们养老服务微笑的标准是什么呢？微笑，要适宜，注重"微"字，嘴角上扬幅度不宜超过15°，露出6～8颗牙。要想让照护师笑出真诚、笑出热情、笑出自然，就必须在企业内部建立微笑标准，并加强练习，让照护师形成习惯，发自内心地微笑。有标准、有要求、有管理，长期坚持，形成习惯，才能真正做到笑出职业化。

（4）走出我们的职业化：照护师的行为动作标准要求，照护师要走出职业化，还包括照护师的站姿、手势标准及引位标准。这些标准要求，看起来简单，其实很影响照护师的形象问题。如何走出职业化呢？让我们参考以下一些行为标准：

1）站姿标准：女照护师站立时身体要端正，挺胸抬头，收腹，双眼平视前方，嘴微闭，面带微笑，双臂自然下垂或交叉于体前，双脚要呈"V"字形，脚尖开度为50°左右，双膝和脚后跟要靠紧，切忌双脚叉开，要右手压左手。男照护师站立时，双脚自然分开，与肩同宽，双膝紧挺，双手自然背垂于后，不可太高，一般在腰际处。双手不可叉于腰间，不可抱在胸前，不可伸到衣兜里，不可插到衣袖里。

2）手势标准：要用右手打手势，五指自然并拢，手心向上，小臂与大臂同时由下伸出，与肩同高，手臂必须伸直打平，不可屈在胸前。

3）走姿标准：走时身体重心向前微倾，要抬头挺胸，肩部放松，上身正直，目视前方，面带微笑，手臂伸直放松，手指自然微弯并前后摆动，摆动幅度为35厘米左右，双臂外开不超过30°。步速要适中，男照护师步速为110步/分钟，女照护师步速为120步/分钟；步幅，男照护师40厘米左右，女照护师35厘米左右。不准与长者抢行，更不要从长者中间穿行，如必须穿行，要礼貌地说一声："请您让一下"或"打扰一下，谢谢"。在过道，要靠一侧行走，如遇长者要礼让先行，或打招呼超过。

（二）照护师职业态度

态度是一种处世的信念和行为准则，是人们判断是非、行为选择的根基和动力。有什么样的态度就有什么样的行为，有什么样的行为就会有什么样的结果。职业态度主要是指从业人员对自己所从事职业的看法以及所表现的行为举止。包括选择方法、工作取向、独立决策能力与选择过程的观念，简而言之，**职业态度就是指个人对职业选择所持的观念和态度**。照护师职业态度就是养老服务的工作态度，它是照护从业人员对养老服务、对长者履行职业义务的基础，具有经济学和伦理学的双重意义。有职业是美好的，从事职业的过程应该是快乐的。我们要愉快地生活，愉快地工作。

用心做事，才能把事情做对、做好。应自我管理，具有时间性、自主性、慎独性、合作性。

态度决定一切，态度决定行为、行为决定习惯、习惯决定性格、性格决定命运。我们提倡照护服务从业人员应具有如下态度：

1. 阳光心态 阳光心态是知足、感恩、乐观、开朗的健康心态。它能让人心境良好，人际关系正常，适应环境，力所能及地改变环境，人格健康。具备阳光心态可以使人深刻而不浮躁，谦和而不张扬，自信而又亲和。我们讲求和谐，不仅要力求人与人和谐、人与自然和谐，还要注重人的内心和谐。人的内心和谐是和谐社会的一个高境界。

在我们日常生活中，经常会遇到各种麻烦和困扰，如工作环境不称心、事情处理不公平、经济条件不宽裕、没有能力自己购买住房、长期野外工作健康欠佳、期望中的事情落空、好心未得好报、先进评比没有份、自己工作最辛苦却没有得到领导的认可、受冤枉挨批评等。对这类事情，如能持积极心态，就会想得开，心胸也就会豁达，就能妥善对待、处理好这些事情，继而工作顺利，心情舒畅。如果总是想不开，越想越气，自控能力减退，情绪失去控制，言行也就出现反常现象。甚至为了一点小事，大闹一场，出言不逊，开口伤人，使人品大为降格，人际关系受损。更有甚者，干脆连工作也不想要了，提出辞职。事后冷静下来想一想，为一点小事，大发脾气，提出辞职，到头来受伤害的还是自己，根本不值得。

心态出了问题，就要调整好心态，有好心情才能欣赏好风光。塑造健康的心态，塑造知足、感恩、乐观开朗的阳光心态，就是要建立积极的价值观，获得健康的人生，释放强劲的影响力。你的内心如果是一团火，就能释放出光和热；你的内心如果是一块冰，就是融化了也还是零度。要想温暖别人，你内心要有热；要想照亮别人，请先照亮自己；要想照亮自己，首先要照亮自己的内心。怎样照亮内心？点亮一盏心灯，塑造阳光心态。良好的心态能够很好地影响个人、家庭、团队、组织，最终影响社会。

一个人幸福不幸福，在本质上与财富、相貌、地位、权力没多大关系。幸福由自己的思想、心态决定，我们的心可以造“快乐的天使”，也可以造“阴险的魔鬼”。如果你把别人看成是阴险的，你就生活在“悲哀”里；如果你把别人看成是快乐的天使，你就生活在“愉快”里。如果你能把别人变成丑陋的魔鬼，你就在制造“悲哀”；如果你能把别人变成快乐的天使，你就在制造“愉快”。怎么才能把别人变成“快乐的天使”呢？要学会感恩、欣赏、给予、宽容。

我们享受生活，要建立积极的心态。积极的心态是从正面看问题，乐观地对待人生，乐观地接受挑战和应付麻烦。用阳光心态享受生活，善于发现美。生活中并不缺少美，缺少的是发现。要学会欣赏每个瞬间，要热爱生命，相信未来一定会更美好。用阳光心态享受生活，学会放下，学会谅解、宽容。不原谅别人，等于给了别人持续伤害你的机会。忘记该忘记的，记住该记住的。

心态是我们调控人生的控制塔。心态的不同导致人生的不同，而且这种不同会有天壤之别。心态决定命运，心态决定成败。心态是后天修炼的。我们完全可以通过修炼我们的心态来成就我们的事业，改变我们的人生。

生活因为热爱而丰富多彩，生命因为信心而瑰丽明快，激情创造未来，心态营造今天。如果你心情好，你会发现沙漠为你唱歌，小草为你起舞；如果你心情糟糕，你会发现开放的玫瑰在流泪，奔腾的小溪在哭泣。这叫境由心造、相由心生。因为快乐的心态会像一缕温暖的阳光驱散心里的阴云，阳光会铺满每个角落。

愿我们能带着阳光心态，缔造阳光般的工作、学习和生活环境。

2．共赢心态　人的成长是依赖—独立—互赖的过程，最高的境界就是互赖、共赢。其实任何的成长和前进都离不开别人的支持。社会是人群居的组合。而“人”字结构也很奇特，一撇一捺，你我共同组成一个奇特的支撑体，少了谁都会倒下。一个人有他的价格和价值，价格是别人给的，但是价值是自己提升的。你希望自己值多少身价，就要让自己具备多少价值。人合作共赢的基础就是你有多少能给别人的价值。

3．感恩心态　我们活在这个世上，一定要有一颗感恩的心。我们要感恩我们的父母，是他们给了我们生命，抚育我们成长，是他们不厌其烦地教会我们说话、走路；我们要感恩我们的老师，是他们教会了我们做人的道理；我们要感恩我们的推荐人，是他们给了我们这样一个重要的信息、机会；我们要感恩我们的国家，是它给我们提供了这样一个平台，让我们有机会改变自己的人生；最后我们要感谢朋友，是行业中的朋友让我们学到更多的知识。

（三）照护师职业技能

1．职业技能的定义　职业技能是指在职业环境中合理、有效地运用专业知识、职业价值观、道德与态度的各种能力，包括专业技能和工作技能。

照护师不断提高自己各方面的技能，对于自己的职业发展非常有好处。提高技能，一方面是社会发展、组织进步的需要；另一方面，为自己今后更进一步、取得更高的职位做准备。

根据中国职业规划师协会的定义：职业技能是按照国家规定的职业标准，通过政府授权的考核鉴定机构，对劳动者的专业知识和技能水平进行客观公正、科学规范的评价与认证的活动。职业技能，即指学员将来就业所需的技术和能力。学员是否具备良好的职业技能是能否顺利就业的前提。

2．照护专业技能　照顾长者所必备的技能，包括生活照料技能、活动照护技能、情绪疏导技能、护理观察能力、应急处理技能学。这些技能是养老服务的核心技能。

3．照护工作技能　照护工作技能是在照顾长者的过程中运用到的技能，十分重要，因此应该掌握，如沟通技巧、合作技巧、管理技巧。在这里重点讨论沟通技巧。

沟通于行，交流于心，如果生活中没有沟通，就没有快乐；工作中没有沟通，就没有成功。因此，重视沟通、学会沟通，是必须具备的能力。

沟通是为了一个设定的目标，将信息、思想和情感在个人或群体间传递，并且达成共同协议的过程。沟通有语言与非语言沟通两种方式，语言包括口头、书面，非语言包括语气、肢体语言等。沟通的三个行为，即说、听、问，通过这三个行为进行双向的沟通。

（1）语言的作用：语言能征服世界上最复杂的东西——人的心灵。要想更好地处理与长者的关系，把话说好是关键，要想把话说好，就要懂得说话的技巧。与长者进行沟通前一定要知道长者的脾气、性格，再用正确的言语、语气、语调、语速，言语要温、语气要柔、语调要中、语速要慢。还要学会做一个积极的聆听者，积极聆听是一种沟通技巧，目的是清楚地向对方表达自己对他的遭遇产生同感。积极聆听并不止于默默地听，反而应适时提出开放式问题、鼓励、译意、反映感受及总结。一方面鼓励对方表达得更清晰，另一方面使对方明白自己的感受。目光要平视，距离要贴近长者，并进行不时的反馈；照护者聆听要做到不打断、不责备长者，有需求时也要确认需求，并及时满足需求。

（2）非语言的作用：非语言沟通是指通过身体动作、体态、语气、语调、空间距离等方式交流信息、进行沟通的过程。非言语沟通的功能就是传递信息、沟通思想、交流感情。人们使用自己的言语沟通时，附带有相应的面部表情和其他非言语符号来替代语言，作为“伴随语言”，使语言表达得更准确、有力、生动、具体。

（3）正确的沟通态度：首先要尊重长者，其次要把完成自己的任务作为与长者合作的开始，再次要负责任地去与长者沟通。沟通态度很重要，关系着沟通的结果。

（4）信任是沟通的基础：作为照护服务人员，如何赢得长者的信任呢？诚信当然是第一，即决不能做违背良心的事；再加上有效的肢体语言及正确的沟通态度，一定能赢得长者的信任。

沟通过程是指沟通主体对沟通客体进行有目的、有计划、有组织的思想、观念、信息交流，使沟通成为双向互动的过程。沟通有很多方式，面对面沟通是最好的沟通方式。一个完整的沟通过程包括信息发送、接受、反馈三个行为，信息发送时一定要做到在正确的时间、用正确的语言和正确的方式、在正确的场合和正确的地点进行，与长者进行反馈时一定要给予建设性和正面的反馈，这样才能使沟通有效。

（5）照护服务沟通原则：照护服务是为长者服务的工作，因此应树立“以长者为中心”的原则，做任何事情和沟通时，首先要考虑长者的利益，理解长者的心理和需求，更应树立“长者无过错，生活有尊严”的原则，使长者在我们的服务中，享受有尊严的、快乐的生活。

（四）照护师职业道德

为了让养老服务健康地发展，本节中主要阐述养老服务中的职业守则和法律法规，以促进养老服务业的和谐、持续发展。

1．职业道德的定义　道德是一种普遍的社会现象，道德是调整人与人之间、个人与社会之间关系的行为规范的总和。

职业道德是指人们在从事职业活动范围内应遵守的行为准则。职业道德主要包括以下几方面的内容：爱岗敬业、忠于职守、遵纪守法、诚实守信、和睦互助、办事公道、服务群众和奉献社会。

养老服务指的是为老年人提供必要的生活服务，满足其物质生活和精神生活的基本需求的服务。养老服务道德守则是爱岗敬业、诚实守信、慎独自律、服务老人和奉献社会。照护师是对老年人生活进行照料、护理的服务人员。而照护师的职业守则是尊老敬老，以人为本；服务第一，爱岗敬业；遵章守法，自律奉献。其中爱岗敬业是职业道德的基础；遵章守法是做人的基本准则，是职业道德的精髓，也是养老服务的立足点。

“诚信，为人之本也！诚信，比金钱更具有吸引力，诚信，比美貌更具有可靠性，诚信比荣誉更有时效性！”诚信，是一种美德，是一种源源不断的财富；诚信，是一种取之不尽、用之不竭的智慧。

何为诚？何为信？诚实做人、诚实做事则为诚；外信于人则为信。

所谓“诚实”，就是说老实话、办老实事，不弄虚作假，不隐瞒欺骗，不自欺欺人，表里如一。所谓“守信”，就是要“讲信用”“守诺言”，也就是要“言而有信”“诚实不欺”。人之所以要诚信，主要因为三点，第一，诚信是中华民族的传统美德，我们讲诚信便是要继承这个优良传统；第二，讲诚信可以得到他人的尊重和信任；第三，讲诚信是促使人走向成功的保障。尤其做养老服务，更应把诚实守信放在首位，因为老人是弱势群体，无论最终长者是否失智还是失能，你作为长者的服务人员，均应该诚实守信地把服务工作做好，道德重在实践，实践是评价道德的唯一标准。

2．法律法规　法律是国家制定或认可的，由国家强制力保证实施的，以规定当事人权利和义务为内容的具有普遍约束力的社会规范。

（1）养老服务人员为什么要学法：学法是为了提高员工法律、法规意识，更好地为机构服务、为老人服务。通过学习懂得了法律的约束力，也就能很好地运用法律、法规保护机构、员工、老人。首先要知法，有些工作、事务、事件必须按照法律、法规条款进行运营、操作和执行，执法也就顺其自然。提高依法决策、依法行政、依法管理、依法办事的能力和水平，把遵纪守法、依法办事作为自己安身立命的最基本要求、最基本职责和最基本素养，时时事事以党纪国法约束自己，清廉自守，洁身自好。

要把学法、用法、守法与依法服务紧密结合，形成人人学法、人人守法、人人用法，才能使依法照护服务在实际工作中起到作用。

（2）养老服务人员需要认真学习的法律法规：养老服务应遵守消防法、安全生产规章、食品安全卫生法、医疗管理条例、药品管理法、老年人权益保护法、劳动法、工商税务法规、广告营销有关规章、地方政府相关的规定等法律法规。其中消防法、安全生产规章、食品安全卫生法、药品管理法、老年人权益保护法、劳动法尤为重要。

让我们一起来学习《中华人民共和国老年人权益保障法》。此法是保障老年人合法权益，发展老龄事业，弘扬中华民族敬老、养老、助老的美德而制定的法律。《中华人民共和国老年人权益保障法》是 1996 年 8 月 29 日第八届全国人民代表大会常务委员会第 21 次会议通过。现行版本是 2015 年 4 月 24 日第十二届全国人民代表大会常务委员会第十四次会议修正。

《中华人民共和国老年人权益保障法》一共有 9 章 85 条，其中：

第一条　为了保障老年人合法权益，发展老龄事业，弘扬中华民族敬老、养老、助老的美德，根据宪法，制定本法。

第二条　本法所称老年人是指六十周岁以上的公民。

第三条　国家保障老年人依法享有的权益。老年人有从国家和社会获得物质帮助的权利，有享受社会服务和社会优待的权利，有参与社会发展和共享发展成果的权利。禁止歧视、侮辱、虐待或者遗弃老年人。

第十九条　赡养人不得以放弃继承权或者其他理由，拒绝履行赡养义务。赡养人不履行赡养义务，老年人有要求赡养人付给赡养费等权利。赡养人不得要求老年人承担力不能及的劳动。

第二十五条　禁止对老年人实施家庭暴力。

第三十三条　国家建立和完善老年人福利制度，根据经济社会发展水平和老年人的实际需要，增加老年人的社会福利。国家鼓励地方建立八十周岁以上低收入老年人高龄津贴制度。国家建立和完善计划生育家庭老年人扶助制度。

第三十七条　地方各级人民政府和有关部门应当采取措施，发展城乡社区养老服务，鼓励、扶持专业服务机构及其他组织和个人，为居家的老年人提供生活照料、紧急救援、医疗护理、精神慰藉、心理咨询等多种形式的服务。对经济困难的老年人，地方各级人民政府应当逐步给予养老服务补贴。

第三十八条　地方各级人民政府和有关部门、基层群众性自治组织，应当将养老服务设施纳入城乡社区配套设施建设规划，建立适应老年人需要的生活服务、文化体育活动、日间照料、疾病护理与康复等服务设施和网点，就近为老年人提供服务。发扬邻里互助的传统，提倡邻里间关心、帮助有困难的老年人。鼓励慈善组织、志愿者为老年人服务。倡导老年人互助服务。

第四十六条　国家建立健全养老服务人才培养、使用、评价和激励制度，依法规范用工，促进从业人员劳动报酬合理增长，发展专职、兼职和志愿者相结合的养老服务队伍。国家鼓励高等学校、中等职业学校和职业培训机构设置相关专业或者培训项目，培养养老服务专业人才。

第四十七条　养老机构应当与接受服务的老年人或者其代理人签订服务协议，明确双方的权利、义务。养老机构及其工作人员不得以任何方式侵害老年人的权益。

第七十三条　不履行保护老年人合法权益职责的部门或者组织，其上级主管部门应当给予批评教育，责令改正。国家工作人员违法失职，致使老年人合法权益受到损害的，由其所在单位或者上级机关责令改正，或者依法给予处分；构成犯罪的，依法追究刑事责任。

第七十五条　干涉老年人婚姻自由，对老年人负有赡养义务、扶养义务而拒绝赡养、扶养，虐待老年人或者对老年人实施家庭暴力的，由有关单位给予批评教育；构成违反治安管理行为的，依法给予治安管理处罚；构成犯罪的，依法追究刑事责任。

第七十六条　家庭成员盗窃、诈骗、抢夺、侵占、勒索、故意损毁老年人财物，构成违反治安管理行为的，依法给予治安管理处罚；构成犯罪的，依法追究刑事责任。

第七十七条　侮辱、诽谤老年人，构成违反治安管理行为的，依法给予治安管理处罚；构成犯罪的，依法追究刑事责任。

第七十九条　养老机构及其工作人员侵害老年人人身和财产权益，或者未按照约定提供服务的，依法承担民事责任；有关主管部门依法给予行政处罚；构成犯罪的，依法追究刑事责任。

第八十条　对养老机构负有管理和监督职责的部门及其工作人员滥用职权、玩忽职守、徇私舞弊的，对直接负责的主管人员和其他直接责任人员依法给予处分；构成犯罪的，依法追究刑事责任。

让这些鲜明的法律条文“禁止对老年人实施家庭暴力”“禁止歧视、侮辱、虐待或者遗弃老年人”“工作人员侵害老年人人身和财产权益或者未按照约定提供服务的，依法承担民事责任”时时警示我们的照护服务人员，确保照护师人人知法、懂法和依法工作，才能更好地规避养老风险，减少养老服务的经济损失。

思考题

1. 如何理解每日自问“你微笑了吗”？
2. 如何理解养老服务“诚信”“慎独”的含义？
3. 请阐述在养老服务中“学法”“知法”“依法”的意义。

案例分析与解答

1. 护理员能吃、拿所服务老年人的东西吗?

答:“养老护理员不准收老人及家属红包及物品，违者必究”已成为养老行业的职业规范，本案例更严重的是，张护理员不是得到老人和家属的馈赠，而是偷拿，所以是严重的品行问题。

2. 护理员在岗位上出现身体状况异常，如何应对?

答：首先护理员夜班的准备工作没有做好，机构已经给予夜班费的补贴，实则就是夜餐的补贴。就算没有准备好夜餐，如果饿了，可以找任何一个可自理的爷爷奶奶借一些食品，第二天给予补偿。李护理员已经问及张某，张某应该承认，并且下夜班后去买苹果及时补上，但是张某采取的却是否认。

3. 管理者如何管理与应对这样的事件?

养老服务业的大忌是不诚信，为了维护老年公寓的荣誉，净化养老服务队伍，提升养老护理员的素养，坚守养老服务行业的职业操守，也是为了让养老护理员这支队伍树立正能量，张某既然犯了大忌，管理者应忍痛割爱给予辞退。

第二章　已老儿乐　认知老化——照护基础

第一节　老年人生理心理特点

随着人口老龄化的来临，人们越来越重视并研究老年人相关问题，以寻找和探索延缓衰老的办法，缓解老年人口剧增的严峻形势。在本节中主要介绍衰老的概念、老年人身体各系统的变化、老年人常见病照护，以及老年人心理特点，这是养老照护服务工作的基础，有助于照护人员正确评估老年人的健康状况，对老年人提供优质的照护服务具有重要意义。

技能目标

1. 能认识人体结构和组织系统。
2. 会描述老年人生理特点。
3. 能理解老年人心理特点。
4. 会描述老年人心理变化的影响因素。

案例导入

夏奶奶，70岁，丧偶独居，患有高血压和糖尿病，并有骨质疏松。平时喜欢散步、跳广场舞、听戏曲、打麻将等活动，每天都习惯晚饭后在家附近的公园遛弯1小时。最近发现自己本来可以轻松走完五圈，现在感觉双腿酸软无力，走完三圈就有些气喘吁吁了。因此，她经常会自怨自艾，“人老了，真是不中用了呢”，而且夏奶奶的记忆力越来越不好，经常出门忘记锁门或忘记带钥匙，隔壁的邻居也反映夏奶奶近段时间变得很多疑，经常怀疑别人说她坏话，或者偷她的东西。

1. 夏奶奶的身体出现了什么样的改变？
2. 夏奶奶现在的心理有什么变化？
3. 你认为夏奶奶出现这样变化的原因是什么？

一、衰老的概念及特征

衰老是指人体从出生到成熟后，随着年龄的增长，在形态和功能上发生的进行性、衰退性的变化，又称老化。

衰老是一种自然而不可逆转的过程，是所有生物在生命延续过程中的一种生命现象。它包含生理、心理、社会及环境方面对机体的影响，生理方面主要表现在机体结构与功能的改变，心理社会方面则受个人认知、社会角色发展、自我调节等各方面因素影响。

衰老不可避免，但可推迟，推迟衰老可延长寿命。衰老具有以下特征：

1．普遍与累积性　衰老普遍存在于所有生物种类中，同种生物衰老进程大体相同。衰老是机体结构和功能上的一些微小的变化长期积累的结果，并不是一朝一夕所致。

2．渐进与内生性　衰老是一个循序渐进的过程，并非偶然性，源于生物本身固有的特征，受遗传因素的影响最大，其次是环境因素。

3．不可逆与危害性　衰老一旦出现，就不会恢复和消失，只会伴随着个体不断增进和明显。衰老使机体的结构和功能衰退，甚至丧失，对机体维持基本生活产生阻碍，使机体容易产生疾病，最终导致死亡。

二、认识人体基本结构和系统

（一）人体基本结构

1．细胞　细胞是构成人体的最基本的单位。根据结构和功能，人体的细胞有200多种，每种细胞分布于特定的部位，执行特定的功能。细胞之间存在着非细胞结构的物质，称为细胞间质。细胞可分为细胞膜、细胞质和细胞核三部分。

2．组织　组织是构成人体器官的基础，是由许多结构相似、功能相近的细胞群和细胞外基质组成的。人体的组织可归纳为上皮组织、结缔组织、肌组织和神经组织四种类型。

（1）上皮组织：上皮组织可分为被覆上皮、腺上皮和感觉上皮。被覆上皮细胞分布在体表或体内各种管、腔、囊的内表面。以腺上皮为主构成的器官称腺。腺可分为外分泌腺和内分泌腺。

（2）结缔组织：结缔组织由细胞和大量细胞间质组成，包括固有结缔组织、软骨组织和血液。分布在各组织之间、各器官之间，以及一些细胞之间。在体内其主要起连接、支持保护、防御和营养作用。

（3）肌组织：由高度分化的肌细胞组成，肌细胞之间有少量的结缔组织、血管和神经纤维。分布在骨骼肌、体内管、腔、囊器官上。肌组织分为骨骼肌、平滑肌、心肌。其主要功能是收缩，是机体完成各种动作以及各内脏器官活动的动力结构。

（4）神经组织：神经组织是由神经元和神经胶质细胞组成的，神经元结构为细胞体、树突、轴突。神经元分布在神经中枢与外周神经节，其功能是接受刺激、产生与传导神经冲动、整合信息、支配肌肉收缩和腺体分泌等作用。

3．器官　由多种组织构成的能行使一（特）定功能的结构单位叫作器官。器官的组织结构特点跟它的功能相适应。我们一般都比较容易注意到一些组织集中的直观的器官，如眼、耳、鼻、舌等感觉器官，心、肝、肺、胃、肾等内脏器官；不少器官都容易被人们忽略而不认为是器官，如任何一块骨骼肌、皮肤等。

（1）感觉器官：感觉器官是人体与外界环境发生联系，感知周围事物的变化的一类器官。人体有多种感觉器官，主要是眼、耳、鼻、舌、皮肤等，能够感知视觉、听觉、嗅觉、味觉、触觉、压觉、痛觉和温度觉。

（2）内脏器官：内脏器官是指在体腔内，借管道直接或间接与外界相通的器官的总称。主要包括人体胸腔、腹腔和盆腔分布的器官，如鼻、咽、喉、肝、胆囊、胃、肾、小肠、直肠、胰、输尿管、卵巢、膀胱、子宫等。

1）心脏（图 2-1-1）：心脏是人和高等动物体内主管血液循环的器官。心脏是伴随着生命开始和结束整个过程的唯一器官，它能把人体所需营养通过血液输送到全身，以保障营养和代谢及机体的整体协调。

2）肝（图 2-1-2）：肝是脊椎动物身体内以代谢功能为主的一个器官，并在身体里面充分扮演着去氧化、储存肝糖原、合成分泌性蛋白质等的角色，肝也制造消化系统中的胆汁。

3）肺（图 2-1-3）：肺是人体的呼吸器官，也是人体重要的造血器官，位于胸腔，左右各一，覆盖于心之上。肺有分叶，左二右三，共五叶。肺经肺系（指气管、支气管等）与喉、鼻相连，故称喉为肺之门户，鼻为肺之外窍。肺是气体的交换站。

4）胃（图 2-1-4）：胃是腹腔中容纳食物的器官，其外形屈曲，上连食管，下通小肠。通过蠕动搅磨食物，使食物与胃液充分混合，主要用于将大块食物研磨成小块，并将食物中的大分子降解成较小的分子，以便于进一步被吸收。

5）肾（图 2-1-5）：肾是脊椎动物的一种器官，正常成人具有 2 枚肾，位于腰部两侧后方。负责过滤血液中的杂质、维持体液和电解质的平衡，最后产生尿液经尿道排出体外；同时也具备内分泌的功能以调节血压。肾中特有的酶是甘油激酶、磷酸烯醇式丙酮酸羧激酶等，是十分重要的酶。

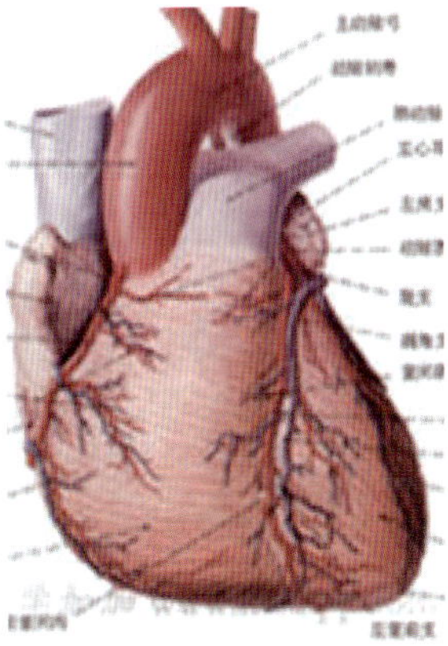

图2-1-1　心

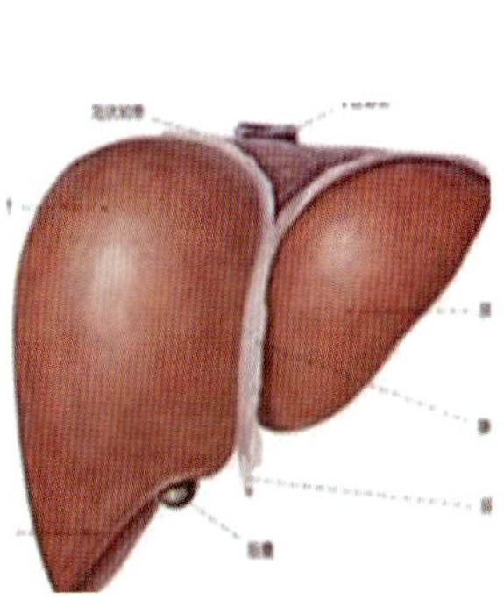

图2-1-2　肝

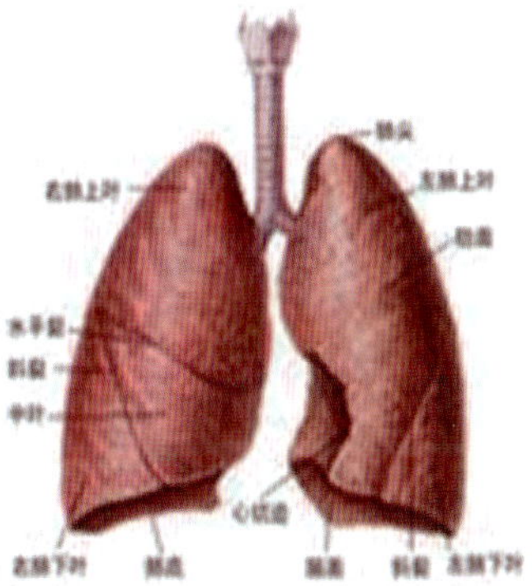

图2-1-3　肺

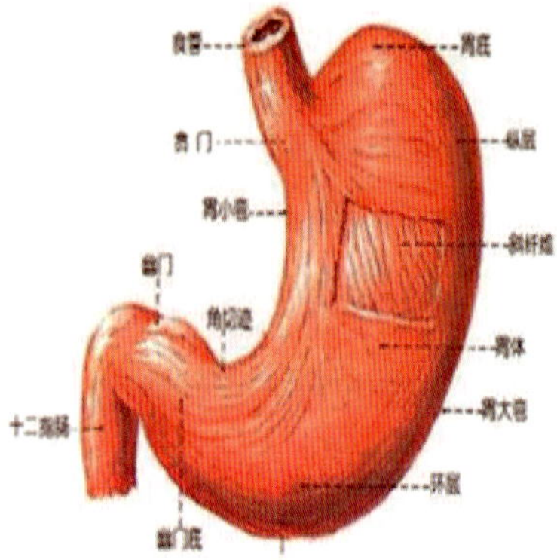

图2-1-4　胃

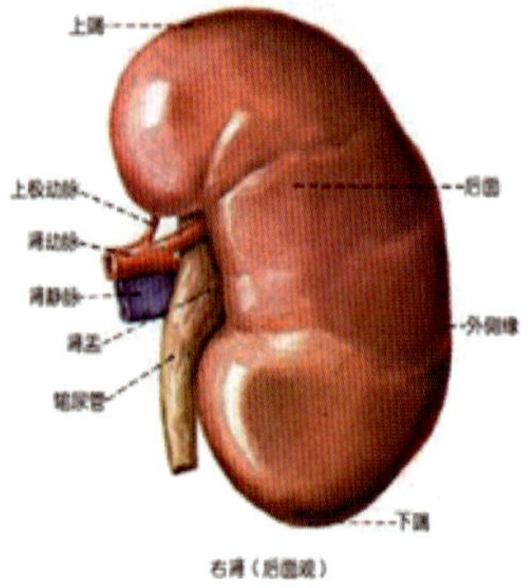

图2-1-5　肾

（二）人体十大系统

人体是由细胞构成的。细胞是构成人体形态结构和功能的基本单位。形态相似和功能相关的细胞借助细胞间质结合起来构成的结构称为组织。几种组织结合起来，共同执行某一种特定功能，并具有一定形态特点，就构成了器官。若干个功能相关的器官联合起来，共同完成某一特定的连续性生理功能，即形成系统。人体由十大系统组成，即运动系统、消化系统、呼吸系统、泌尿系统、生殖系统、内分泌系统、免疫系统、神经系统、循环系统和感觉系统。人体是一个有机的整体，各系统之间互相配合完成生命活动。

1．运动系统

（1）运动系统的组成：运动系统由骨、骨连结和骨骼肌三种器官组成。骨的构造为骨质、骨膜与骨髓。人的骨头分为颅骨、躯干骨、四肢骨三个部分（图 2-1-6），共有 206 块。

1）颅骨（29 块）：脑颅骨 8 块，面颅骨 15 块，听小骨 6 块。

2）躯干骨（51 块）：椎骨 26 块，其中颈椎 7 块、胸椎 12 块、腰椎 5 块、骶椎 1 块、尾椎 1 块；胸骨 1 块；肋骨 12 对（图 2-1-7）。

3）四肢骨（126 块）：上肢骨 64 块，包括锁骨、肩胛骨、肱骨、桡骨、尺骨、手骨（图 2-1-8），每侧 32 块；下肢骨 62 块，包括髋骨、股骨、髌骨、胫骨、腓骨、足骨（图 2-1-9），每侧 31 块。

骨以不同形式连结在一起，构成骨骼，形成了人体的基本形态，并为肌肉提供附着，在神经支配下，肌肉收缩，牵拉其所附着的骨，以可动的骨连结为枢纽，产生杠杆运动（图 2-1-10）。

（2）运动系统的功能：运动系统的首要功能是运动，简单的移位和高级活动如语言、书写等，都是由骨、骨连结和骨骼肌实现的。其次功能是支持，构成人体基本形态——头、颈、胸、腹、四肢，维持体姿。第三个功能是保护，由骨、骨连结和骨骼肌形成了多个体腔——颅腔、胸腔、腹腔和盆腔，保护脏器。从运动角度看，骨是被动部分，骨骼肌是动力部分，骨连结是运动的枢纽。能在体表看到或摸到的

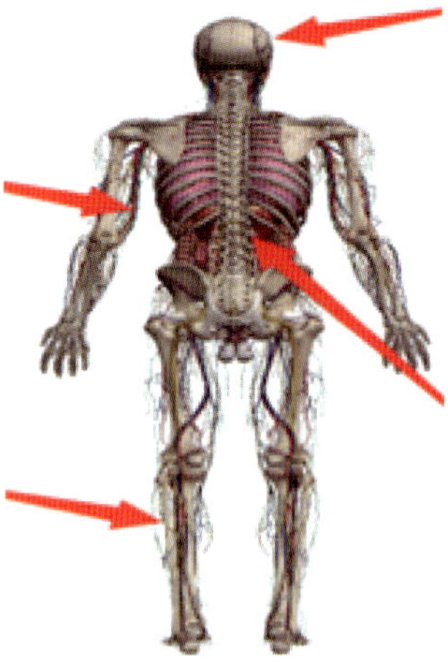

图2-1-6　全身骨

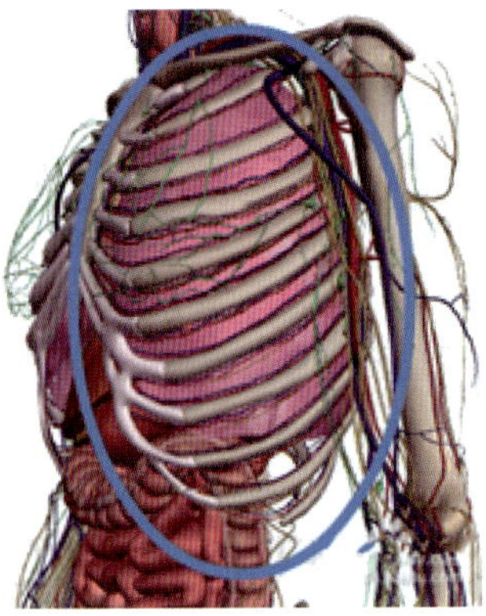

图2-1-7　肋骨

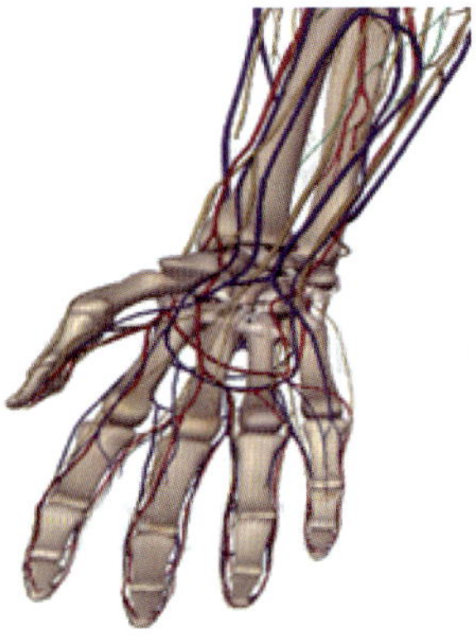

图2-1-8　手骨

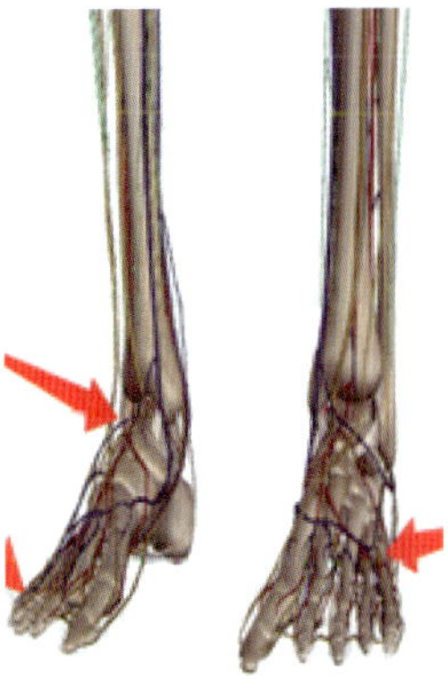

图2-1-9　足骨

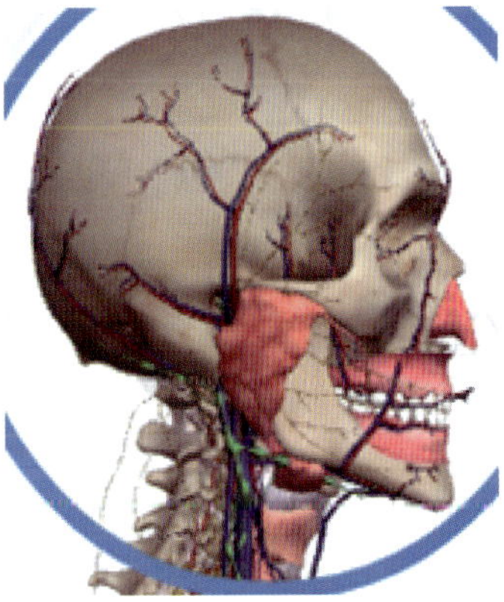

图2-1-10　骨形成口杠杆运动

一些骨的突起或肌的隆起，称为体表标志，它们对于定位体内的器官、结构等具有标志性意义。

2．消化系统

（1）消化系统的组成：消化系统由消化道和消化腺两大部分组成。消化道包括口腔、咽、食管、胃、小肠（十二指肠、空肠、回肠）和大肠（盲肠、阑尾、结肠、直肠、肛管）等。常把口腔到十二指肠的这一段称为上消化道，空肠以下的部分称为下消化道。消化腺有小消化腺和大消化腺两种。小消化腺散在于消化管各部的管壁内，大消化腺有三对唾液腺（腮腺、下颌下腺、舌下腺）、肝胆和胰腺。

（2）消化系统的功能：消化系统的基本生理功能是摄取、转运、消化食物和吸收营养、排泄废物，这些生理过程的完成有赖于整个胃肠道协调的生理活动。摄入食物、将食物粉碎成为营养素这一过程称为消化；吸收营养素透过消化管黏膜上皮细胞进入血液和淋巴液的过程就是吸收；对于未被吸收的残渣部分，消化道则通过大肠以粪便形式排出体外。食物的消化和吸收，提供机体所需的物质和能量。

3．呼吸系统

（1）呼吸系统的组成：呼吸系统包括呼吸道（鼻腔、咽、喉、气管、支气管）和肺，呼吸道是气体进出肺的通道，肺是一个内含大而潮湿的呼吸表面的腔，有丰富的毛细血管分布，位于身体内部，受到体壁保护。进入呼吸器官的血管含静脉血，离开呼吸器官的血管含动脉血。

（2）呼吸系统的功能：呼吸系统是机体和外界进行气体交换器官的总称。机体与外界环境之间的气体交换过程，称为呼吸。因此，呼吸是维持机体新陈代谢和其他功能活动所必需的基本生理过程之一，一旦呼吸停止，生命也将终止。通过呼吸，机体从大气摄取所需要的氧气，呼出二氧化碳。气体交换通过两种方式进行，一种是外界与呼吸器官如肺、气管的气体交换，称肺呼吸或外呼吸。另一种是由血液和组织液与机体组织、细胞之间进行气体交换，称为内呼吸。

4．泌尿系统

（1）泌尿系统的组成：泌尿系统由肾、输尿管、膀胱及尿道组成。肾的基本结构和功能单位是肾单位，正常人体两侧肾共有约 200 万个肾单位，肾单位由肾小管和肾小体组成。血液经过肾，形成尿液，由输尿管输送到膀胱，膀胱暂时储存尿液，最后由尿道排出体外。男性尿道长 17 ～ 20 厘米，有 2 个弯曲，3 个狭窄部位。女性尿道短，长 3 ～ 5 厘米，富于扩张性，尿道口在阴蒂下方，呈矢状裂。

（2）泌尿系统的功能：肾的三大主要生理功能是生成尿液，对体内毒物或代谢废物的排泄功能；调节机体水、电、酸碱平衡，对体内环境的稳定功能；通过醛固酮系统和前列腺素系统来调节血压，调节钙磷代谢的内分泌功能。输尿管是肾和膀胱之间的尿液通道。膀胱的主要功能是贮存尿液和排尿。正常人膀胱内尿量达到 150 ～ 250 毫升时，开始有尿意，尿量达到 250 ～ 450 毫升时，才能引起反射性排尿动作，将膀胱内尿液通过尿道排出体外。因此泌尿系统主要功能为排泄，排泄是指将机体代谢过程中所产生的各种不为机体所利用或者有害的物质向体外输送的生理过程。机体排泄的途径有如下几种：①由呼吸器官排出，主要是二氧化碳和一定量的水，水以水蒸气形式随呼出气体排出。②从皮肤排出，以汗的形式由汗腺分泌排出体外，其中除水外，还含有氯化钠和尿素等。③以尿的形式从肾排出。

5．生殖系统

（1）生殖系统的组成：人体的生殖系统分为男性生殖系统和女性生殖系统。女性生殖系统包括子宫、卵巢、输卵管、阴道、外生殖器等。男性生殖系统包括睾丸、附睾、输精管、精囊、前列腺、阴囊、阴茎等。根据其解剖位置的不同，女性外生殖器包括阴阜、大阴唇、小阴唇、阴蒂、前庭、前庭大腺、阴道口、处女膜和会阴；内生殖器位于盆腔内，包括卵巢、输卵管、子宫和阴道。

（2）生殖系统的功能：生殖系统是生物体产生生殖细胞并繁殖后代的系统。

6．内分泌系统

（1）内分泌系统的组成：内分泌系统是人体重要的调节系统，主要由内分泌腺和遍布全身的内分泌细胞共同构成信息传递系统。人体主要的内分泌腺有甲状腺、甲状旁腺、肾上腺、垂体、松果体、胰岛、胸腺和性腺等。

（2）内分泌系统的功能：内分泌细胞的分泌物称激素，大多数内分泌细胞分泌的激素直接进入毛细血管或淋巴管，通过血液循环运送到全身。一种激素一般只作用于某种特定的组织或细胞，才能实现其调节功能。主要调控生殖功能、调节生长发育、维持人体内环境相对稳定和调节物质代谢。

7．免疫系统

（1）免疫系统的组成：免疫系统由免疫器官如骨髓、脾、淋巴结、扁桃体、阑尾、胸腺等和免疫细胞如淋巴细胞、单核巨噬细胞、中性粒细胞、嗜碱性粒细胞、嗜酸性粒细胞、肥大细胞等以及免疫活性物质如抗体、溶菌酶、补体、免疫球蛋白、干扰素、白细胞介素、肿瘤坏死因子等细胞因子组成。免疫分为非特异性免疫和特异性免疫，其中特异免疫又分为体液免疫和细胞免疫。

（2）免疫系统的功能：免疫系统是防卫病原体入侵最有效的武器，它能发现并清除异物、外来病原微生物等引起内环境波动的因素，因此具有免疫监视、防御、调控的作用。但其功能的亢进会对自身器官或组织产生伤害。

8．神经系统

（1）神经系统的组成：神经系统是机体内对生理功能活动的调节起主导作用的系统，主要由神经组织组成，分为中枢神经系统和周围神经系统两大部分。中枢神经系统包括脑和脊髓，分别位于颅腔和椎管内，两者在结构和功能上紧密联系。周围神经系统包括 12 对脑神经和 31 对脊神经。周围神经分布于全身，把脑和脊髓与全身其他器官联系起来，使中枢神经系统既能感受内外环境的变化，又能调节体内各种功能，以保证人体的完整统一及其对环境的适应。

（2）神经系统的功能：神经系统是人体内起主导作用的功能调节系统。人体的结构与功能均极为复杂，体内各器官、系统的功能和各种生理过程都不是各自孤立地进行，而是在神经系统的直接或间接调节控制下，互相联系、互相影响、密切配合，使人体成为一个完整统一的有机体，实现和维持正常的生命活动。同时，人体又是生活在经常变化的环境中，神经系统能感受到外部环境的变化，接受内外环境的变化信息，对体内各种功能不断进行迅速而完善的调整，使人体适应体内外环境的变化。可见，神经系统在人体生命活动中起着主导的调节作用。

9．循环系统

（1）循环系统的组成：循环系统是生物体的细胞外液（包括血液、淋巴和组织液）及其借以循环流动的管道组成的系统。循环系统是进行血液循环的动力和管道系统，由心血管系统和淋巴系统组成。

心血管系统包括心脏、动脉、毛细血管和静脉。心脏是血液循环的动力器官。动脉将心脏输出的血液运送到全身各器官，是离心的管道。静脉则把全身各器官的血液带回心脏，是回心的管道。毛细血管是位于小动脉与小静脉间的微细管道，管壁薄，有通透性，是进行物质交换和气体交换的场所。

淋巴系统包括淋巴管和淋巴器官，是血液循环的支流，协助静脉运回体液入循环系统，属循环系统的辅助部分。

（2）循环系统的功能：循环系统是生物体内的运输系统，它将呼吸器官获得的氧气、消化器官获取的营养物质、内分泌腺分泌的激素等运送到身体各组织细胞，又将身体各组织细胞代谢产物运送到具有排泄功能的器官排出体外。因此循环系统对维持机体内环境的稳定、免疫和体温的恒定等具有重要作用。

根据血液在心血管系统中的循环途径和功能不同，可将血液循环分为体循环（大循环）与肺循环（小循环）两部分。

1）体循环：血液由左心室射出，经主动脉及其各级分支流向全身毛细血管网，然后流经小静脉、大静脉，汇集成上、下腔静脉，最后回流到右心房。血液在体循环中，把氧和营养物质运送到身体各部分组织，同时又把各部分组织在新陈代谢中所产生的二氧化碳和代谢产物运送到肺和排泄器官。由此可见，血液在体循环的过程中，由含氧较多的动脉血变成含氧较少而含二氧化碳较多的静脉血。

2）肺循环：血液由右心室射出，经肺动脉及其各级分支，再经肺泡壁毛细血管网，最后经肺静脉回流到左心房。在肺循环中，血液中的二氧化碳经肺泡排出体外，而吸入肺内的氧则经肺泡进入血液，因此，血液由静脉血变为动脉血。

10．感觉系统

（1）感觉系统的组成及分类：感觉，是人脑对事物的个别属性的认识，是由刺激物直接作用于某种感官引起的。一个物体有它的光线、声音、温度、气味等属性，没有一个感觉器官可以独立把这些属性都加以认识，只能通过一个一个感觉器官，分别反映物体的这些属性，如眼睛看到了光线，耳朵听到了声音，鼻子闻到了气味，舌头尝到了滋味，皮肤摸到了物体的温度和光滑程度。每个感觉器官对物体一个属性的反映就是一种感觉。

感受器：指分布在体表或组织内部，能感受体内外环境变化的特殊结构。

感觉器官：感受器及与感受功能密切相关的非神经附属结构。按部位分为外感受器，包括距离感受器、接触感受器；内感受器，包括平衡、本体、内脏感受器。按刺激性质分为光感受器、机械感受器、温度感受器、化学感受器、伤害性感受器。

（2）感觉系统的功能

1）视觉：视觉的适应刺激是波长在 380 ~ 780 纳米（nm）的电磁波，这一段的电磁波也叫光波。眼球是一个透明的球体，外界光线通过角膜、前房和瞳孔进入晶状体，再通过玻璃体投射到视网膜上。视网膜是一个由视觉神经细胞组成的薄膜，分为三层，从里到外分别是节细胞层、双极细胞层和视细胞层。视细胞层是直接接受光刺激的感受器。从视网膜发出的视神经，最终到达大脑皮质的枕叶后端，即枕极的部位产生视觉。

2）听觉：16 ~ 20000 赫兹的空气振动是听觉的适宜刺激，这个范围的空气振动叫声波。人耳对频率非常低或非常高的声音的感受性会大大降低，对它们的听觉阈限与中音相比可以相差几十个分贝。听觉器官由耳郭、外耳道、鼓膜、听小骨和内耳组成。耳郭具有收集声波的作用，外耳道起着共鸣箱的作用，鼓膜和听小骨把外边来的振动通过前庭窗传到内耳，内耳中的螺旋器是听觉神经细胞集中的地方，即听觉的感受器。空气的振动传到螺旋器，刺激它的纤毛，引起神经冲动，神经冲动沿听神经传至大脑皮质颞叶的颞上回和颞中回，引起听觉。

3）嗅觉：嗅觉是最古老的感觉。嗅觉的适应刺激是能挥发、有气味的物质。嗅觉的感受器是鼻腔上部黏膜上的嗅细胞。有气味物质的分子随着呼吸进入鼻腔，刺激了嗅细胞，嗅细胞将嗅觉刺激的化学能转化为神经能，嗅觉的神经冲动沿嗅神经传至中央后回，产生嗅觉。

4）味觉：分布在舌面、上颚上面的味蕾是接受味觉刺激的感受器。味觉的适宜刺激是能溶解的、有味道的物质。当味觉刺激物随着溶液刺激到味蕾时，味蕾就将味觉刺激的化学能转化为神经能，然后沿舌咽神经传至大脑中央后回，引起味觉。最基本的味觉有甜、酸、苦、咸四种，我们平常尝到的各种味道，都是这四种味觉混合的结果，而且混合后的味道并不是产生了一种新的味道，而是保留了原来参与混合的各种食物的味道。舌面的不同部位对这四种基本味觉刺激的感受性是不同的，舌尖对甜、舌边前部对咸、舌边后部对酸、舌根对苦最敏感。

5）皮肤感觉：皮肤感觉是一个笼统的称呼，皮肤上能分辨出来的感觉包括触觉、压觉、振动觉、温觉、冷觉和痛觉。刺激作用于皮肤，未引起皮肤变形时产生的是触觉，引起皮肤变形时便产生压觉。触觉、压觉都是被动的触觉；触觉和振动觉结合产生的触摸觉则是主动的触觉。不同的皮肤感觉分别有不同的感受器，它们都在皮下，呈点状分布，在身体不同部位的皮肤上的分布密度是不同的。

6）平衡觉：平衡觉又叫静觉，其感受器是内耳中的前庭器，包括耳石和三个半规管，反映了人体的姿势和地心引力的关系。凭着平衡觉，人们就能分辨自己是在做加速还是减速运动，是在做直线还是曲线运动。平衡器官过于敏感，微弱的刺激便会引起它高度的兴奋，造成恶心、呕吐等身体反应。晕车、晕船就是平衡器官过于敏锐造成的。

7）运动觉：运动觉又叫动觉，其感受器分布在肌肉、肌腱和关节中，分别叫肌梭、腱梭和关节小体，反映身体各部分的位置、运动以及肌肉的紧张程度。身体运动时，动觉感受器受到刺激，产生神经冲动，神经冲动沿感觉神经并经脊髓后索上行，再经丘脑最后到达中央后回，产生运动感觉。视知觉、触摸觉、言语动觉的产生以及身体运动的进行，都需要视觉、触觉和言语听觉与动觉的结合，以及动觉提供的反馈信息。所以，动觉在心理发展中具有非常重要的作用。

8）内脏感觉：内脏感觉又叫机体觉，包括饥饿、饱胀和渴的感觉，窒息的感觉，疲劳的感觉，便意、性以及痛的感觉等。内脏感觉的感受器分布于内脏器官的壁上。内脏感觉的性质比较模糊，说不清楚是痒还是痛，痛的话，也说不清楚是胀痛，还是拧痛，定位也不准确，说不清楚是哪个地方痛，所以叫作“黑暗”感觉。痛觉还具有放射的性质，如心绞痛源于心脏，但觉得是肩胛骨痛；阑尾位于腹腔右下方，但阑尾发炎时，人们会觉得是小腹痛。

9）痛觉：痛觉是机体受到伤害时产生的感觉。皮肤感觉和内脏感觉中都有痛觉，各种感觉器官和肌肉中也都有痛觉，痛觉遍布全身的所有组织中。只要对机体造成了伤害，都会引起痛的感觉。痛觉总是和痛苦的情绪联系在一起，但是痛觉对机体却具有保护性的作用。痛觉的产生告诉我们，身体的某个部位受到了伤害，发生了病变，给我们一个信号，让我们加以保护。所以，痛觉具有生物学的意义。正是因为这个原因，痛觉最难以适应。

三、认识人体各系统的老化

老化，指身体各个系统及各种器官和组织在生长发育成熟后，随增龄而逐步出现的各种生理的、代谢的和功能的改变。老化有 4 个特点：普遍性、进行性、消耗性及内源性。老化是一种正常的发展过程，是一种生理过程，与遗传及生物、心理和社会的各种因素有关。

人的寿命应在 110 岁，这种寿命限值受遗传控制。但人体暴露于外界环境中，各种生物因素如细菌、病毒等，物理因素如电离辐射、紫外线、噪声、微波等，化学因素如汞、铅、砷、苯、农药等均可促使人体老化；社会因素、心理因素亦与人体老化密切相关。性成熟后自然出现的老化过程是生理性老化，在生理性老化的基础上外界因素如疾病导致的老化过程称病理性老化。随着年龄的增长，人体各系统的功能都经历着生长、成熟和退化的过程，尤其到了老年期，各系统的衰老退化直接或间接地引起长者身体健康状态的改变，与年龄相关的老年病随着人口的老龄化而逐渐增加。

（一）老化的形体变化

一般在 50 岁后逐渐明显，这与遗传、性别、环境及生活方式（包括锻炼）等有关。外貌的变化通常表现为皮肤皱褶、粗糙、弹性减弱，出现老年斑，头发变白、变脆、脱落等。一般 20 岁开始前额出现皱纹，30 ~ 40 岁后增多且加深，眼角出现扇形皱纹，随后围绕上下眼睑出现皱纹。老年人皮肤干燥，原因为皮脂腺随增龄而分泌减少，再加以皮肤失水、皮下脂肪及弹力组织逐减，一般在 40 岁左右，皮肤上出现老年斑、白斑等，并随增龄而逐增。皮肤血管随温度高低而收缩及扩张的反应变差。一般 20 岁后身高渐减，原因为椎体骨质疏松，因承受体重而被压缩；椎间盘组织萎缩；脊柱弯曲度增加；双下肢管状骨亦发生骨质疏松并因承受体重而弯曲等。体重改变规律不完全一致，有的无明显改变，虽然随增龄而细胞数减少，一些器官、肌肉组织及骨骼重量减少，均可导致体重轻度减少，但往往由于脂肪组织轻度增加，因此体重改变不明显。还有的老年人因体力活动减少，脂肪组织积聚，体重增加。

（二）循环系统的老化

1. 循环系统的老化改变

（1）心脏功能降低：老年人随着年龄的增长，心率减慢，心肌收缩力减弱，心排血量减少，心功能降低。65 岁老年人的心排血量仅为年轻人的 60% ~ 70%，易导致全身各组织器官血液供应不足，如发生脑缺血、眩晕、嗜睡、无力等症状。

（2）血管粥样硬化：主要表现为血管硬化，弹性减退，血压升高，且由于老年人颈动脉窦粥样斑块的形成，影响压力感受区的敏感度，容易出现直立性低血压，即从卧位突然转变为直立位时，会发生低血压，出现站立不稳、视物模糊、头晕目眩、下肢无力等症状。

2．循环系统常见疾病

（1）老年期高血压：是指年龄大于 60 岁的老年人，在未使用抗高血压药物的情况下，连续 3 次或同日 3 次以上收缩压≥ 140mmHg 和（或）舒张压≥ 90mmHg。老年期高血压起病缓慢，早期症状隐匿，或有头痛、头晕、气急、乏力、耳鸣、心悸等症状，是多种心血管疾病的重要危险因素，是导致心血管疾病死亡的主要原因之一。

（2）冠状动脉粥样硬化性心脏病（冠心病）：是冠状动脉发生粥样硬化病变而引起血管腔狭窄或阻塞，造成心肌缺血、缺氧或坏死而导致的心脏病。世界卫生组织将冠心病分为 5 种临床类型，即无症状心肌缺血（隐匿性冠心病）、心绞痛、心肌梗死、缺血性心力衰竭（缺血性心脏病）和猝死。冠心病常常分为稳定性冠心病和急性冠状动脉综合征。冠心病的危险因素包括可改变的危险因素和不可改变的危险因素。①可改变的危险因素有高血压、血脂异常（总胆固醇过高或低密度脂蛋白胆固醇过高、三酰甘油过高、高密度脂蛋白胆固醇过低）、超重 / 肥胖、高血糖 / 糖尿病，不良生活方式包括吸烟、不合理膳食（高脂肪、高胆固醇、高热量等）、缺少体力活动、过量饮酒，以及社会心理因素。②不可改变的危险因素有性别、年龄、家族史。冠心病的发作常常与季节变化（寒冷）、情绪激动、体力活动增加、饱食、大量吸烟和饮酒等有关。发作时常见典型症状“胸痛”，服硝酸甘油无效，还伴有发热、出汗、惊恐、恶心、呕吐等，甚至发绀、血压下降、休克、心力衰竭。

（三）呼吸系统的老化

1．呼吸系统的老化症状　呼吸系统从 25 岁以后开始出现退行性变和功能减退，并随着年龄的增长而加速，60 岁以后日趋明显。

（1）鼻、咽、喉防御功能下降：老年人鼻腔黏膜变薄，腺体萎缩，分泌减少，对气流的加温和过滤功能降低，使呼吸道的整体防御能力下降。咽喉部黏膜萎缩、变薄，防御反射迟钝，容易出现吞咽功能障碍，发生呛咳，导致吸入性肺炎发生。

（2）气管、支气管排痰能力降低：老年人气管、支气管黏膜上皮萎缩，纤毛运动减弱，小气道分泌物增多，保护性咳嗽反射的敏感性降低，使呼吸道排出分泌物及异物的功能降低，细菌、病毒容易在呼吸道停留、繁殖，容易发生呼吸系统感染。

（3）肺交换功能降低：肺是人体较早发生衰老的器官之一，单纯由于年龄增长而导致的结构衰老的肺称为“老人肺”。肺萎缩，体积减小，质量减轻，肺气体交换功能降低，因此老年人呼吸频率较快，尤其活动增多时更为明显。

（4）肺活量减小：老年人由于骨质疏松、胸椎椎体退行性变及压缩，使脊柱后凸、胸骨前凸，胸廓前后径变大，呈桶状胸，导致胸廓和肺的扩张受限。也由于呼吸肌萎缩，肌纤维减少，呼吸效率降低，肺活量减小，咳痰不畅。

2．呼吸系统常见疾病

（1）慢性阻塞性肺疾病：是一种具有气流阻塞特征的慢性支气管炎和（或）肺气肿，可进一步发展为肺心病和呼吸衰竭的常见慢性疾病。与有害气体及有害颗粒的异常炎症反应有关，致残率和病死率很高，全球 40 岁以上发病率已高达 9% ～ 10%。主要表现有慢性咳嗽、咳痰、气促和呼吸困难，甚至喘息和胸闷。

（2）肺部感染：指各类病原体引起的气管－支气管和肺实质的感染，也称下呼吸道感染，其中以感染性肺炎最典型。从病因学分类，肺部感染有：①细菌性肺炎，如肺炎链球菌、金黄色葡萄球菌、克雷伯菌、铜绿假单胞菌等肺炎。②非典型病原体所致的肺炎，如军团菌、支原体和衣原体等肺炎。③病毒性肺炎，如冠状病毒、腺病毒、流感病毒、巨细胞病毒、单纯疱疹病毒等肺炎。④真菌性肺炎，如白念珠菌、曲霉、放线菌等肺炎。⑤其他病原体所致的肺炎，如肺孢子菌、肺吸虫以及机体免疫力低下者（如艾滋病患者）容易伴发肺部卡氏肺孢子菌、军团菌、鸟形分枝杆菌、结核分枝杆菌、弓形体等感染。⑥理化因素所致的肺炎，如放射性肺炎，胃酸吸入、药物等引起的化学性肺炎等。⑦支原体肺炎，由支原体感染引起。主要症状有呼吸困难、体温变化、咳嗽、痰量增多与痰液性状改变。

（四）消化系统的老化

1．消化系统的老化症状　牙龈及牙根逐步萎缩，牙易脱落。味蕾萎缩，致味觉障碍。唾液减少，口干，吞咽困难，易发生口腔黏膜溃疡。唾液中含淀粉酶减少，且 pH 降低，对食物初步消化不利。老年人食管蠕动、胃内容物排空速度和胃肠消化吸收功能等均降低。消化系统分泌功能从初老期即开始下降，游离盐酸及总酸度均下降，至老年期可下降 40% ～ 50%。各种消化酶的分泌减少。胃肠的吸收功能随之逐渐降低，钙、铁及糖等吸收更差。胰腺分泌的脂肪酶减少，肠黏膜对脂肪的吸收也减少。肠运动功能也降低，易发生便秘。肝的重量下降，且与体重明显相关，肝细胞也减少，双核细胞增加，胆石症发生率增加。

2．消化系统常见疾病

（1）慢性胃炎：是指由不同病因所致的胃黏膜慢性炎症，最常见的是慢性浅表性胃炎和慢性萎缩性胃炎。老年人由于咀嚼功能衰退，免疫力低下，长期服用多种药物，对胃黏膜造成损害，或由营养吸收不良等原因引起，常表现为食欲减退、腹胀、腹痛、反酸、恶心、呕吐、嗳气等，病程缓慢，反复发作而难治愈。

（2）消化道出血：消化道出血是临床常见症候群，可由多种疾病所致。上消化道出血是指十二指肠屈氏韧带以上的食管、胃、十二指肠、上段空肠以及胰管和胆管的出血。十二指肠屈氏韧带以下的肠道出血统称为下消化道出血。消化道出血可因消化道本身的炎症、机械性损伤、血管病变、肿瘤等因素引起，也可因邻近器官的病变和全身性疾病累及消化道所致。上消化道出血主要表现为呕血和（或）黑便，出血量大时常伴有急性周围循环衰竭，为临床常见急症之一。下消化道出血多表现为鲜血暗红色，部位越高，则便血的颜色越暗；出血部位越低，则便血的颜色越鲜红。

（3）便秘：见第三章常见症状照护。

（五）泌尿系统的老化

1．泌尿系统的老化改变

（1）肾的重量减轻：老年人随着年龄的增长，两肾的重量减轻，肾组织体积减小，肾小球硬化率增加，肾小球毛细血管滤过率下降等。导致肌酐清除率、尿比重等逐降，并可见血尿素氮增高等。尿中 β_2 微球蛋白增加，可能与肾小管再吸收功能减低有关。

（2）膀胱容量减小：膀胱肌萎缩，出现纤维组织增生，易发生膀胱憩室。膀胱容量减小，膀胱括约肌萎缩，加之部分男性老人前列腺肥大，因此老年人常出现尿频，甚至尿失禁。

2．泌尿系统常见疾病

（1）泌尿系感染：泌尿系统感染又称尿路感染，是尿路上皮对细菌侵入导致的炎症反应，通常伴随菌尿和脓尿。尿路感染常多发于女性，尤其多发于性生活活跃期及绝经后女性。尿路感染根据感染部位分为上尿路感染和下尿路感染。95% 以上是由单一细菌引起的，多种细菌感染见于留置导尿管、膀胱结石、先天性畸形和阴道、肠道、尿道瘘等。主要表现是膀胱刺激征，即尿频、尿急、尿痛、膀胱区或会阴部不适及尿道烧灼感，严重者可出现急迫性尿失禁、尿混浊、尿液中有白细胞，常见终末血尿，有时为全程血尿，甚至见血块排出。严重者可出现全身感染的症状如寒战、高热、头痛、恶心、呕吐、食欲不振等，常伴有血白细胞计数升高和红细胞沉降率增快。

（2）前列腺增生：又称前列腺肥大，是男性老年人常见的泌尿系统疾病，症状主要分为膀胱刺激征和梗阻症状，进行性排尿困难是其典型症状。膀胱刺激征主要包括尿频、尿急、尿痛、排尿困难、血尿等。

（六）内分泌系统的老化

1．内分泌系统的老化改变　各内分泌器官均随老化而重量减少。围绝经期（更年期）妇女的某些功能性变化可能与中枢神经系统神经递质代谢改变有关。绝经期后的妇女，血中卵泡激素和黄体生成素增高，雌激素量降低且均来源于肾上腺。45 ~ 50 岁时胸腺仅残留 5% ~ 10% 的细胞，胸腺素分泌也减少，这与老年期免疫功能降低密切相关。老年期血中的前列腺素含量减少，为动脉粥样硬化的原因之一。促甲状腺激素、甲状腺激素、三碘甲腺原氨酸 (T_3) 的合成和分泌均减少。绝经后出现的骨质疏松可能与雌激素减少有关。胰岛素分泌逐减，使体内葡萄糖利用功能降低。

2．内分泌系统常见疾病

（1）糖尿病：是指由于体内胰岛素分泌不足或胰岛素作用障碍，导致以血糖增高为特征的代谢性疾病。主要特点是高血糖和高尿糖。糖尿病是终身疾病，病程较长，容易引起多系统器官损害，导致心脏、血管、肾、神经、视网膜等器官或组织的慢性进行性病变。主要表现为多饮、多食、多尿、消瘦的“三多一少”症状。

（2）围绝经期综合征：围绝经期综合征又称更年期综合征，指妇女绝经前后出现性激素波动或减少所致的一系列以自主神经功能紊乱为主，伴有神经心理症状的一组症候群。绝经可分为自然绝经和人工绝经两种。自然绝经指卵巢内卵泡用尽，或剩余的卵泡对促性腺激素丧失了反应，卵泡不再发育和分泌雌激素，不能刺激子宫内膜生长，导致绝经。人工绝经是指手术切除双侧卵巢或用其他方法，如放射治疗和化疗等停止卵巢功能。围绝经期综合征最典型的症状是潮热、潮红。

（七）免疫系统的老化

1．免疫系统的老化改变 胸腺萎缩，未成熟的淋巴细胞在胸腺中及外周血中数量增加。淋巴细胞对电离辐射、紫外线和致诱变药物更敏感，因此老年期细胞免疫功能减低。老年人血清中免疫球蛋白总量无变化，但类型分布异常，IgA、IgG 含量增加，IgM 减少。老年人体液免疫的特点是对外来抗原产生抗体的能力降低，而对自身抗原产生抗体的能力亢进，故易患自身免疫性疾病。免疫系统能够使人体免于病毒、细菌、污染物质及疾病的攻击；清除细胞代谢后的废物及免疫细胞破坏入侵病毒细菌留下的“垃圾”；修复受损的器官和组织，使其恢复功能。

2．免疫系统的常见疾病

（1）类风湿关节炎：是一种以侵蚀性关节炎为主要表现的全身性自身免疫病。常为腕关节或手关节等全身小关节受累的对称性、持续性多关节炎，最终可能会导致关节畸形和功能衰退。

（2）高尿酸血症：是指在正常嘌呤饮食状态下，非同日两次空腹血尿酸水平男性高于 420μmol/L，女性高于 360μmol/L。高发人群为中老年男性和绝经后女性。本病患病率受到多种因素的影响，与遗传、性别、年龄、生活方式、饮食习惯、药物治疗和经济发展程度等有关。高尿酸血症是因体内尿酸生成过多和（或）排泄过少所致，其又可分为原发性高尿酸血症及继发性高尿酸血症。高尿酸血症是痛风的发病基础，但不足以导致痛风，只有尿酸盐在机体组织中沉积下来造成损害才出现痛风。常见痛风性关节炎致关节变形以及痛风性肾病、尿酸结石致尿毒症。

（八）生殖系统的老化

1．生殖系统的老化改变 人体生殖系统的主要功能是产生生殖细胞，繁殖新个体，分泌性激素以维持男女第二性征。女性在围绝经期开始由中年向老年过渡，卵巢功能逐渐衰退直至完全消失，其他生殖器官也开始出现退化和萎缩。男性生殖系统的突出变化是睾丸组织萎缩、前列腺增生、性功能衰退等。

2．生殖系统的常见疾病 老年性阴道炎常见于绝经后的老年女性，由于卵巢功能衰退，雌激素水平降低，阴道壁萎缩，黏膜变薄，阴道内 pH 上升，局部抵抗力下降，导致病菌容易侵入繁殖引起炎症。常见症状有阴道分泌物增多，呈多量黄水样、血性或脓性白带。

（九）神经系统的老化

1．神经系统的老化改变

（1）脑细胞数量减少、质量下降：脑细胞数随增龄而数量渐减，细胞数的减少程度以颞上回最明显，其次为中央前回、视中枢纹状区，以中央后回最轻。在脑细胞内随增龄出现脂褐质，甚至可占细胞空间之半，且有病理改变的细胞数进行性增加，严重影响脑细胞功能。以上改变使脑体积减小，脑细胞脱落或损伤。

（2）脑血流减少、递质释放障碍：脑血流循环在 30 ～ 40 岁后缓慢减少，脑血流阻力增加。突触囊泡内储存的神经递质，如乙酰胆碱、去甲肾上腺素、多巴胺等有不同程度的减少。由于神经递质从囊泡经突触前膜释放发生障碍，或由于突触后膜存在的受体减少等，神经递质不能及时与受体结合，影响了突触与突触间的信息传导。这些变化导致行动迟缓、记忆力下降等。

（3）周围神经传导降低：周围神经的传导速度随增龄而降低。腱反射，主要是深部腱反射减弱明显，跟腱反射及腹壁反射多消失，病理反射可阳性。

（4）感觉功能减低：感觉功能也随增龄逐减，触觉及振动觉阈值从 40 岁开始，随增龄而增加，一般以深部感觉减低明显。重听在 50 岁后加重，对高频感音障碍尤明显，60 岁后约 30% 的老年人有不同程度的重听，原因为内耳螺旋器发生变性。老年人视力障碍多数由于晶状体性混浊，如老年性白内障等。晶状体弹性下降，造成老花。另外，老年人暗适应能力明显减退，视野范围缩小等。角膜周围出现老年环。

2．神经系统的常见疾病

（1）脑血栓：脑血栓形成是脑梗死最常见的类型。是脑动脉主干或皮质支动脉粥样硬化导致血管增厚、管腔狭窄闭塞和血栓形成，引起脑局部血流减少或供血中断，脑组织缺血缺氧导致软化坏死出现的局灶性神经系统症状。动脉粥样硬化是本病的基本病因，导致动脉粥样硬化性脑梗死，常伴高血压，与动脉粥样硬化互为因果，糖尿病和高脂血症也可加速动脉粥样硬化的进程。依据症状体征演进过程分：①完全性卒中，发生缺血性卒中后神经功能缺失症状体征较严重，进展较迅速，常于数小时内（＜ 6 小时）达到高峰。②进展性卒中，缺血性卒中发病后神经功能缺失症状较轻微，但呈渐进性加重，直至出现较严重的神经功能缺损。脑血栓形成多在安静或睡眠中发病，部分病例有短暂性脑缺血发作前驱症状如肢体麻木无力等，突然出现偏侧上下肢麻木无力、口眼歪斜、言语不清等症状。

（2）帕金森综合征：帕金森综合征是临床上神经科医生常用的诊断概念，特指各种原因（脑血管病、脑动脉硬化、感染、中毒、外伤、药物以及遗传变性等）造成的以运动迟缓为主的一组临床症候群，主要表现为震颤、肌僵直、运动迟缓和姿势不稳等。帕金森综合征最常见的病因是原发性帕金森病，该病因黑质 – 纹状体变性、脑内多巴胺含量显著减少所致。帕金森叠加综合征的表现类似帕金森病，但程度重，病变广，包括多系统萎缩、进行性核上性麻痹和皮质基底节变性、路易体痴呆等。继发性帕金森综合征多是由药物、感染、中毒、脑卒中、外伤等明确病因所致。特征性的表现是静止性震颤、肌肉僵直、步态和姿势障碍以及运动迟缓。运动迟缓包括启动缓慢，冻结、小步、慌张步态，自发动作减少，写字过小、坐位起立困难、发音困难、构音障碍和吞咽困难等。在病程的中晚期，帕金森病的非运动症状如抑郁、便秘、睡眠障碍、认知损害等可能严重影响患者的生活质量。

（3）阿尔茨海默病：是由脑部疾病所导致的一系列以记忆和认知功能损害为特征的综合征，是最常见的失智类型。它是一种进行性的脑部神经退行性疾病，破坏患者的记忆及其他重要的认知功能，导致患者出现智能减退和行为异常，严重影响患者的日常生活和社会功能。

（十）运动系统的老化

1．运动系统的老化改变

（1）骨骼总量减少：进入中老年以后，骨的大小和形状变化不大，骨的重量开始减轻，自 50 岁起，年龄每增加 10 岁，骨重量男性减轻 5%，女性减轻 7%。长者骨骼中的有机物质如骨胶原等减少或消失，骨质逐步被吸收，骨密度降低而导致骨质疏松，可出现脊柱弯曲、变短，身高降低。随着骨总量的减少，骨骼不能承受正常生理负荷，骨骼容易发生骨折、变形，且骨的新陈代谢缓慢，造成长者骨的修复和再生功能逐渐减退，骨折愈合时间延长。肝、肾功能的减退可引起维生素 D 代谢障碍，造成骨质钙化和骨软化，激素水平的下降可诱发骨退行性改变，胃肠道吸收功能减退或摄入不足，也可引起钙缺乏，导致骨质疏松或骨软化。

（2）关节退行性改变：老年人普遍存在关节的退行性改变，尤其以膝关节、髋关节、脊柱和手指关节最为明显。主要变现为关节软骨磨损，弹性降低，软骨钙化和纤维化，软骨边缘出现骨质增生，形成骨刺，导致关节活动严重障碍；还表现在关节滑膜萎缩变薄，滑膜下纤维增多，分泌滑液减少，影响关节软骨新陈代谢以及关节韧带发生退行性变，关节囊硬化，关节灵活性降低，好发骨关节病。主要特征为疼痛，活动开始时明显，活动后减轻，负重和活动过多时加重。

（3）骨骼肌衰减：老年人肌纤维萎缩，数量减少，肌肉变硬，弹性下降，肌肉量减少。使得老年人肌肉收缩力下降，肌力减退，对关节和骨骼的保护作用下降，容易疲劳，动作不稳，行动迟缓，从而导致活动减少等。

2．运动系统的常见疾病

（1）骨质疏松症：是中老年人的常见病，其中 80% 是女性，60 岁以上的女性 50% 患有骨质疏松症，75 岁以上的男性老年人中也有 30% 患有骨质疏松症。女性发病率是男性的 2 倍以上。骨质疏松症是一种以低骨量和骨组织的微细结构破坏为特征，导致骨质脆性增加和易于骨折的代谢性疾病。常见症状：①骨折，是骨质疏松最严重的症状，也是引起老年人卧床和伤残率增高的主要因素，它使老年人生活质量降低，增加家庭和照护工作的负担。长者多见腕部骨折、椎体骨折、髋部骨折、股骨粗隆骨折、股骨颈骨折。②疼痛，是骨质疏松最常见的症状，早期表现不明显，开始为腰背部沉重感和全身疲劳感，或起床和站立时疼痛。以后逐渐加重，以腰背酸痛最多见。疼痛由脊柱中间向两侧扩散，仰卧位或坐位时疼痛减轻，久坐、久立时疼痛加重，白天较轻，夜间和晨起加重，劳累或活动后加重，负重能力下降或不能负重。③身高变矮或驼背，多在剧烈的腰背部疼痛后出现。其原因是发生骨质疏松后，椎体内骨小梁变细，数量减少，脊椎容易压缩变形，椎间盘萎缩变薄、脊柱弹性降低、变短、弯曲，形成驼背，使老年人身高降低。

（2）骨关节炎：骨关节炎为一种退行性病变，系由于增龄、肥胖、劳损、创伤、关节先天性异常、关节畸形等诸多因素引起的关节软骨退化损伤、关节边缘和软骨下骨反应性增生，又称骨关节病、退行性关节炎等。主要症状为关节疼痛，常发生于晨间，活动后疼痛反而减轻，但如活动过多，疼痛又可加重。另一症状是关节僵硬，常出现在早晨起床时或白天关节长时间保持一定体位后。检查受累关节可见关节肿胀、压痛，活动时有摩擦感或“咔嗒”声，病情严重者可有肌肉萎缩及关节畸形。

四、老年人的心理特点

（一）老年人的心理变化

随着年龄的增长，老年人的心理都会发生很大的变化，心理承受能力降低，遇到困难或挫折时，情绪反应会更为激烈，对身心健康的影响也更为明显。主要表现在以下几个方面：

1．感知觉的变化　感知觉是个体心理发展最早、衰退也最早的心理功能，感知觉退化也是老年人生活质量下降的最主要原因。感知觉退化主要包括视力下降，近距离视力比远距离视力减退更为明显；听力下降；味觉与嗅觉退化；皮肤感觉迟钝，对温度、触觉和痛觉都不敏感。由于老年人感知觉衰退，对周围环境存在的一些危险性因素反应不敏感，极易发生意外伤害，如烫伤、受凉、跌倒等，照护人员应加强防范。

2．学习和记忆力变化　老年人学习和记忆衰退主要有以下几个特点：①兴趣爱好减少，对新鲜事物缺乏好奇心；②对学习新知识、新技能感到吃力，缺乏探索精神；③再认能力较好，回忆能力较差；④意义记忆保持较好，机械记忆减退较快；⑤老年人有意记忆占主导，无意记忆应用较少；⑥记忆力减退，尤其是近期记忆效果较差。

3．思维与想象力变化　主要表现为思维迟缓发散，强制性思维；语言表达能力下降，说话重复缓慢，逻辑推理混乱，注意力不集中，思考能力下降；想象力下降。

4．情绪、情感的变化　进入老年期后，老年人往往产生不同程度的性情改变，如情绪不稳定、自控能力较差，经常不能控制自己的负面情绪，易被激怒，猜忌多疑，抑郁焦虑以及恐惧等。

5．智力和意志的变化　智力是理解和领悟的能力。60 岁以后老年人智力迅速衰退，最先出现的是计算能力减退以及意志减退，做事犹豫不决，缺乏毅力和韧性，按经验办事，固执己见；克服困难的能力减弱，缺乏信心和勇气，依赖性强。

6．人格和性格变化　到了老年期，由于身体的老化，离退休后脱离社会带来的失落感等心理改变，亲人或者配偶的死亡，以及自身各种慢性疾病带来的影响等，导致老年人人格和性格会发生改变。

（二）老年人心理变化的影响因素

1．生理因素　生理功能的减退，尤其是感觉器官的老化，使老年人对内外刺激的接收和反应能力减弱，对老年人心理产生消极影响。

2．病理因素　疾病增加、多重疾病的影响，使老年人活动能力下降，对环境的适应能力和抵抗能力下降，日常生活失去自主性，影响老年人自尊心和自信心，从而产生悲观、焦虑等消极情绪。

3．家庭因素　子女长大成人、独立分居，家庭关系不融洽，老年人丧偶丧亲，独居，经济拮据，没有足够退休金养老等情况，都会对老年人心理造成不良的影响。

4．社会因素　离退休后，老年人社会角色以及地位改变，从繁忙的工作状态到闲暇的生活状态，会产生心理不适应、惆怅、失落、无所适从。另外，社会风气、社会习俗、社会支持等因素也会对老人心理产生一定影响。

（三）老年人心理发展的主要矛盾

1．角色转变与社会适应的矛盾　老年人角色的转变主要是离退休的原因造成的，但不同职业种类的老年人对此产生的心理感受也不同，比如工人退休前后的心理变化并不明显，而离退休干部的心理反应则比较大。

2．老有所为与身心衰弱的矛盾　价值观和理想追求较高的老年人，在离开工作岗位后，通常都不甘于清闲，他们希望能多为社会做一些贡献，希望自己能够老有所为。但由于身体心理健康状况的原因，老年人并不能充分发挥自己的作用，从而陷入苦恼之中。

3．老有所养与经济保障不足的矛盾　有关研究表明，缺乏独立的经济来源和可靠的经济保障，是老年人心理困扰的主要原因，尤其是社会地位不高、子女经济也比较拮据的老年人，常常会有自卑和焦虑的心理。

4．安度晚年与意外刺激的矛盾　老年人普遍希望能够平稳、健康地度过晚年生活，但实际生活中又常常面临意外打击和重大刺激，在缺乏家庭和社会的关怀支持的情况下，就会很难承受冲击，丧失生活的意志，自我放弃，甚至导致死亡。

思考题

1. 老年人生理变化特点是什么？
2. 老年人常见疾病都有哪些？
3. 老年人心理特点是什么？
4. 老年人心理变化的影响因素有哪些？

案例分析与解答

1. 夏奶奶的身体出现了什么样的改变？

答：随着年龄增长，夏奶奶出现肢体活动无力，且患有老年慢性疾病。

2. 夏奶奶现在的心理有什么变化？

答：夏奶奶较之前变得猜忌多疑，有轻微被害妄想，且记忆力减退。

3. 你认为夏奶奶出现这样变化的原因是什么？

答：夏奶奶出现这些变化的原因是年龄增长对身体功能的改变，肢体活动能力下降，导致夏奶奶心理失落、焦虑；丧偶和独居，缺乏亲人的关心，又加重了她的孤独感。

第二节　生命体征的测量

体温、脉搏、呼吸与血压是维持生命的基本征候，是机体内在活动的客观反映，是衡量机体状况的指标，通过测定体温、呼吸、脉搏和血压等生命体征，可判断长者病情轻重和危急程度。本节主要介绍体温、脉搏、呼吸、血压的测量与观察。

技能目标

1. 认识生命体征的测量。
2. 会进行体温测量。
3. 会进行心率测量。
4. 会进行呼吸测量。
5. 会用电子血压计测量血压。

案例导入

一个冬日的早上，我用耳温仪给老人们测体温。王爷爷没在房间，因为王爷爷身体好，每天都会把自己的起居安排得井井有条，我也没担心。我就对同屋的室友说等王爷爷回来后打铃呼叫我一下。老人们依从性都很好，不一会儿王爷爷就告诉我他回来了。我于是过去测体温，体温计显示34.7℃，又测了一遍还是这样，我马上用玻璃温度计复测了王爷爷体温，显示36.2℃。

1. 为什么出现这样的情况呢？
2. 应如何避免以上情况？

一、体温的测量

（一）体温的概念

人体以化学方式产热，体温反映了细胞新陈代谢的水平。根据测试部位的不同，体温的正常值稍有差异。常用的体温有口腔温度、直肠温度和腋窝温度。测量体温方式有测腋温、测口温、测肛温，目前常用的是测腋温。正常腋温：36 ～ 37℃。

低热：37.4 ～ 38℃；中等度热：38.1 ～ 39℃；高热：39.1 ～ 41℃；超高热：41℃以上。

（二）体温计的类型

体温计分为玻璃水银（图 2-2-1）、电子数字（图 2-2-2）、耳蜗式电子体温枪（图 2-2-3）、贴纸体温计等类型。

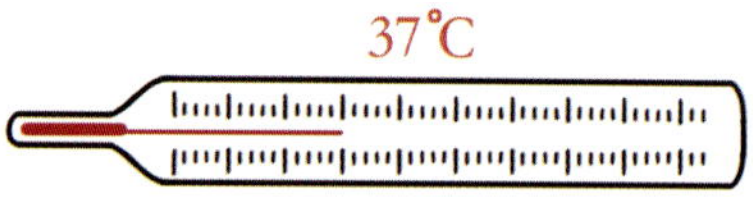

图2-2-1 水银体温表

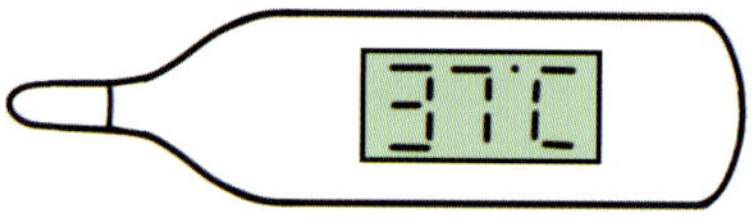

图2-2-2 电子体温表

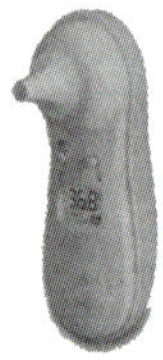

图2-2-3 耳温枪

（三）测量体温的流程

1．操作前准备

（1）物品准备：体温计（玻璃体温计或耳蜗式电子体温枪）、一次性耳温套（耳蜗式电子体温枪配套）、酒精棉片、记录本、表、笔，体温测量仪消毒以及在测试状态（35℃以下）。

（2）长者准备：向长者告知并解释测体温的目的，协助长者取舒适体位。询问长者半小时内有无喝热饮、吃饭、沐浴、剧烈活动或服退热药等，观察长者有无情绪紧张、激动和运动等能影响生命体征测量值的情况。

（3）服务者准备：仪表标准、洗手。

2．玻璃温度计测量体温方法

（1）测腋温：腋温正常值 36 ～ 37℃，比口腔温度低 0.2 ～ 0.4℃。

先擦干腋窝下汗液，将体温计夹于腋窝深处，使水银柱端紧贴皮肤，要求受试者曲臂过胸夹紧，以免脱落（图 2-2-4、图 2-2-5）。体温计于 5 ～ 10 分钟后取出。旋转体温计判读水银柱度数（图 2-2-6），将结果记录在体温单上。用浸有消毒液的纱布擦拭体温计。将体温计水银柱甩至 35℃以下（专人专用）。

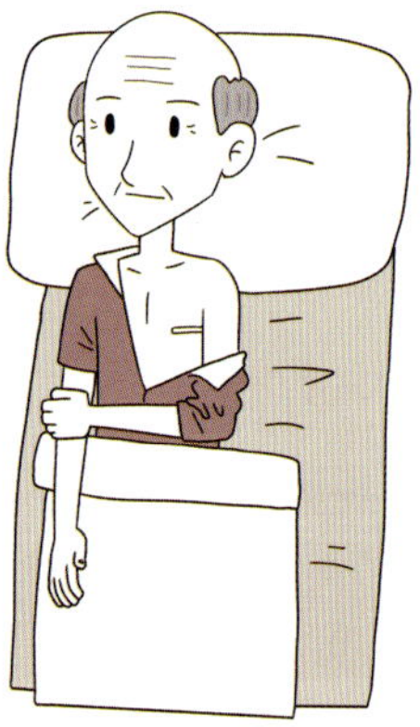

图2-2-4 卧位腋温测量

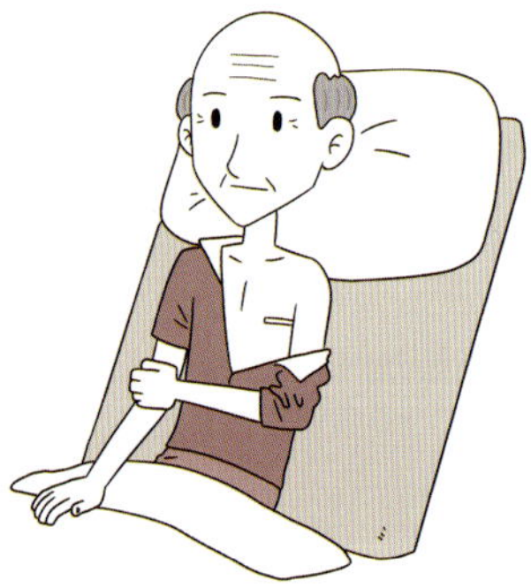

图2-2-5 半卧位腋温测量

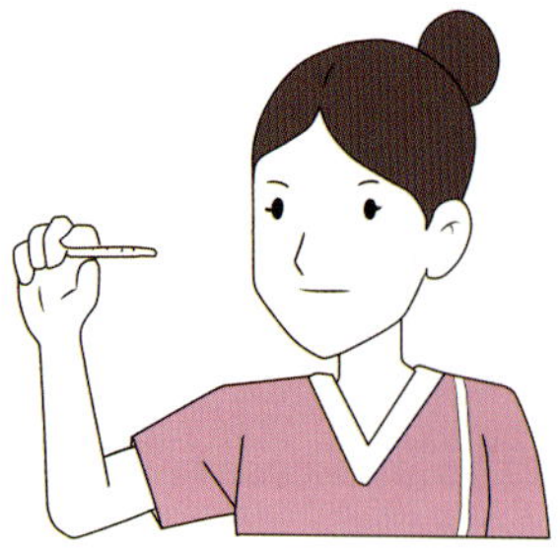

图2-2-6 平视读体温数

（2）测口温：正常范围为 36.3 ～ 37.2℃。

口腔测温计水银端置于长者舌下部位，闭口 3 分钟取出。用浸有消毒液的纱布擦拭体温计。旋转体温计判读水银柱度数。将结果记录在体温单上。将体温计水银柱甩至 35℃以下（专人专用）。

（3）测肛温：比口腔温度高 0.3 ～ 0.5℃。

直肠测温肛表用油剂润滑，水银端插入肛门 3 ～ 4 厘米，扶托 3 分钟取出。用卫生纸擦净肛门。用浸有消毒液的纱布擦拭体温计。旋转体温计判读水银柱度数。将结果记录在体温单上。将体温计水银柱甩至 35℃以下（专人专用）。

3．耳温枪测量体温的方法（图 2-2-7）　检查耳温套无破损后套在测温探头上。检查外耳道的清洁情况，必要时使用酒精棉签清洁耳垢。左手向上向后轻轻牵拉长者近侧外耳郭，右手持耳蜗式电子体温枪，将测温探头置入患者耳道，密合后，按测温钮，持续 1 秒钟，听到“滴”的声响后放开，完成体温测量。右手取出耳温枪，耳温套脱离探头，读取温度并记录。

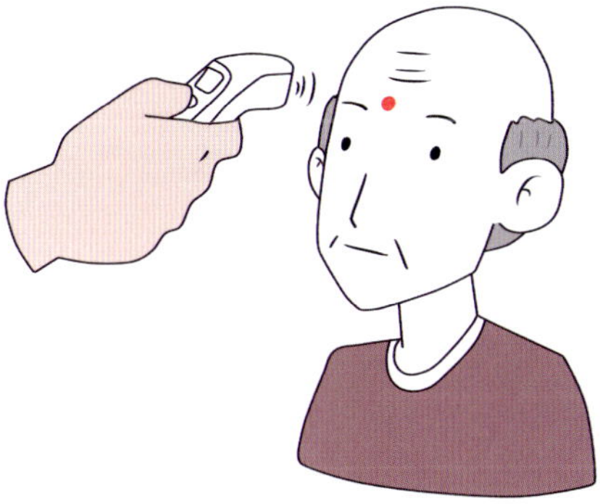

图2-2-7　耳温枪测量

4．体温测量注意事项

（1）测量前 20 ～ 30 分钟应避免剧烈运动、进食、进冷热饮料、做冷热敷、洗澡、坐浴、灌肠等。

（2）为高热老人测量腋温时应保证腋下干燥，避免潮湿。

（3）每次测量应将水银端放于腋窝深处，紧贴皮肤，屈臂过胸，5 ～ 10 分钟取出。

（4）正常人的体温并不完全一致，一般早晨较低，下午较高。

（5）当体温下降到 35℃以下时，就会发生“低体温症”，给予保暖措施。

二、脉搏的测量

血液经由心脏的左心室收缩而挤压流入主动脉，随即传递到全身血管。动脉为富有弹性的结缔组织与肌肉所形成的管路。当大量血液进入动脉，将使动脉压力变大而使管腔扩张，在体表较浅处动脉即可感受到此扩张，即脉搏。脉搏通常与心搏的速率一致，可借由触摸腕部之桡动脉测量脉搏速率，亦可在喉头两侧触摸到颈动脉脉搏。

（一）脉搏的概念

脉搏为体表可触摸到的动脉搏动。每分钟脉搏搏动的次数为脉率。正常脉搏 60 ～ 100 次 / 分，平均脉搏为 70 ～ 80 次 / 分，长者脉搏为 55 ～ 60 次 / 分。正常人脉律规则，不会出现脉搏间隔时间长短不一的现象。正常人脉搏强弱均等，不会出现强弱交替的现象。

（二）异常脉搏

1．频率异常

（1）心动过缓：频率小于 60 次 / 分，见于颅内压增高、房室传导阻滞等长者。

（2）心动过速：频率大于 100 次 / 分，见于发热、大出血等长者。

（3）脉搏短绌：在单位时间内脉率小于心率，快慢不一，强弱不等，极不规则，见于心房颤动的长者。

2．节律异常

（1）二联律：每隔一个或两个正常搏动后出现一次过早搏动，则称二联律或三联律，多见于心脏病长者或洋地黄中毒者。正常人在过度疲劳、精神兴奋、体位改变时偶尔也会出现。

（2）间歇脉：在一系列正常均匀的脉搏中出现一次提前而较弱的搏动，其后有一较正常延长的间歇，称为间歇脉，也称期前收缩（早搏）。

3．强弱的改变

（1）细脉：当心排血量减少、动脉充盈度降低时，脉搏细弱无力，见于心功能不全、大出血、休克等患者。

（2）洪脉：当心排血量增加、外周阻力小、动脉充盈度和脉压较大时，脉搏强大有力，见于高热、甲状腺功能亢进患者。

4．动脉管壁弹性的异常　动脉硬化时管壁变硬，失去弹性，呈迂曲状，诊脉时有紧张条索感，如按在琴弦上，常见于动脉硬化病。

（三）测量脉搏的流程

1．操作前准备

（1）物品准备：记录单、带秒表的表。

（2）长者准备：向长者告知并解释测脉搏的目的，协助长者取舒适体位。询问长者半小时内有无情绪紧张、激动和运动等能影响脉率的情况。

（3）服务者准备：仪表符合标准、洗手。

2．脉搏测量方法（图 2-2-8）

（1）助长者手臂取舒适位置，手掌朝下，测量者将示、中、环指端按在长者桡动脉表面。

（2）计数 30 秒（异常脉搏测 1 分钟，如发现脉搏短绌，应两人同时测量，一人测心率，一人测脉搏，记录为心率 / 脉率 / 分）。

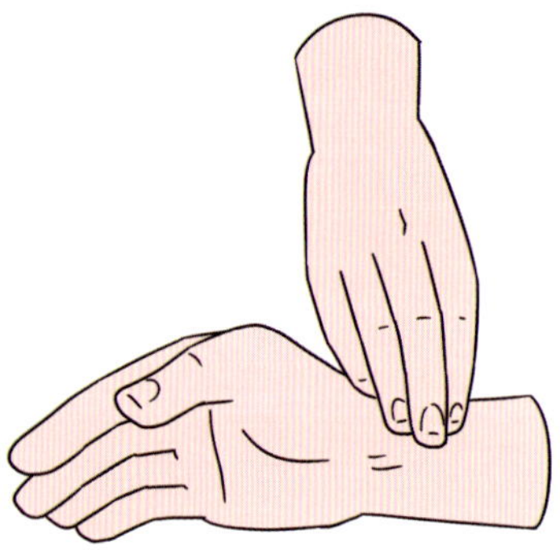

图2-2-8　脉搏测量

3．注意事项

（1）异常脉搏应测量 1 分钟。

（2）测量脉搏时如患者有情绪激动、剧痛、剧烈活动后等情况，应间隔 15 分钟再测。

（3）不可用拇指诊脉。

（4）偏瘫患者及动静脉瘘的患者应测健侧。

（5）安装泵式人工心脏起搏器者无脉搏。

三、呼吸的测量

呼吸是指机体与外界环境之间气体交换的过程。人的呼吸过程包括三个互相联系的环节，即外呼吸，包括肺通气和肺换气；气体在血液中的运输；内呼吸，指组织细胞与血液间的气体交换。一次吸气加一次呼气就是一次呼吸，其标志为胸部的一次起伏。通过呼吸，机体从大气摄取新陈代谢所需要的氧气，排出所产生的二氧化碳，因此，呼吸是维持机体新陈代谢和其他功能活动所必需的基本生理过程之一，一旦呼吸停止，生命也将终止。

（一）呼吸的概念

每分钟呼吸的次数称为呼吸频率，正常为 16 ～ 20 次 / 分。呼吸分为胸式呼吸和腹式呼吸。胸式呼吸又称肋式呼吸法，单靠肋骨的侧向扩张造成胸腔内的容积变大，形成气压差，让空气进入肺部。腹式呼吸是让横膈上下移动。由于吸气时横膈会下降，把脏器挤到下方，因此腹部会膨胀，而非胸部膨胀。因此，呼气时横膈将会比平常上升，因而可以进行深度呼吸，呼出较多易停滞在肺底部的二氧化碳。

（二）异常呼吸的识别

1．呼吸困难　患者主观感到空气不足，客观上出现发绀、鼻翼扇动、端坐呼吸，见于呼吸衰竭者。

2．呼吸增快　大于 24 次 / 分，见于发热、疼痛患者。

3．呼吸减慢　小于 10 次 / 分，见于颅内压增高、安眠药中毒患者。

4．深度呼吸　深而规则的大呼吸，见于糖尿病酮症酸中毒和尿毒症患者。

5．呼吸浅快　浅表而不规则的呼吸，见于呼吸肌麻痹、临终患者。

6．鼾声　气管内分泌物过多，见于昏迷患者。

（三）测量呼吸的流程

1．测量呼吸前的准备

（1）洗手。

（2）确保受试者以舒服的姿势躺着或坐着，使手臂的腹面向上。

（3）确保准备好用物，包括有秒针的表、记录本和笔。

2．呼吸测量方法

（1）工作人员的手仍做诊脉状，观察受试者胸部起伏，一起一伏为一次呼吸，计数 30 秒。30 秒呼吸次数乘以 2 即为呼吸频率。

（2）危重受试者呼吸不易被观察时，用少许棉絮置于患者鼻孔前，观察棉花吹动情况，计数 1 分钟。

（3）测量后记录。

3．注意事项

（1）应注意呼吸的节律、深浅度和呼吸时有无异味。

（2）呼吸不规则患者应计数 1 分钟。

（3）呼吸的速率会受患者意识的影响，测量时不必告诉患者。

四、血压的测量

正常的血压是血液循环流动的前提，血压在多种因素调节下保持正常，从而提供各组织器官以足够的血量，以维持正常的新陈代谢。血压过低、过高（低血压、高血压）都会造成严重后果，血压消失是死亡的前兆，这都说明血压有极其重要的生物学意义。

（一）血压的概念

血压指血管内流动的血液对血管壁的压力。收缩压是指心室收缩时，动脉血压上升的最高值。舒张压是指心室舒张末期，动脉血压下降的最低值。正常成人为收缩压 90 ~ 139mmHg、舒张压 60 ~ 89mmHg。

（二）异常血压

年龄在 65 岁及以上，血压持续或非同日 3 次以上坐位收缩压 ≥ 140mmHg 和（或）舒张压 ≥ 90mmHg，可定义为老年高血压。若收缩压 ≥ 140mmHg，舒张压 < 90mmHg，则定义为老年单纯收缩期高血压。低血压指 < 90/60mmHg。

（三）血压计类型

台式血压计、电子腕部及上臂血压计。

（四）电子血压计测量方法

1．测量前准备

（1）洗手。

（2）受试者采取合适体位。

（3）用物准备：血压计、记录单、笔。

2．电子血压计测量方法

（1）接通生命体征测量仪的电源，按下测量仪下方的绿色按钮（开 / 关键），确认液晶显示屏呈开机状态。

（2）检查连接血压计袖带的皮管无裂痕，袖带无漏气，清除袖带内余气；将袖带固定在长者位于护士一侧的上臂，袖带松紧适中，可伸入一指。

（3）等待 10 ~ 20 秒后，显示屏上会自动出现脉搏的测量结果。

（4）护士按下有血压袖带标识的按钮（位于绿色开关按钮的右上方），血压袖带自动充气和放气后，液晶屏上自动出现收缩压（SYS）及舒张压（DIA）的测量值。

（5）测量完毕，取下袖带，协助长者整理衣袖，告知长者测量结果。

（6）用快速手消毒液消毒双手，按下“C”按钮清除本次测量记录。

（7）按下开关按钮关闭测量仪，记录测量值于记录单上。

3．注意事项

（1）血压测量应注意四定，即定部位、定时间、定体位、定血压计。

（2）体位要求：坐位（图 2-2-9）：血压计平第 4 肋；卧位（图 2-2-10）：平腋中线，手臂位置与心脏在同一水平。

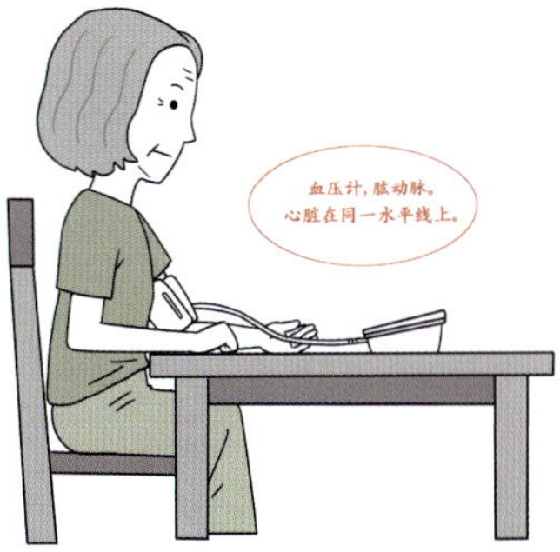

图2-2-9　坐位血压测量

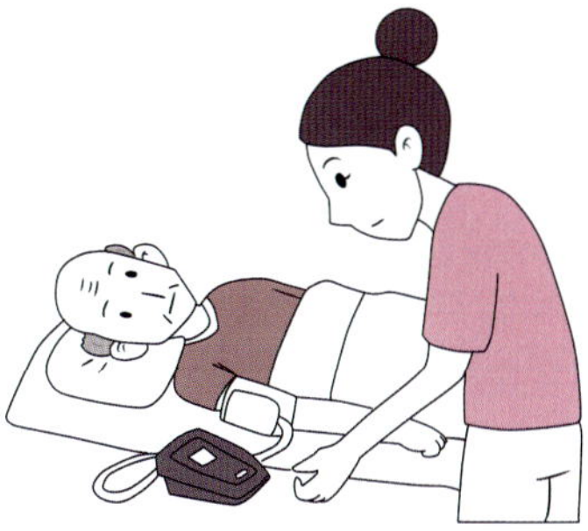

图2-2-10　卧位血压测量

思考题

1. 体温、脉搏如何测量？
2. 脉搏、血压如何测量？
3. 测血压时要注意什么？

案例分析与解答

1. 为什么出现这样的情况呢？

答：电子耳温仪测的是耳蜗的温度，王爷爷在刚从外边回来，耳朵暴露在冷空气中，导致温度测量不能反映真实的情况。

2. 应如何避免以上情况？

答：耳温仪要和耳蜗密合，这样可以有效地减小误差。

经验分享

随着科学技术的发展与进步，血压计的设计越来越便于临床应用，操作更便捷，甚至于不用进行操作流程的培训，直接阅读说明书就能够使用。人们越来越依赖电子化产品，而失去了自己的判断，有时也会出现一些潜在的隐患。下边是一个临床工作人员笔记：

有一天下午5点在给一个老奶奶测血压时总是测量失败，连测3次数值都测不出来，因为临近交班，还有很多工作都没做完，于是就想可能是血压计有问题了，随手照着上次的测量结果写了一下——160/90mmHg。

当我第二天上班时，别人告诉我老奶奶血压很高，没有被及时发现，突发脑出血送去ICU抢救了，现在已经脱离危险。我的头马上嗡嗡作响，如果当时我用水银血压计复测一下，或许老奶奶就不会发生这样的事情了。

临床工作中以对生命的敬畏之心，保持高度的责任心和严谨的态度非常重要！

第三章　身心护佑　健康同行——助医照护

第一节　冷热疗法

冷与热对人体是一种温度刺激，无论是用于局部还是全身，都会使皮肤和内脏器官的血管收缩或扩张，改变身体各系统的循环和新陈代谢，使人感到舒适并起到治疗的作用。但若使用不当，容易导致烫伤或冻伤，那么应如何正确使用？本节主要介绍长者常用的冷热疗使用方法以及相应的禁忌证，以确保使用安全，避免发生不必要的身体损伤。

技能目标

1. 会为长者使用热水袋。
2. 能掌握为长者用温热水泡脚的方法。
3. 会为长者使用冰袋。
4. 能掌握为长者冷湿敷的方法。

案例导入

初冬，一家养老机构77岁高龄的李奶奶，室外活动后，突然畏寒、头痛、寒战、高热，测体温38.5℃，持续约2小时后，畏寒、寒战症状缓解，但体温升至39.2℃，考虑李奶奶受寒感冒。

1. 作为照护师，在医生到来之前，面对李奶奶出现畏寒、寒战、头痛的症状，你应该如何给她保暖？应注意什么？

2. 李奶奶体温39.2℃，在采用冰袋给李奶奶降温时需要注意什么？

结合上述案例我们了解到，在为老年人护理时，冷热疗法是一种常用的物理治疗方法，本节就几种常见的冷热疗使用方法向大家做一说明，并阐述冷热疗使用时的禁忌证，以保证使用安全。

一、热疗的应用

（一）热疗概述

热疗是物理治疗的一种。常用热疗法可分三类，即高频透热疗法、辐射热疗法和传导热疗法。本节所介绍的热疗属于传导热疗法，以各种热源为介体，将热传递到机体，以达到治疗目的。

1．热疗的概念　传导热疗法也称温热疗法（简称热疗），是一种将加热后的介质（水、沙、盐、蜡、泥、中药等）直接作用于机体，治疗疾病的方法，也是一种简便、经济、安全、有效、使用最多的物理治疗方法。一般认为，40 ～ 45℃是治疗效果最佳的热度。

2．热疗的方法　热疗的应用方法分为干热法和湿热法两种。干热法包括热水袋、烤灯、电热垫、水热毯、化学加热袋等；湿热法包括热敷、热水坐浴、热水浸泡等。

3．热疗的作用

（1）促进炎症的消散和局限：热疗可使局部血管扩张，血流速度加快，利于组织中毒素的排出；同时促进血液循环，增加血流量，加快新陈代谢，增强白细胞的吞噬功能。在炎症早期用热可促进炎性渗出物的吸收和消散；在炎症后期用热，可因白细胞释放蛋白溶解酶，溶解坏死组织，从而有助于坏死组织的清除及组织修复，使炎症局限。

（2）缓解疼痛：热疗能降低痛觉神经的兴奋性，改善血液循环，减轻炎性水肿，加速致痛物质的排出及渗出物的吸收，从而解除局部神经末梢的压力。热疗还可使肌肉、肌腱和韧带等组织松弛，可缓解因肌肉痉挛、关节强直而引起的疼痛。常用于腰肌劳损、肾绞痛、胃肠痉挛等患者。

（3）减轻深部组织充血：热疗可使局部血管扩张，体表血流增加，因而相对减轻深部组织的充血。

（4）保暖：热疗可使局部血管扩张，促进血液循环，使患者感到温暖舒适。多用于危重、年老体弱及末梢循环不良患者的保暖。

（二）影响热疗效果的因素及禁忌证

1．热疗的影响因素

（1）方法：用热方法不同，效果也就不同，通常有湿热法与干热法两种。由于水是热的良导体，热传导性优于空气，因此湿热法效果优于干热法。

（2）时间：用热需要有一定的时间才能达到预期效果。在一定时间内，随着时间的延长，效果越强。但若应用时间过长，敏感性降低，则会发生继发性效应，甚至还会引起不良反应，如烫伤等。用热多在 20 ～ 30 分钟内产生效果。

（3）温度：用热的温度与体表的温度相差愈大，机体对热刺激的反应愈强烈，反之，则愈小。另外，环境温度也会影响热效应，如室温越高，则散热越慢，热效应增加，反之，热效应降低。

（4）面积：用热产生的效果与应用面积有关。用热面积越大，产生的反应越强，效果越显著。反之，用热面积越小，效果就会越弱。

（5）部位：用热部位不同，产生的热效应也不同。因此为高热患者降温时，要放置在皮肤薄且有大血管分布的腋下与腹股沟等处。

（6）个体差异：由于机体的状态、年龄、性别、神经系统的调节功能以及过去的经验等不同，对热的耐受力会有所差异，同一温度的刺激会产生不同的效应。

2．热疗的禁忌证

（1）急性炎症反应：如牙龈炎、中耳炎、结膜炎、面部肿胀等，用热可使局部温度升高，有利于细菌繁殖，加重病情。

（2）长者患急腹症，没有确诊前不可使用热敷的方法止痛，以免症状缓解，影响处置。

（3）危险三角区，面部口、鼻及其周围组织的感染，牙齿或耳部有炎症时，不可使用热敷的方法消除炎症。

（4）软组织损伤或局部扭伤后初期（24 ~ 48 小时内），不可使用热疗，以免加重皮下出血、肿胀和疼痛。

（5）皮肤疾病：如湿疹、开放性伤口及非炎症性水肿，不用热疗，用热会加重皮肤受损，增加患者不适。

（三）热疗应用照护

1．使用热水袋的照护　热水袋是老年人常用的干热疗法，常用于保暖，促进血液循环，松弛肌肉组织，解除痉挛和减轻疼痛。

（1）用物准备：热水袋与布套（或干毛巾），50℃左右的热水，水温计等。

（2）操作方法

1）使用热水袋前检查热水袋有无漏水。

2）测量热水温度，以 50℃左右为宜（可用水温计测量或用手腕内侧试温度，以感觉较烫但可承受为宜）。

3）取下热水袋的口塞，一手持热水袋口边缘，一手将热水灌入袋内约 2/3 满（图 3-1-1），再放平热水袋，排尽袋内的空气（图 3-1-2），拧紧口塞，擦干热水袋外的水渍。

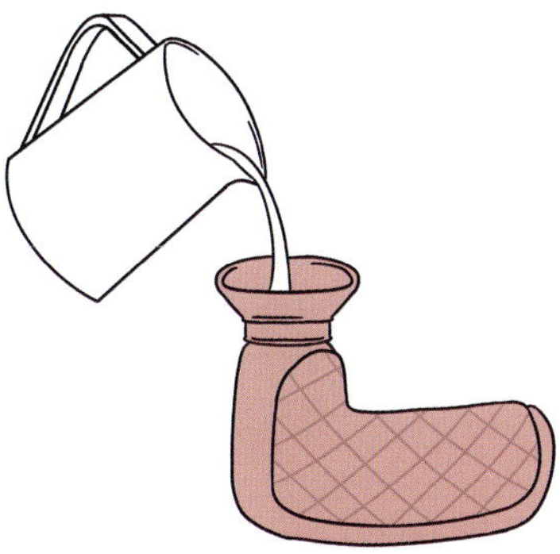

图3-1-1　热水袋灌水方法

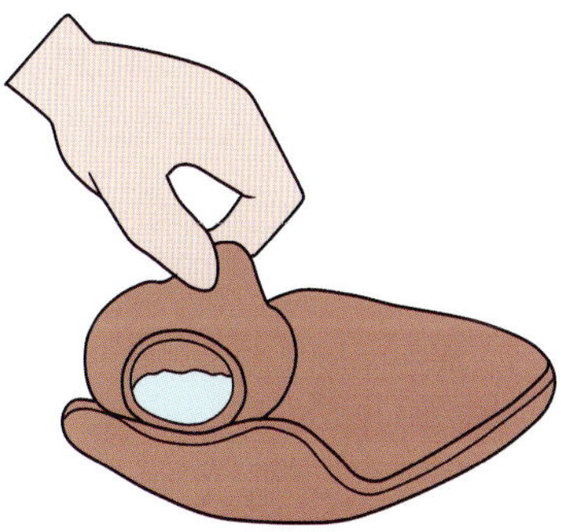

图3-1-2　热水袋排气方法

4）再倒提热水袋并轻轻挤压，检查有无漏水。确认无漏水后，装入布套内或用干毛巾包裹。

5）将热水袋放于老人所需的部位（热水袋的袋口朝向老人身体的外侧，以防烫伤）（图 3-1-3）。

6）使用后将水倒净，倒挂晾干后，向袋内吹入气体后旋紧口塞，存放于阴凉、干燥处。

（3）注意事项

1）使用前认真检查热水袋是否完好无损，有无漏水，以免发生烫伤。

2）热水袋的温度不宜过高，以 50℃为宜。

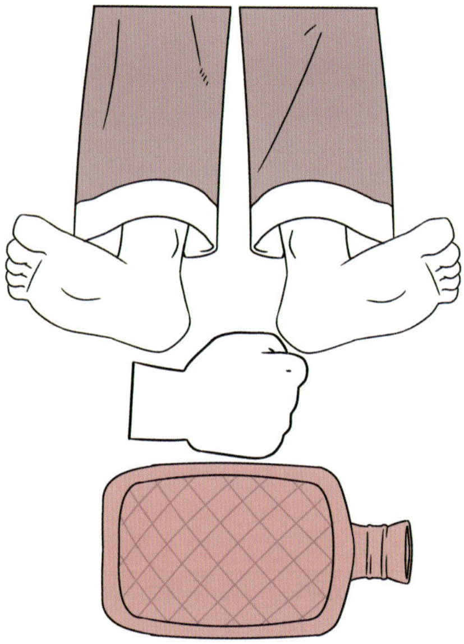

图3-1-3　热水袋使用法

3）热水袋不可直接贴敷在长者的皮肤上，尤其是对意识障碍和身体有麻痹的老年人。热水袋应放置在离身体约 10 厘米处或两层毛毯之间，间接用热，以免因距离过近而导致烫伤。

4）照护师需做好交接班，记录热水袋的使用时间、温度及使用位置等。

2．温热水泡脚的照护　泡脚能加速新陈代谢，促进血液循环，舒筋活络，有助于消除疲劳，对心脏、肾及睡眠都有好处。

（1）用物准备：泡脚盆、脚巾 2 条、手套、水壶、拖鞋。

（2）操作方法：携用物至床旁，向长者解释，询问长者是否如厕，协助长者取坐位。温水（40 ~ 45℃）按需倒入脚盆内，置于长者脚旁。协助老人脱去鞋袜，把脚放入水盆中，水应没过脚踝，询问水温是否合适。保持体位浸泡 15 ~ 20 分钟，过程中安全防护下随时添加热水，以保证水温。放一脚巾于盆中，照护师戴手套，协助老人轻搓脚底、足跟、脚背、脚趾间。取一干脚巾擦净双脚。协助老人穿鞋袜。倒水、洗毛巾、整理用物，打招呼离开。

（3）温热水泡脚注意事项：①室温、水温适宜，一般室温 24 ~ 26℃，水温 40 ~ 45℃。②时间不宜过长，最多 30 分钟，以免局部血液循环长时间过快，造成身体其他部位相对缺血，老人有可能因脑供血不足而昏厥。③饭后半小时内不宜泡脚，以免影响胃部血液的供给。④泡脚盆最好用较深、底部面积较大的木质桶或搪瓷盆，能让双脚舒服地平放进去，要让水一直浸泡到脚踝。

（四）热疗的观察与记录

1．观察内容

（1）观察长者全身状况。

（2）观察水的温度。

(3) 观察局部皮肤状态。

(4) 观察热疗的时间。

2. 记录内容　①水的温度；②热疗的时间；③使用部位；④全身状况；⑤局部皮肤状态；⑥长者的感受。

3. 记录模板

×× 房间，×××，女，82 岁，无糖尿病足。于 19：30 给予坐位温热水泡脚，水温 45℃，浸泡 20 分钟。长者自诉全身微微出汗，给予长者毛巾，长者为自己洗脚、擦干、抹油、穿袜。观察脚局部微红，无不适。给予倒水，整理用物。仍予坐位看电视，30 分钟后上床休息。

二、冷疗的应用

（一）冷疗的概述

1. 冷疗的概念　冷疗是利用低于人体温度的物质，作用于机体的局部或全身，以达到止血、止痛、消炎和退热目的的治疗方法。常应用于急性软组织损伤的早期以及神经痛、神经炎、神经兴奋或肌肉疲劳所致的肌肉痉挛、高热、中暑等。

2. 冷疗的方法　根据冷疗面积及方式，冷疗法可分为局部冷疗法（干冷法）和全身冷疗法（湿冷法）。局部冷疗法包括使用冰袋（图 3-1-4）、冰帽（图 3-1-5）、冰槽和化学冰袋（图 3-1-6）等；全身冷疗法包括温水擦浴、乙醇擦浴、冷湿敷法、冰盐水灌肠等。

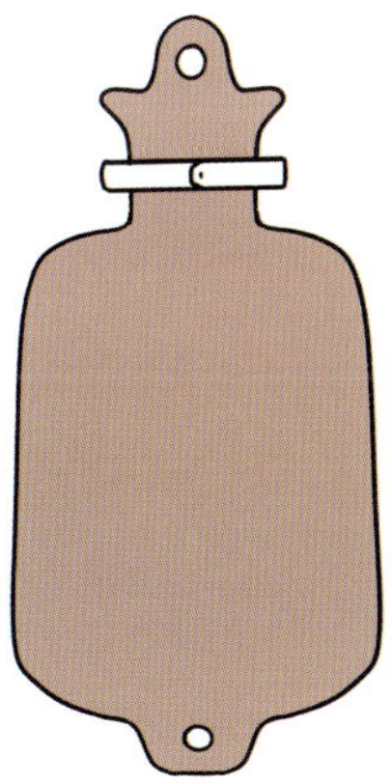

图3-1-4　冰袋

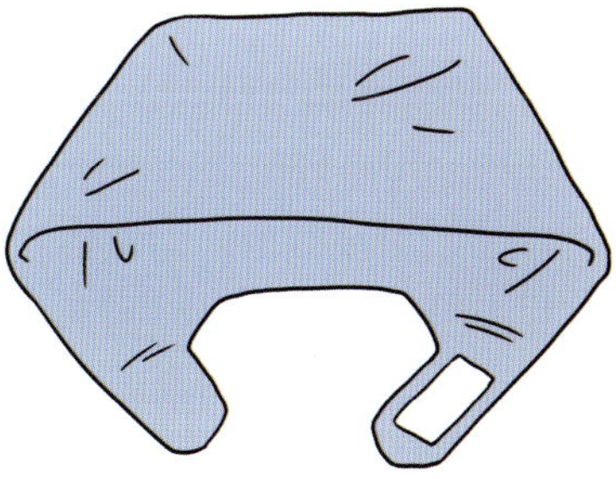

图3-1-5　冰帽

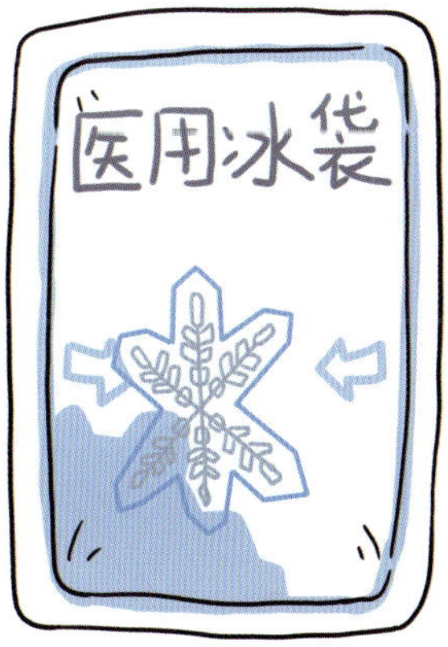

图3-1-6　化学冰袋

3. 冷疗的作用

(1) 消炎：冷使血管收缩，细胞通透性改变，局部渗出及出血减少，限制炎症的扩散。适用于炎症早期。

(2) 镇痛：冷可以抑制细胞的活动，减慢神经冲动的传导，降低神经末梢的敏感性而减轻疼痛。同时冷使血管收缩，血管壁的通透性降低，渗出减少，减轻由组织肿胀压迫神经末梢引起的疼痛。适用于烫伤、局部软组织挫伤、急性损伤初期。

（3）解痉挛：冷使肌肉兴奋性及收缩力减低。

（4）降低温度：冷直接与皮肤接触，通过传导与蒸发的物理作用，使体温降低。头部使用冰帽可降低头部温度，防治脑水肿。适用于高热、中暑等的退热。

（二）影响冷疗的因素及禁忌证

1．冷疗的影响因素

（1）方法：无论是热疗还是冷疗，均有湿法和干法两大类。水的传导能力比空气强得多。因此，使用干热法的温度应比湿热法的高一些；使用干冷法的温度应比湿冷法的低一些，才会达到治疗效果。

（2）面积：冷产生的效应与应用面积的大小有关。应用面积越大，产生的效应越强；应用的面积越小，效应就越弱。但面积过大，机体的耐受性差，容易引起全身反应。

（3）时间：冷应用需要有一定的时间才能产生效应，而此效应是随着时间的延长而增强的。但应用时间过长，则会发生继发效应，反而抵消治疗效应，有时还可引起不良反应，如冻伤。

（4）温度差：冷疗法的温度与体表的温度相差越大，机体对冷的刺激反应越强烈；反之则对冷刺激的反应越小。另外，环境温度也可能影响冷效应。

（5）部位：全身皮肤有厚有薄，如手和脚的皮肤较厚，对冷刺激的耐受力强；而躯干的皮肤较薄，对冷的刺激较为敏感。同样，血液循环情况也会影响冷效果。

（6）个体差异：不同的机体、精神状态、年龄、性别、局部皮肤对冷的耐受力也有所差异。所以，用同一强度的温度刺激，会产生不同的效应。老年人的感觉功能减退，故对冷刺激的反应比较迟钝；婴幼儿的体温调节中枢发育不完善，对冷刺激反应较为强烈。

2．冷疗应用的禁忌证

（1）局部血液循环不良：冷疗会加重血液循环障碍，可出现组织变性及坏死。禁用于微循环障碍等长者。

（2）慢性炎症或深部有化脓病灶时：用冷可使局部血流量减少，妨碍炎症吸收。

（3）水肿部位：用冷可使血管收缩，血流减少，影响细胞间液的吸收。

（4）以下部位禁忌用冷疗：枕后、耳部、阴囊、前胸部、腹部、足底部。

总之冷疗禁忌证有血栓闭塞性脉管炎、栓塞性静脉炎、雷诺病、皮肤感觉障碍、重症高血压和肾病、体质过弱的长者及婴幼儿。

（三）冷疗的照护

1．使用冰袋或冰囊的照护　冰袋、冰囊常用于降温、局部止血、止痛，如牙痛、软组织损伤早期，防止局部肿胀，减少出血，止痛等。

（1）用物准备：冰袋或冰囊、布套、冰块、盆、毛巾等。

（2）操作方法：①检查冰袋或冰囊有无破损，将冰块放入盆内，加入冷水，用冷水冲去棱角；②将冰块放入冰袋内 1/2 ~ 2/3 满，再加入少量冷水，将冰袋放平排尽气体后，夹紧冰袋口，擦干袋外的水渍；③倒提冰袋检查有无漏水，确认无漏水后装入布套内，放置于老人所需冷敷的部位；④冷敷时间为 20 ～ 30 分钟；⑤冰袋使用后，倒出水，倒挂晾干，吹起后放于干燥处。

（3）注意事项：①用冷的时间最长不得超过 30 分钟，休息 60 分钟后可再次使用，给予局部组织复原时间。②每半小时测量生命体征一次，肛温不低于 30℃。③观察头部皮肤变化，每 10 分钟查看一次局部皮肤颜色，尤其注意长者耳郭部位有无发紫、麻木及冻伤。④注意心率变化，无心房颤动、心室纤颤与房室传导阻滞的发生。

2．使用化学冰袋的照护

（1）用物准备：化学冰袋又称保健冰袋（采用高分子材料制成。可高效蓄冷，在 -3℃低温下，仍保持良好的弹性），使用方便。

（2）使用方法：①将化学冰袋放入冰箱冷冻室，冷冻几小时即可使用或备用。②取出经过冷冻后化学冰袋置放于身体需要部位。2 个化学冰袋可交换冷冻使用。③如化学冰袋太凉，可加绒布套包裹。

（3）注意事项同冰袋。

3．冷湿敷的照护　冷湿敷多用于牙痛、鼻出血、局部扭伤及降温。

（1）用物准备：冰水或冷水、毛巾、盆。

（2）操作方法：向长者解释后，将毛巾浸于冰水或冷水中，再拿出拧至半干（以不滴水为度），敷于局部，5 分钟更换一次，持续冷敷 20 ～ 30 分钟。

（3）注意事项：①每个人对冷刺激的反应不同，如老人有不适或皮肤出现青紫、苍白或有麻木感等情况，应立即停止使用；②注意检查冷疗温度，及时添加冰块或更换冷敷的毛巾，以确保冷疗效果；③为老人降温时，应在冷疗使用后 30 分钟为老人复测体温，并做好记录，当体温降至 38℃时，即可停止使用冷疗；④冷疗过程中保持床单位的清洁，避免汗湿衣被影响老年人的舒适感。

4．温水（乙醇）擦浴照护　用温水或乙醇进行全身擦浴，通过起蒸发和传导作用来增加机体的散热，达到全身降温的目的。

（1）用物准备：32℃温水（30% 乙醇）、盆、毛巾 2 块。

（2）擦拭顺序

①双上肢：侧颈→肩→上臂外侧→前臂外侧→手背；再胸侧→腋窝→上臂内侧→肘窝→前臂内侧→手心；同法擦拭对侧上肢。②背部：帮助侧卧，擦拭颈下肩部→背部→臀部。穿好上衣，脱去裤子。③双下肢：髋部→下肢外侧→足背；腹股沟→下肢内侧→内踝；臀下沟→下肢后侧→腘窝→足跟。同法擦拭对侧下肢。

（3）注意事项：①因全身冷疗面积大，在给长者实施的过程中，护士应密切观察长者的反应。②擦浴全过程不要超过 20 分钟，避免长者着凉。③禁忌擦拭胸前区、腹部、后颈部、足心部。④注意长者的耐受性，擦浴后，应注意观察长者的皮肤表面有无发红、苍白、出血点及长者是否感觉异常。半小时后测量长者体温，如有下降则视为有效。⑤血液病长者和新生儿禁忌使用乙醇擦浴。

（四）应用冷疗的观察与记录

1．观察内容

（1）观察长者全身状况。

（2）观察水的温度。

（3）观察局部皮肤状态。

（4）观察冷疗的时间。

2．记录内容 ①水的温度；②冷疗的时间；③使用部位；④全身状况；⑤局部皮肤状态；⑥长者的感受。

3．记录模板

××房间，×××奶奶，80岁，晨起6：30上厕所时跌倒，立即呼叫医生护士，6：35检查发现奶奶的右侧前额青肿、右侧脚踝红肿，给予卧床休息。医嘱为冰袋冷敷，6：45照护师从冰箱拿出两个化学冰袋，用毛巾包裹敷在前额和脚踝处，7：15取下，8：15又给予化学冰袋冷敷，现冰敷进行中。长者无不适，自诉疼痛减轻，局部红肿减轻，望观察。已告知家属，家属正在来公寓路上。

思考题

1. 应用热疗的禁忌是什么？
2. 热水袋内水温以多少为宜？
3. 使用冰袋的注意事项是什么？

案例分析与解答

1. 作为照护师，在医生到来之前，面对李奶奶出现畏寒、寒战、头痛的症状，你应该如何给她保暖？需要注意什么？

答：（1）应加盖棉被，并使用热水袋。

（2）注意事项：

①使用热水袋时不可直接贴敷于李奶奶的皮肤上，应放置在离身体约10厘米处或两层毛毯之间，以免因距离过近而导致烫伤。

②使用过程中询问李奶奶的感受，经常检查热水袋的温度及放置的位置是否妥当，以便及时调整。调整时间、水温前与李奶奶沟通，根据具体需要更换热水。

③加强巡视，观察李奶奶局部皮肤的颜色，如发现皮肤潮红，应停止使用，可在皮肤上涂抹凡士林油膏以保护皮肤。

④做好交接班，准确记录热水袋使用的温度、位置及时间。

2. 李奶奶体温39.2℃，在采用冰袋给李奶奶降温时需要注意什么？

答：①使用中注意观察李奶奶的反应，以及冷疗部位的血液循环情况，如李奶奶有不适或皮肤出现青紫、苍白或有麻木感等情况，应立即停止使用。

②注意检查冰袋的温度，及时添加冰块，以确保冷疗效果。

③在冰袋使用30分钟后为李奶奶复测体温，并做好记录，当体温降至38℃以下时，即可取下冰袋。

④冷疗过程中保持床单位的清洁，及时更换李奶奶汗湿衣被以保证舒适感。

第二节　给药方法

药物是预防、诊断及治疗疾病的重要物质。由于药物是各种化学物质及生物制品，所以人体在使用各种药物后的反应各不相同。为了保证合理、安全用药，促进长者的健康，照护师必须了解常用的药物相关知识，以便协助老年人正确用药，充分地发挥药物的疗效，避免不良反应，以达到防治疾病的目的。

技能目标

1. 会为长者口服给药并观察用药反应。
2. 能掌握长者外用给药方法（消毒、皮肤）。
3. 会为长者进行眼、耳、鼻、喉的给药。

案例导入

张爷爷，80岁，住在某养老院内，患有糖尿病23年，平时规律服用降糖药。近半年内，一直负责照顾张爷爷的照护师离职，由新的照护师接任。张爷爷服药有些不规律，完全看意愿，照护师未过多干涉，也并未告知医护人员。近日张爷爷小腿前发现皮疹，并瘙痒难忍，经常抓挠，一处已被抓破，并久不结痂，有感染征象。医生诊疗后，嘱：规律服用降糖药；炉甘石洗剂涂抹皮疹；破溃处涂抹红霉素软膏抗炎。

1. 你认为张爷爷出现以上症状与哪些因素有关？
2. 针对张爷爷的情况，如果你是照护师，如何做用药指导？

结合上述案例我们了解到，用药是治疗疾病的重要手段之一，如何正确、规律地用药是保证疾病康复的前提。本节将会带领大家认识药物的种类及各种药物的用法和注意事项。

一、药物概述

（一）药物的概念

药物指能影响机体生理、生化和病理过程，用以预防、治疗和诊断疾病，有目的地调节躯体生理功能，并规定用法用量和功能主治的一切物质。药物包括催眠药、感冒药、退热药、胃药、泻药等各种药品。药物可在药店购买，处方药必须凭处方购买。

（二）药物分类

1．依照法律和管理分类

（1）处方药物：处方药物指那些考虑到医疗安全只能在医疗监护下使用的药物，必须由执业医师出具书面处方。

（2）非处方药物（OTC）：非处方药物指那些不用医疗监护即具相当安全性的药物，可在无处方情况下由药店直接出售。

2． 按给药途径分类

（1）经胃肠道给药剂型：指药物制剂经口服后进入胃肠道，起局部作用或经吸收而发挥全身作用的剂型，如常用的口服散剂、片剂、颗粒剂、胶囊剂、溶液剂、乳剂、混悬剂等。

（2）非经胃肠道给药剂型：指除口服给药途径以外的所有其他剂型，这些剂型可在给药部位起局部作用或被吸收后发挥全身作用。①注射给药剂型：如静脉注射药剂、肌内注射药剂、皮下注射药剂、皮内注射药剂及腔内注射药剂等。②呼吸道给药剂型：如喷雾剂、气雾剂、粉雾剂等。③皮肤给药剂型：如外用液体剂、外用散剂、软膏剂、贴剂、糊剂等。④黏膜给药剂型：如滴眼剂、滴鼻剂、眼用软膏剂、含漱剂、舌下片剂、粘贴片及贴膜剂等。⑤腔道给药剂型：如栓剂、气雾剂、滴剂及滴丸剂等，用于直肠、阴道、尿道、鼻腔、耳道等。

（三）药物作用

药物是通过机体而发挥作用的，它干扰或参与机体内在的生理、生化代谢过程而达到用药目的。各种药物性质不同，其作用原理也不尽相同。归纳起来有如下几个方面：

1． 理化条件的改变　此类药物主要是改变细胞周围的理化条件。

2．补充或干扰代谢物质　人体内各种维生素、激素及铁、钙、钠、钾等的缺乏均可致病。

3．对酶的抑制或促进作用　许多药物通过对酶的抑制而发挥作用，或通过促进酶的作用而显效。

4．对细胞膜的作用　大部分利尿药就是通过抑制肾小管再吸收水和钠而发挥利尿作用的。

药物作用在于消除原发致病因子的称为对因治疗，即治本。如抗生素杀灭体内致病微生物、解毒药促进体内毒物的消除。药物作用在于改善疾病症状的称为对症治疗，即治标。对症治疗不是根本的治疗，但能改善症状、解除痛苦。

二、影响药物效果的因素

1．种族差异、生理差异、个体差异、病理状态等因素对药物作用都有不同程度的反应，如高敏、耐受的影响。

2．药物的化学结构与理化性质、药物剂量、药物剂型、药物的稳定性、酸碱度和解离度等某些物理性状，都能影响药物的作用。

3． 给药时间、用药次数与反复用药、联合用药和药物的相互作用（对药物的协同作用、拮抗作用等）等能影响药物的作用。

4．不同给药途径对药物的吸收速度、吸收量以及血中的药物浓度、作用的快慢与强弱有影响。

三、药物不良反应及配伍禁忌

（一）药物不良反应

1．药物不良反应的概念

（1）药物不良反应：按照 WHO 国际药物监测合作中心的规定，药物不良反应是指正常剂量的药物用于预防、诊断、治疗疾病或调节生理机能时出现的有害的和与用药目的无关的反应。该定义排除有意的或意外的过量用药及用药不当引起的反应。

（2）副作用：指药物在治疗剂量时出现的与治疗目的无关的作用。可能给患者带来不舒适甚至痛苦，一般较轻微，是可以恢复的功能性变化。产生副作用的原因是药物作用的选择性低，作用范围广，当其中某一作用被用来作为治疗目的时，其他作用就可能成为副作用。由于副作用是药物本身所固有的，所以可以预料，也可以通过合并用药避免或减轻。

（3）毒性反应：指用药剂量过大或用药时间过长，或机体对药物过于敏感而产生的对机体有损害的反应，一般较严重，但大多是可以预知的。控制用药剂量或给药间隔时间及剂量的个体化是防止毒性反应的主要措施，必要时可停药或改用他药。

2．药物不良反应分类

通常按其与药理作用有无关联而分为两类：A 型和 B 型。

（1）A 型药物不良反应：又称为剂量相关的不良反应。该反应为药理作用增强所致，常和剂量有关，可以预测，发生率高而死亡率低，如苯二氮䓬类引起的嗜睡、抗凝血药所致出血等。

（2）B 型药物不良反应：又称剂量不相关的不良反应。它是一种与正常药理作用无关的异常反应，一般和剂量无关联，难于预测，发生率低（据国外数据，占药物不良反应的 20% ~ 25%）而死亡率高，如氟烷引致的恶性高热、青霉素引起的过敏性休克。

在药物不良反应中，副作用、毒性反应属 A 型不良反应。药物变态反应和特异质反应属 B 型反应。

（二）药物的配伍禁忌

1．配伍禁忌的概念　配伍禁忌指药物在体外配伍，直接发生物理性的或化学性的相互作用会影响药物疗效或发生毒性反应，一般将配伍禁忌分为物理性的（不多见）和化学性的（多见）两类。临床上合并使用数种注射液时，若产生配伍禁忌，会使药效降低或失效，甚至可引起药物不良反应，应避免。

2．配伍禁忌的分类

（1）物理性配伍禁忌：是某些药物配合在一起会发生物理变化，即改变了原先药物的溶解度、外观形状等物理性状，给药物的应用造成了困难。物理性配伍的反应常见的外观有 4 种，即分离、沉淀、潮解、液化。

（2）化学性配伍禁忌：即某些药物配合在一起会发生化学反应，不但改变了药物的性状，更重要的是使药物减效、失效或毒性增强，甚至引起燃烧或爆炸等。化学性配伍的反应常见的外观现象有变色、产气、沉淀、水解、燃烧或爆炸等。

3．配伍禁忌的规避　配伍禁忌常见于护理工作的液体药液配伍，因此对于照护师知道即可。需要强调的是在新药使用前，应认真阅读使用说明书，全面了解新药的特性，避免盲目配伍；在不了解其他药液对某药的影响时，可将该药单独使用。一般使用中药和西药时，分开使用效果最好。

四、养老服务给药照护现状与对策

（一）养老服务给药照护现状

1．养老机构给药照护存在的问题

（1）没有专职的药品保管发放人员。

（2）机构管理者缺乏药品管理知识。

（3）未建立药品不良反应的报告制度。

（4）未建立不良事件的管理制度。

（5）各机构服药制度不一。

（6）医护配备设施不完善。

（7）护理员素质参差不齐。

2．社区养老服务给药照护存在的问题

（1）我国医疗服务体系保障不足。

（2）长者服药依从性差、滥用药。

（3）长者服药行为不良，漏服、服过期药等。

（4）长者药品保管不善、清理不及时。

（5）药品标识不清；不知药品保管条件。

（6）不注意存放药品期限。

（二）养老服务给药照护的对策

1．养老机构给药照护的对策

（1）设置专业人员专职管理：①保持药柜清洁、干燥、避光、通风。②明确标识，分类保管，口服药、外用药、消毒剂分开放置，以免勿拿。③按药物说明书的储存条件保存。④容易氧化或遇光变质的药物，如维生素 C、氨茶碱、盐酸肾上腺素、可的松等，应放在有色的密闭瓶内或放在黑纸遮光的纸盒内，置于阴凉处。⑤对遇热容易变质的药物及生物制品，如胰岛素、疫苗、人免疫球蛋白等应存放于 2 ~ 10℃的冰箱内保存。⑥易挥发、潮解或风化的药物，如阿司匹林、含碘片、各种维生素等应装入瓶内密闭保存。⑦易燃、易爆的药物如乙醚、乙醇、环氧乙烷应单独存放，放置在阴凉处，远离明火。⑧各类药物应放于阴凉处保存，芳香药物应密闭保存。

（2）建立完善药品保管的设施设备。

（3）建立健全药品保管与发放的管理制度与流程。

（4）建立药物不良反应的报告制度。

（5）建立无惩罚不良事件报告制度。

2．社区养老服务给药照护的对策

（1）建立家庭医生的养老服务体系。

（2）建立社区长者健康管理的机制。

（3）经常给予居家长者相关药品知识的培训。

（4）规范居家小药箱的管理：①所有药品尽量用原包装保存，瓶装药服后拧紧瓶盖，以免药物潮解、氧化、变质；②个人专用药，应单独存放并注明姓名；③失智长者用药要上锁，如精神、镇静类药物；④储存的药物数量不可过多，定期检查药品的有效期，按有效期的长短顺序放置，过期药及时处理。

五、各种给药途径照护流程

（一）口服给药照护

口服给药是最常用、最方便又较安全的给药方法。老年人常患多种疾病，也多采用口服给药的方法治疗疾病。照护师要熟悉口服给药的基本知识，以便协助长者安全进行口服给药的治疗。

1．药物核对要正确　协助长者服药前仔细核对处方要求和药物，如药物的名称、剂量、服药的时间、药物质量和有效期等。确保正确的药品在正确的时间，通过正确的途径以正确的剂量用于正确的人。

2．取药方法要正确　协助长者取药时，应先洗净双手，协助长者按处方要求，取出所需要服用的剂量，取药时将片剂、丸剂放入药杯内；水剂取出前先将药水摇匀，一手拿药瓶，瓶签向上，拇指置于药瓶所需的刻度上（药瓶刻度与视线平），将药液倒入另一支药杯内；取油剂或滴剂时，先在药杯内（小勺）倒入少量温开水，再用手斜持滴管将药物滴入药杯内。

3．服药剂量要正确　药物的剂量与疗效和毒性有着密切的关系，因此，要协助长者按照处方，服用正确的药物剂量，不可随意按照长者意愿，增加或减少药物剂量。如果长者认为药效不明显或者已经好转，应由医生决定减少、增加或停用药物。另外也不可因为忘记服药，而将几次药量一次服进，以免发生药物过量而导致急性毒性反应。

4．服药体位要正确　协助长者取正确的服药姿势，一般情况下服药的姿势应采取立位、坐位或半卧位。对卧位的长者应尽可能地辅助长者坐起或取半卧位，对不能坐起的长者应将长者的头胸部用软枕垫高后再服药。

5．服药时间要正确　由于各种药物的吸收和排泄速度不同，为了维持药物在体内有效的血浓度，使其发挥最大的药物疗效，减少药物的不良反应的发生，必须要按时服药。根据药物的特性，应采取不同的服药时间。对于促进食欲和胃功能的药，如胃蛋白酶合剂、甲氧氯普安（胃复安）、多潘立酮（吗丁啉）等，应在饭前30分钟服；对胃有刺激的药应在饭后服用，如阿司匹林等。

6．特殊药品服用要正确

（1）酸类及铁剂要用吸管服，服用后要漱口，以免这些药物损伤牙齿。

（2）服用强心苷类药前要先测量心率，心率1分钟低于60次或节律不整，不可服用，还应及时报告医生或护士。

（3）如果长者服用的药片、药丸较大，使其难以下咽时，可将药片研成细末后加水调成糊状服用（除外缓释和控释制剂），不可将大药片掰成两半吃，以防掰后锋利的药片损伤食管。

7．不同剂型药物服用要正确

（1）舌下片：是通过舌下黏膜或舌下腺直接吸收，起全身作用或在口腔中溶解覆盖在口腔黏膜上起作用的片剂，使用时将药片放在舌下，闭嘴，利用唾液使药片溶解吸收。

（2）口服片剂：是自口腔服下，经胃肠道吸收而作用于全身，或滞留于胃肠道内作用于胃肠局部的片剂。无特殊要求的口服片剂一般采用吞服，吞服是将完整的药物用温开水送到胃内，让药物在胃内或肠中吸收。但维生素类不宜用温水送服。

（3）口服胶囊：是将药物填装在空心硬质胶囊中，或密闭于弹性软质胶囊中制成的药剂，以掩盖药物不良嗅味及提高药物稳定性。服用时，不能将胶囊破坏，应整粒吞服。

（4）口服溶液：多见于糖浆类药物，服用后，药物在病变咽喉部黏膜表面形成保护膜，不宜用温开水送服。

（二）皮肤给药照护与流程

皮肤给药是指药物透过皮肤由毛细血管吸收，既可以起局部治疗作用，又可以起全身治疗作用，为一些慢性疾病和局部镇痛的治疗及预防提供一种简单、方便和有效的给药方式。

1．溶液型皮肤给药　多用于各类皮炎的急性期、红斑、水疱、肿胀及有渗出的皮损。

（1）湿敷：常用药物有3%硼酸水、0.1%～0.3%醋酸溶液等。方法是把4～8层纱布垫用药液浸湿，拿出稍拧去水，以不滴水为度，敷在病损上20～30分钟或更长时间，中间可以更换，每日1～2次或多次。湿敷面积不能超过身体总面积的1/3。面积太大要注意保温，以防感冒。

（2）涂抹：常用药物有1%甲紫（龙胆紫）溶液、40%甲醛溶液等。治疗时用毛刷或棉签蘸药液直接涂在皮损上进行治疗，一般一日涂2～3次，根据病情需要可增加或减少。

2．粉剂皮肤给药 粉剂可吸收水分，保持皮肤干燥，减轻皮肤与皮肤、皮肤与外界的摩擦，多用于急性过敏性皮炎的早期及皮肤潮湿、多汗部位。常用药物有氧化锌滑石粉、痱子粉等。使用时用粉擦或用纱布将粉剂包起，在皮损处拍打，使药物均匀擦到皮肤上，可多次使用。也可把粉剂撒到纱布上，再包在皮损处。

3．洗剂皮肤给药 洗剂主要是由水和适量的粉剂混合而成，具有收敛、消炎、杀菌、保护和清洁作用。常用的药物有炉甘石洗剂、复方硫黄洗剂、复方甘油洗剂等。使用前需摇匀，可用毛刷和棉签蘸洗剂涂于皮损上，一日涂多次。

4．酊剂皮肤给药 酊剂具有杀菌、消毒、止痒等作用。常用的药物有2%碘酊、百部酊等。可用毛刷或棉签蘸酊剂，涂于皮损处，根据主药作用和病情决定用药及次数。

5．乳霜剂/软油（膏）剂/糊剂皮肤给药 用于不同程度病情的过敏性疾病，如湿疹、慢性皮炎等。常用的药物有氢化可的松、维生素E乳、1%红霉素软膏、复方氧化锌糊等。乳霜剂使用时将手洗净，蘸乳霜涂擦到患处，并做轻轻按摩，使药物更易吸收。软油（膏）剂或糊剂用压舌板或刮板，将药涂到患处，或将药摊到纱布上，再敷到患处。根据具体情况决定是否包扎。有时为提高疗效，做密闭包扎。换药1～2次/日，寒冷季节用糊剂需加温使其变软。

6．皮肤给药的注意事项

（1）操作动作要轻柔，以免增加老年人的痛苦。

（2）局部皮肤如有破损应注意无菌操作。

（3）涂擦药剂要均匀，油膏、乳霜剂不宜过厚。

（4）随时注意观察药物反应，如局部有无红肿、瘙痒、疼痛及全身有无不适的表现。

（三）眼、耳、鼻、喉给药照护与流程

1．滴眼剂的给药照护与流程 滴眼剂是指将药物制成供滴眼用的溶液或药膏，属于灭菌制剂，由结膜直接吸收，从而用于眼部疾患。

（1）眼药水：照护师左手持干净棉签向下轻轻拉下老年人的眼睑并固定。右手持眼药水瓶、摇匀，距眼1～2厘米将眼药水滴入下结膜囊内1～2滴。轻提上眼睑，使结膜囊内充盈药液。嘱老年人轻轻闭眼，轻轻转动眼球，用消毒棉签为长者拭去眼部外溢药液（图3-2-1、图3-2-2）。

（2）眼药膏：照护师左手持干净棉签向下轻轻拉下老年人的眼睑并固定。右手持眼药膏瓶将眼膏挤出，挤出的眼药膏呈一条细直线状，挤于下结膜囊内约1厘米

长度。旋转药膏瓶使药膏断离。嘱老年人轻轻闭眼，轻轻转动眼球，用消毒棉签为老年人拭去眼部外溢眼膏。

（3）注意事项：①滴眼药时动作要轻柔，防止滴药瓶晃动刺伤老年人的黏膜；②注意无菌操作，照护师洗净双手，药液滴瓶与眼睛距离不可过近，以免污染滴管；③操作前注意检查眼药有无变色、浑浊、过期；④注意沟通，确保眼药用于患眼，若两眼都需要滴药，先滴病情轻的，再滴病情重的；⑤如数种药同时使用，中间需间隔5 ~ 10分钟。

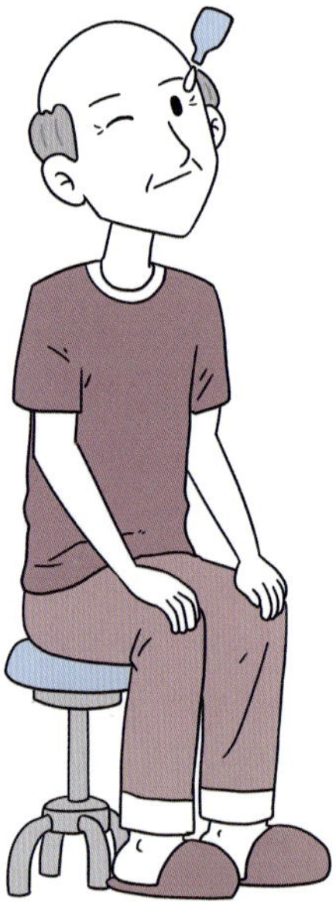

图3-2-1 坐位滴眼药

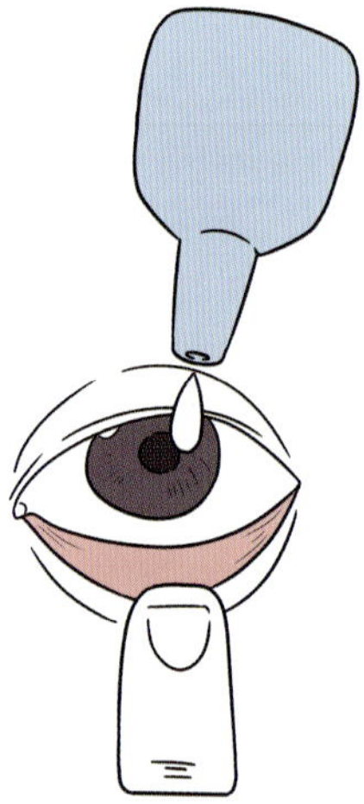

图3-2-2 滴眼药方法

2．经耳给药的照护与流程——滴耳剂 滴耳剂是用于耳道内的液体制剂，主要用于耳道感染或疾患的局部治疗。

（1）滴耳流程：照护师协助老年人取坐位或半卧位，头偏向一侧，使患侧耳在上，健侧耳在下。用棉签将耳道内分泌物反复清洗至干净。左手将老年人耳郭向后上方轻轻牵拉，使耳道变直。右手持药液瓶，将掌根置于耳旁。将药液沿耳道后壁滴入耳道内3 ~ 5滴（或遵医嘱）。协助长者轻轻压住耳屏，使药液充分进入中耳，或用消毒棉球塞住外耳道，以避免药液流出。

（2）注意事项：①操作中动作要轻柔；②老年人耳聋、耳道不通或耳膜穿孔时，不应使用滴耳剂；③药液的温度应接近体温，过冷时需稍加温，以免引起内耳反应；④注意观察老年人用药反应，如有无刺痛和烧灼感。

3．经鼻给药照护与流程——滴鼻剂 滴鼻剂是在鼻腔内使用，经鼻黏膜吸收而发挥局部和全身作用的制剂，剂型有滴剂、喷雾剂等。

（1）滴鼻流程：滴药前，照护师先协助老年人将鼻涕分泌物排出，并擦拭干净。协助老年人取平卧位，头尽量向后仰。嘱老年人先吸气，然后滴入药液2 ~ 3滴。轻揉鼻翼两侧，使药液均匀渗到鼻黏膜。

（2）注意事项：①如果老年人鼻腔内有干痂，应先用温盐水清洗浸泡，待干痂变软后取出再滴药；②滴药后应保持仰卧位 3 ～ 5 分钟，以利于药物吸收；③如果药液流入口腔，嘱老年人将其吐出；④动作要轻柔，注意用药反应。

4．经喉给药的照护

（1）口含片：又称含片，多用于口腔及咽喉疾病，有局部消炎、杀菌、收敛、止痛等作用。使用时应在口腔内含化，不可咀嚼、吞咽，含服中、含服后不可饮用液体，以免延长药效。

（2）含漱液：是用药物的水溶液，每次含入少量仰头漱口，漱完后完全吐出，不能咽下，每日多次，每次时间宜长些。用于消毒杀菌，保持咽部清洁，具有收敛作用，促进破损的黏膜及溃疡愈合，并可以抗炎及止痛。

（3）喷雾剂：一般用于局部消炎、局部麻醉。使用时将喷嘴用酒精消毒擦拭，嘱老年人将舌自然放于口底，并张口发出“啊”长音，喷药顺序自上而下、自右至左。

（4）注意事项：①经喉给药严格遵守用药使用说明，嘱老年人不可咽下；②经喉给药期不宜立即进食或漱口；③喷雾器喷嘴避免碰到咽部，以免引起恶心、呕吐。

六、给药的观察与记录

（一）给药观察

1．给药前的观察

（1）长者观察：有否不适宜服药的症状，如服降糖药时有否低血糖症状、服地高辛时心率是否低于 60 次 / 分、某些长者口服药副作用等。

（2）药品观察：仔细观察药物有无变色、发霉、粘连、变质、松散、有异味或水剂出现絮状物、沉淀、挥发、变浓及超过有效期等。

2．给药后的观察　照护师应熟练掌握常用药物的疗效和不良反应，给药后注意观察老年人用药的效果和副作用，如心率、呼吸、尿量及有无皮疹等现象，发现不良反应及时报告医护人员。对易发生过敏的药物或特殊用药应密切观察，如有过敏、中毒反应要立即停止用药，做好记录，及时报告医务人员。

3．用错口服药的紧急处理

（1）保持镇静，不要慌乱，立即用筷子或勺压舌根进行催吐。

（2）安慰老人不要紧张、恐惧，报告医务人员。

（3）立即看药物说明书，了解不良反应的处理方法。

（4）对严重不良反应做如下处理：①立即停药，报告医生或家属，呼叫“120”；②协助神清长者前倾坐位催吐，保持呼吸道通畅；③监测生命体征，如果发生心搏、呼吸骤停，立即进行胸外心脏按压抢救；④有条件的马上给予吸氧；⑤做好观察和变化的动态记录，注意保暖。

（二）给药照护记录

1．记录内容　①服药的时间；②服药的名称；③服药时长者状态；④服药效果和反应。

2．记录模板

××房间，董某，男性，69岁，已有帕金森病5年。每日服药3次，9：00—14：00—20：00时间口服，美多巴、息宁、金刚烷胺片各0.5片。今天9：00—14：00按时服药，每次服药后1小时，震颤和肢体僵硬改善，能持续4小时，望夜班20：00按时给药。

思考题

1. 使用口服药时需要注意什么问题？
2. 服错药的紧急处理是什么？
3. 皮肤给药的注意事项是什么？
4. 如何滴眼药？

案例分析与解答

1. 你认为张爷爷出现以上症状与哪些因素有关？

答：（1）服药不规律。

（2）照护师责任心不强。

2. 针对张爷爷的情况，如果你是照护师，如何做用药指导？

答：（1）按时、规律服用降糖药：照护师要协助张爷爷按照医嘱，正确服用药物，不可按照张爷爷自己的意愿，增加或减少药物，亦不可忘记服药，以免引起血糖波动，加重病情变化。

（2）使用炉甘石水剂时，用前需摇匀，而后可用毛刷或棉签蘸洗剂涂于皮疹处。

（3）使用红霉素涂抹破溃处时，一定要注意无菌操作，将手洗净，用无菌棉签涂擦到患处，并做轻轻按摩，使药物更易吸收。

（4）注意观察用药反应，如有不适及时告知医生。

第三节 常见症状照护

症状是指疾病过程中机体内的一系列功能、代谢和形态结构异常变化所引起的长者主观感受到的不适或痛苦的异常感觉或某些客观病变。一般症状有发热、食欲不振、恶心呕吐、咳嗽咳痰、呼吸困难、疼痛、水肿、腹泻、便秘、尿频、眩晕、皮肤瘙痒等。本节主要阐述长者常见的尿频、皮肤瘙痒、食欲不振、恶心呕吐、便秘的症状照护。

技能目标

1. 会照料有夜间尿频表现的长者。
2. 会照料有皮肤瘙痒症状的长者。
3. 会观察与照料食欲不振的长者。
4. 会观察与照料恶心呕吐的长者。
5. 会观察与照料便秘的长者。

案例导入

储奶奶，86岁，既往有高血压病史。尿频，尤其夜尿频次多，经常尿在裤子上，总是不停地自责“活这么大岁数真没用”“还不如死了”等。对于经常憋不住尿导致尿裤子，且又自己行动缓慢的老人，如何去为他们解决排泄的问题，而从根本上解决她们的悲观情绪，提升生活质量呢？

1. 照护师的主动提醒与协助如厕服务的重要性是什么？
2. 它是否会增加照护师的工作量？
3. 对提醒与协助老人如厕服务的要求是什么？

一、尿频与夜尿多长者的照护

（一）尿频与夜尿多的概念

正常成人白天排尿4～6次，夜间0～2次，次数明显增多称尿频。正常人夜间排尿为0～2次，夜尿的平均总量为500毫升，相当于正常人一天排尿的1/3左右。若夜间排尿次数和尿量明显增多，尿量也超过全天总尿量的一半，则称为“夜尿增多”。正常人晚餐后一般不饮水，不进食，入睡后体内代谢率低，血流缓慢，经过肾小管的原尿可充分回吸收，故夜尿显著少于白天尿量。

（二）导致尿频与夜尿多的原因及危害

1．导致尿频与夜尿多的原因　尿频既可以是生理性、精神神经性的，也可以是许多疾病的症状之一。导致尿频的原因较多，包括炎症、异物、精神因素、病后体虚、寄生虫病等。

夜尿增多也可以是生理性的，如睡前大量饮水，习惯喝浓茶、咖啡或者服用利尿剂。也可以是神经性的，如精神高度紧张导致入睡困难，膀胱稍有尿意也会起夜。还可因心功能不全或内分泌疾病、慢性肾上腺皮质功能不全。肾疾病、肾小球疾病、慢性肾小管间质性疾病等，出现的首要症状就是夜尿增多，继之发展为肾性多尿。

高血压、糖尿病时也会因为肾浓缩功能的减退，出现夜尿增多。男性良性前列腺增生症的特征是首先出现夜间尿频，随着病情加重，继而可出现昼夜都有尿频症状；夜尿初为 2 ~ 3 次 / 晚，渐进到 5 ~ 6 次 / 晚，严重影响老年人的睡眠；当前列腺增生病情发展到一定程度时，还会压迫后尿道或阻塞膀胱出口，造成排尿困难，严重时甚至有尿也排不出来。

2．尿频与夜尿多的危害　对于长者而言，尿频、尿不尽、夜尿多主要影响日常的生活。久而久之可引起神经衰弱，以致精神发生异常；亦可出现失眠多梦、乏力头晕、思维迟钝、记忆力减退，出现悲观、焦虑心理等。

（三）照护尿频（尿不尽）与夜尿多的长者的方法

1．主动提醒与协助　主动提醒与协助老人如厕服务，是保障老人舒适度、降低服务工作量、提高家属满意度的一项专业性很强的服务。如厕服务体现了生活照料服务的专业性。它是不会增加照护人员的工作量的，因为每次裤子尿湿了更换清洗工作量更大。

（1）记录排尿日记：首先记录长者的 24 小时排尿规律、习惯及需求，按照规律时间主动提醒并协助老人如厕，收到很好的效果。

（2）睡前 2 小时不喝液体：喝水或任何饮料如果离睡觉时间太近，则会使夜晚尿变多，特别是酒精和咖啡因，不仅是利尿剂，还会刺激膀胱增强尿意。

（3）检查是否与疾病有关：有睡眠呼吸暂停的现象、糖尿病、高血压、前列腺增生、肾疾病等时应该治疗原发病。

（4）心理慰藉：因为具有此状态的长者存在悲观、焦虑的心理，因此服务人员应具有主动、热情的工作态度，爱心、耐心、细心的服务行为，这样才能降低长者的心理障碍，提升长者的自信和自尊感。

（5）增加运动或穿弹力袜：如果常有腿脚肿胀的情况，则可能下肢血液循环不畅，久站、静坐、运动不足常会导致这个问题。夜晚当四肢平躺时，白天淤积在下肢的体液回流，回收入血，就会导致肾要处理更多的液体，尿液自然变多了。所以在白天应该尽量增加运动量，或者穿弹力袜，也叫静脉曲张压力袜，改善下肢血液循环，防止体液潴留。

2．辅助工具的应用

（1）护垫或成人尿布：如果只是偶尔滴落几滴尿，那么可使用吸水性的护垫。将尿失禁护垫粘贴在内裤里面效果会比较好。

（2）纸尿裤：成人纸尿裤是一次性使用的纸类尿失禁用品，是成人护理产品之一，主要适于失禁成人使用的一种抛弃式的尿裤。成人纸尿裤的主要参数为吸水量，这主要取决于绒毛浆和高分子吸水剂的量。适于中重度尿不尽、尿失禁、瘫痪卧床老人，以及交通堵塞、外出无法如厕人士等。尤其为不同失禁程度的人士提供专业的防漏保护，使深受尿失禁困扰的人们享有正常、充满活力的生活。纸尿裤像真正内裤一样容易穿脱，舒适自在；有漏斗型超强瞬吸系统，吸收尿湿可达 5 ~ 6 小时，表层依然干爽；360° 弹力透气腰围，贴身舒适，行动无束缚；吸收层含有抑味因子，抑制尴尬异味，时刻清新；柔软弹力防漏隔边，舒适防漏。

3．日常照料

（1）饮食与饮水：尿频及尿不尽长者并没有严格的饮食限制。增加腹压会引起尿失禁，故应保持排便通畅，多食水果蔬菜，少食干硬食物，避免用力排便，保持排便规律。尿频、尿不尽或尿失禁长者的饮食宜清淡、容易消化，也可以每天早餐或晚餐喝一些小米粥、蔬菜粥。要少吃油腻、油炸类、辛辣等刺激性的食物，尿失禁长者要避免酒精，少喝葡萄柚汁，戒烟，避免咖啡因，因咖啡因也是一种利尿剂。

尿频、尿不尽长者最好喝白开水，量为 2000 ~ 3000 毫升，有利于促进排尿反射，但是在睡前不要喝水，以减少排尿量，保证睡眠时间。

（2）尊严与活动：尿频、尿失禁的长者不应失尊严，老人渴望得到社会更多尊重与关爱。还有更多尿失禁的老人藏在沉默的人群中，“如果老人不肯讲，我们也很难知道”。而让老人沉默的原因，不外乎怕丑，羞于启齿。除了饮食外，尿失禁患者也可以做一些盆底肌群锻炼，平卧于床上，每天做 50 ~ 100 次的紧缩肛门和上提肛门的运动，就会有效改善尿失禁症状。

（四）观察与记录

1．观察内容　对尿频与夜尿多的老人观察的重点是排尿次数、排尿规律、习惯及需求，以及夜尿的次数、量、睡眠时间、质量。

对用尿不湿的长者观察尿量的方法：每次换尿不湿前，称干净的尿不湿的重量，然后称换下来的尿不湿重量，再减去干尿不湿的净重，得到的数字就是尿量。如换下来的尿不湿称出来是 180 克，干净尿不湿的净重是 5 克，两者相减，就是 175 克，那么尿量就是 175 毫升。

2．记录模板　××房间，×××，男，70 岁，自理长者。上午排尿 5 次，每次排尿延迟，有尿不尽，卫生间有尿骚味，尿量每次 60 毫升。下午午休时段，仍排尿 3 次，排尿时有痛苦表情，内裤潮湿。给予协助洗澡换衣，动员爷爷用尿不湿，爷爷同意后给予使用。下午 3：30 到多功能厅观看演出，心情较为高兴。白天排尿 8 次，量约 500 毫升，用尿不湿 4 小时，量约 200 毫升。白天总尿量约 700 毫升。

二、皮肤瘙痒症长者的照料

老年性皮肤瘙痒症是一种与季节、天气、冷热变化和机体代谢的变化有密切关系的皮肤病，多发于老年人，常以躯干最痒。多因皮脂腺功能减退、皮肤干燥等因素所致，在女性患者可能是绝经后综合征的一种表现。

（一）老年性皮肤瘙痒症概述

老年性皮肤瘙痒症既是一种症状，亦是老年人常见的一种皮肤病，据统计发病率为 10% 左右。

（二）老年性皮肤瘙痒症的原因及危害

1．导致老年性皮肤瘙痒症的原因　老年性皮肤瘙痒症发病原因是老年期皮肤萎缩退化，皮脂腺和汗腺分泌减少而皮肤干燥所引起。另外本病与人体某些疾病有关，如神经衰弱、甲状腺功能亢进、白血病、恶性肿瘤、糖尿病及肝胆疾患等。

2．老年性皮肤瘙痒症的危害　本病特点是初起并无皮肤损害，由于经常搔抓，患处可出现抓痕、血痂、色素沉着及苔藓样化或湿疹样变，有时可继发感染。自觉全身瘙痒，但以躯干及下肢最明显，夜间入睡前瘙痒尤甚，一般为阵发性，严重者为持续性瘙痒，阵发性加剧，有时难以忍耐。情绪激动、温度改变、饮酒或吃辛辣食物易诱发和加重瘙痒，晚间入睡时更易发作，常因瘙痒而影响睡眠。由于瘙痒剧烈，长期睡眠不佳，可有头晕、精神忧郁及食欲不振等神经衰弱的症状。继发感染时，可并发脓疱疮、毛囊炎、疖、淋巴管炎及淋巴结炎等。

（三）老年皮肤瘙痒症的照护方法

1．日常照料　老年性皮肤瘙痒症的日常护理主要是做好以下几方面：

（1）学会正确洗澡：老年人洗澡次数不宜过勤（夏季 2 次 / 周，冬季 1 次 / 周），水温不宜过高（< 40℃），洗澡时间不宜过长，一般≤ 20 分钟，少用肥皂，衣服柔软宽松，以棉织品为好。

（2）正确使用护肤品：老年人油脂分泌少，皮肤干燥，故可适当擦涂护肤用品，使皮肤保持一定的湿度和滋润度，有利于防止皮肤瘙痒。

（3）饮食要清淡：不要吃得太咸、太腻，少吃或不吃辛辣等刺激性食物，多吃新鲜的黄绿色蔬菜，不喝酒，少饮或不饮浓茶和浓咖啡。

（4）保持生活规律：规律的生活能够使身体状态和心理状态都保持比较稳定。正常作息，保证睡眠，一般晚上 11 时之前就该入睡，保证每天有 7 ～ 8 小时的睡眠时间。保证三餐，定时定量；保证适当的运动，运动能够帮助调节身心，补充能量。生活有规律，提高生活质量，维持身体健康，还能延年益寿。

2．适当治疗　治疗老年性皮肤瘙痒症可以采用中药擦洗、中药内服等治疗手段，另外要注意做好护肤保养、调节饮食等综合控制。

老年性皮肤瘙痒症长者可口服镇静剂或抗组胺药，外用止痒药。老年瘙痒多系血虚肝旺，以致生风生燥、肌肤失养所致，治疗原则为养血、润燥、熄风止痒。剧痒难忍时可以适当服用氯苯那敏（扑尔敏）或阿司咪唑（息斯敏）等。局部瘙痒时可根据部位对症处理，如用洁尔阴、舒尔松外洗，也可用皮质激素软膏外搽。病愈后，要尽力寻找发病原因，如糖尿病、肾炎等，并予以相应治疗，以免再发。

（四）老年性皮肤瘙痒症的观察和记录

老年性对皮肤瘙痒症的长者要观察瘙痒发作的时间、皮肤状态、发作起始部位、延长时间、情绪状况、有否伴随表现等。

1．观察内容

（1）白天观察：有否瘙痒发作、发作时间、发作诱因、皮肤状态、伴随表现用药后改善情况、情绪改变等。

（2）晚上观察：瘙痒的诱因、持续时间、皮肤状态及处理效果以及睡眠状态、睡眠的时间、睡眠质量。

2．记录模板

× × 房间，× × ×，男，76 岁，晚餐后于 19：30 进行晚间洗漱，给予泡脚后擦干。感觉瘙痒，用手抓痒，瘙痒逐渐扩展到全身，尤以前胸、后背为甚，用机械性搔抓，皮肤有抓痕、出血。即给予“维生素E乳液”全身抹擦30分钟后稍有缓解，口服“非那更”50mg，30分钟后于23：45入睡。于2：30排尿一次，4：00再睡，6：00晨起，洗漱。睡眠5小时，质量尚可。

三、食欲不振长者的照料

（一）食欲不振概述

食欲不振也称食欲缺乏，是指对食物缺乏需求的愿望，为老人最常见表现，严重的不思饮食称为厌食。

进食是人类正常的生理需求，人们身体所需的营养主要来自于食物，而食欲不振是指进食的欲望下降，吃不进去，这样就会使人体缺乏充分的营养供养，严重危害着人们的健康，特别是老年人。

（二）长者食欲不振的原因及危害

1．长者食欲不振的原因　食欲中枢在下丘脑，下丘脑有两个调节摄食的中枢，一个是饱足中枢，在腹内侧核，如破坏此中枢，则出现食欲亢进、食量增加；另一个是嗜食中枢，在腹外侧核，如破坏此中枢，则出现食欲丧失、拒食。这两个中枢相互调节，以控制摄食。

老年人随着年龄的逐渐增大，身体各个器官组织的老化、衰退，肠胃功能也随之出现了明显的下降，吃什么都没有胃口，而且吃不了几口就饱了，食量变小，这属于正常情况。但是，如果食欲严重不振，进食量忽然明显减少，则可能因为身体存在着其他的疾患而导致，就要到正规的医院进行专业的检查诊治，查看引起食欲严重不振的原因为何，切不可等闲视之，贻误了最佳的治疗时机。

老年人食欲不振常见的原因包括：身体过度劳累，胃壁供血不足，胃消化功能减弱导致食欲不振；情绪过于紧张，引发胃内分泌功能失调，造成食欲不振；经常暴饮暴食，导致胃部过度扩张引发食欲不振；过量抽烟酗酒，损伤胃黏膜，造成溃疡病、慢性胃炎，甚至造成胃和十二指肠穿孔，引发食欲不振；经常食用生冷食物，导致胃寒，引发恶心、呕吐，从而造成食欲不振；晚餐进食过多，胃肠负担过重，胃液分泌紊乱，引发食欲不振等。此外，老人过于肥胖、睡眠不好、身患糖尿病或消化道癌症、药物因素及心理精神方面疾病等，都可能会引发老人出现食欲不振现象。

如果老人长时间进食不良，食欲不振，而且伴有消化不良，有超过50%的可能是因为胃癌、胃溃疡及酒精相关性消化不良，其次为功能性消化不良、食管炎、胆石症、十二指肠溃疡等疾病。如果老人同时还伴有腹痛、恶心、呕吐等症状，则有可能是溃疡性疾病，特别是要谨防消化道癌症的可能。如果老人在一段时间之内食欲不振，吃饭没有胃口，而且发现体重明显减少，身体外表出现明显的消瘦迹象时，要想到老人有可能是消化系统恶性疾病的可能，不能因害怕而回避，要及时陪伴老人到医院做全面细致的检查，如便潜血检查、血液检查、上消化道检查等，防患于未然。

2．食欲不振的危害　长期食欲不振，直接导致营养不良。长期营养不良，老年人必然会免疫力低下，引发各种疾病，甚至死亡。

（三）食欲不振长者的照护方法

1．建立良好的就餐环境　餐厅光线晦暗，空气污浊，餐桌与食具凌乱不整，抑制大脑皮质，影响进餐情绪。良好的就餐环境可以在视觉和嗅觉上刺激食欲，那么什么是良好的就餐环境呢？

（1）室内通风、排除异味、空气新鲜：就餐前半小时就应开窗通风。空气吐故纳新，增加负氧离子，大脑会兴奋食欲中枢，促进食欲。

（2）适宜照明、黄色灯光、质朴简单：照明亮度和质朴的环境不仅能平和心态，还能刺激食欲中枢，改善食欲。

（3）温馨宁静、优雅素壁、轻松愉悦：餐厅布置一定要温馨简洁，点缀绿植，优雅安宁，使老人进入就心情舒畅，提高食欲。

（4）清洁舒适、窗明几净、温度适宜：就餐环境洁净宽敞，温暖适宜，气氛显得活泼、热情，可增强食欲。

（5）进餐工具、桌椅合适，碗筷合格：进餐工具健康无害，桌椅高度符合就餐位，使老人轻松无压力，会促进食欲。

2．调动良好的心理环境　进餐环境中的噪声、喧闹、拥挤和污染会使老人大脑皮质抑制，影响进食的质量和消化吸收。愉悦的就餐心情可以促进身体良好的消化吸收，促进食欲，那么如何调动进食欲望呢？

（1）愉悦宁静，放松心情，厕事全无：愉悦宁静的心理环境建立在失能老人的二便事宜解决的基础上，否则心神不宁。

（2）吃嘛嘛香、进食情绪永远第一：进餐前与老人沟通的议题一定是高兴的、正能量的，让老人情绪高亢地去进餐，促进食欲。

（3）集中进餐、相互鼓励、佐餐音乐：进餐时热闹的用餐气氛有助于改变老人的情绪，对于有沮丧、压迫感等心理障碍的老年人，多人一起用餐会有帮助，并且伴随轻音乐，可以增进人的肠胃蠕动和消化液的分泌，同时，让老人的心情更加愉悦，进而有助于增进食欲。

（4）餐品丰富、勾芡淋汁、色香味全：对食物的加工烹调也可以改善食欲，除了味道可以刺激食欲，颜色和外观也可以刺激消化液的大量分泌，从而达到改善食欲的效果。

3．规律生活　试想一个生活无规律又抽烟喝酒的老人，怎能不百病缠身呢？因此健康有规律的生活习惯和饮食习惯，是增强免疫力、增进食欲的基础。

（1）饮食规律多样化：老年人饮食，除了要做到膳食平衡、少食多餐、控盐限油、细嚼慢咽外，早餐和午餐的饭菜种类应尽可能多一些，保证营养全面而丰富，也可多吃酸性开胃的食物来刺激食欲等。还可适当多吃“红黄绿白黑”五种保健食物。“红”指富含酚类物质的红葡萄酒，每天饮用 50 ~ 100 毫升为宜；“黄”指富含β- 胡萝卜素的胡萝卜，用胡萝卜做馅包饺子或蒸包子，营养更易吸收；“绿”是指龙井、碧螺春等绿茶，它们富含茶多酚等防癌成分，应避免过烫过浓，以每天三四杯为宜；“白”是指富含β-葡聚糖的燕麦，它能降低血液中的低密度脂蛋白（“坏胆固醇”），还可以预防便秘和肠癌，最好煮着吃；“黑”是指富含木耳多糖的黑木耳，最好凉拌吃，有出血倾向的人不要大量食用，脾胃虚寒者也少吃。而西红柿、南瓜、绿叶菜、白萝卜、黑芝麻等同样颜色的食物也是不错的选择；定时定量，忌暴饮暴食，否则使胃过度扩张，食物停留时间过长，造成黏膜损伤或胃穿孔。

（2）运动规律应有氧：老年人最佳的有氧运动是散步。要保证每次步行30分钟，每周5次。为防止运动过量，老年人运动时的年龄加上每分钟心搏次数的总和，最好不要超过170。散步最佳时间是每天8—12时，14—17时肌肉速度、力量和耐力处于相对最佳状态，以及饭后45～60分钟进行散步，将会收到更好的效果。规律科学的运动能消耗能量，产生饥饿感，增进食欲。

（3）家居规律应安全：老人住所要做到干、平、稳。卫生间和厨房地面要保持干燥，浴室和厕所干湿分离；床高度最好和坐下时膝盖高度相平（40厘米为宜）；坐便、洗漱台旁安装扶手，椅子或沙发最好有椅背和扶手，以帮助老人站稳。睡眠有规律，早睡早起，保障7～9小时睡眠，充足有质量的睡眠能使老人精力充沛，增进食欲。

（4）心理定律要自信：自卑、较真、多疑、爱生气等是心理衰老的表现。自信、乐观、保持好奇心是营造快乐老年生活的重要因素。如果老人缺乏自信、乐观的心态，体内被称为“压力激素”的皮质醇含量就会增加，从而升高血压和血糖水平。培养兴趣爱好，敢于接触新鲜事物，经常外出旅游或参加集体活动，多结交新朋友，从中找到自信和乐趣。健康平和的心理能使老人心无压力，食欲大增。

4．养生调理要得法　如果是单纯的食欲不振，经过以上调整仍然效果不佳，可用以下方法进行身体的调理。

（1）食用水果：在水果中，菠萝中的酶含量最高。两餐之间喝杯菠萝苹果汁，既能借助丰富的酶来开胃，又能补充维生素C，对健康十分有益。每天坚持喝一杯，食欲不振的胃口就能大开。但需要注意的是不要食用罐装苹果汁或菠萝汁，一定要用鲜榨的果汁。

（2）健胃消食的药物：健胃消食片主要是由太子参、陈皮、山药、麦芽、山楂等所组成的，具有增强胃动力作用，又有帮助消化的功效。对于食欲不振的老人，建议饭前食用，即空腹（餐前1小时或餐后2小时）服用以利吸收。多酶片由胰脂肪酶、胰淀粉酶、胰蛋白酶、胃蛋白酶等组成，可帮助消化淀粉、蛋白质和脂肪，促进胃肠道对食物的消化和吸收，主要用于消化不良、食欲缺乏，一次2～3片，一日3次。口服多酶片要做到“4不宜”，即不宜嚼碎服用、不宜用热水送服、不宜与抗酸药合用、不宜与酸性食物同吃。

（3）穴位的妙用：足三里的作用：调理脾胃功能，促食欲，助消化。位置：膝盖外侧凹陷处往下约四指宽处。按法：用指腹以画圆方式按压，以酸胀感为宜，每次15下，每天按2～3次。

综上所述，食欲不振并不可怕，只要注意生活规律，戒烟戒酒，少吃易上火和刺激性的食物，保证就餐环境优美，心情舒畅，适量运动，注意补充维生素等，是可以改善的。

（四）食欲不振的观察与记录

1．就餐时的观察　就餐时除了要观察进食的量和品种，还要观察就餐的情绪是否正常，是否有伴随症状，如反酸、嗳气、恶心、呕吐、腹胀、腹痛、厌油。如有，要及时反馈医护人员，以协助医生正确诊断。

2．非就餐时的观察　非就餐时不仅要观察老人的情绪、休息状态，还要观察如发热、头晕、心慌、气短、黄疸、腹泻、便血、少尿等表现。

3．食欲不振老人照护记录

（1）记录内容：就餐时的情绪与体位、进食的量与品种以及就餐时间；有否恶心呕吐等伴随症状。

（2）记录模板

×× 房间，×××，女，86 岁，晨起精神萎靡，疲乏无力，早 7：30 催促到餐厅坐位就餐。餐食为喝小米粥 50 毫升、两勺鸡蛋羹、一个小包子，吃吃停停，难以下咽，时间为 30 分钟。中餐 11：30 吃 2 口米饭，炒菜几口，约 20g，似有恶心但未吐。晚餐 17：30，喝大米粥半碗，约 100 毫升，咸菜 10 克。午休 1 小时，白天活动少，但未见不适症状，请夜班注意观察睡眠状况。

四、恶心呕吐长者的照料

（一）恶心呕吐概述

恶心是上腹部一种特殊的不适感觉，常伴有迷走神经兴奋症状，如四肢厥冷、皮肤苍白、血压降低、脉缓、头晕、唾液分泌等。呕吐是指胃的内容物及部分小肠内容物不自主地经贲门、食管反流出口腔的复杂的反射现象。

恶心和呕吐是临床上最常见的症状之一。恶心是一种特殊的主观感觉，表现为胃部不适和胀满感，欲将胃内容物经口吐出的感觉，常为呕吐的前奏，多伴有流涎与反复的吞咽动作；呕吐是一种胃的反射性强力收缩，通过胃、食管、口腔、膈肌和腹肌等部位的协同作用，能迫使胃内容物由胃、食管经口腔急速排出体外。恶心、呕吐可由多种迥然不同的疾病和病理生理机制引起。两者可并存或不相互伴随。

（二）长者恶心呕吐的原因及危害

1．长者恶心呕吐的原因　原因很多，依据发病机制可分为以下几种：

（1）反射性呕吐：是由内脏末梢神经传来的冲动，刺激呕吐中枢引起的呕吐。其特点为：有恶心先兆，吐后不感到轻松，胃虽已排空但仍干呕不止。常见于腹腔器官的炎症，如阑尾炎、胆囊炎、胰腺炎、腹膜炎、胆道蛔虫症、肠梗阻；其次是心血管疾病，如急性心肌梗死、休克、心功能不全等；还有其他原因，如青光眼、肾绞痛、盆腔炎、急性传染病、百日咳、迷路炎、美尼尔病、晕动病等。

（2）中枢性呕吐：是由中枢化学感受器刺激引起呕吐中枢兴奋而发生的呕吐。常见于颅内病变，如脑出血、脑梗死、脑膜炎、脑炎、颅内损伤等。其特点是常无或有轻微恶心先兆，呈喷射性，呕吐剧烈，吐后不感轻松，常伴有头痛、意识障碍等。

（3）神经性呕吐：胃神经症、癔症、神经性厌食症等。

2．长者恶心呕吐的危害　正常情况下，呕吐能排出胃中的脏物，是人体自我保护的一种方法，但是过于频繁的呕吐会带来伤害。

（1）疼痛烧灼感：呕吐时，胃酸会损伤食管、咽喉和牙齿，会产生疼痛或烧灼感。反复呕吐会引起反流性食管炎等。

（2）电解质紊乱：长期呕吐会导致低血钾、代谢性碱中毒、脱水、低血容量性休克等症状。

（3）情绪改变：长期频繁呕吐也常引起情绪低落、紧张、恐惧、抑郁等心理反应。

（三）恶心呕吐长者的照护方法

1．救护措施

（1）禁食、禁饮水 4 ～ 6 小时，以防呕吐物误入气管。呕吐停止后逐渐进食。

（2）昏迷长者头侧位，及时擦净口腔内呕吐物，禁止用毛巾堵住鼻、口腔。警惕呕吐物呛入气管。

（3）一般呕吐可给予镇静药、止吐药治疗，如地西泮（安定）、甲氧氯普胺（胃复安）、阿托品、多潘立酮（吗丁啉）等。

（4）剧烈呕吐者尽快送医院检查处理。

2．生活照护

（1）心理安抚：对呕吐长者应给予热诚的关怀、同情，不嫌脏臭，减轻其紧张、烦躁及怕别人讨厌的心理压力，安慰长者，解除其紧张心情。

（2）体位：恰当的体位是防止呕吐物呛入气管，引起窒息或吸入性肺炎的重要环节。长者站立时发生呕吐必须立即搀扶坐下或躺下，病情轻者取坐位，重症、体力差或昏迷长者应侧卧，头偏向一侧，迅速取容器接取呕吐物，防止误吸。

（3）保持呼吸道通畅：窒息死亡是呕吐最严重的并发症，因此保持呼吸道通畅至关重要。陪伴在旁，密切观察面色、呛咳及呼吸道通畅情况。

（4）清洁口腔：呕吐后，协助给予口鼻清洁。对清醒长者给予温开水或生理盐水漱口；必要时更换衣单，整理床铺，帮助长者取舒适卧位，及时处理呕吐物及污物，使长者有一个安静、清新、舒适的环境。

（5）防止水、电解质失衡：严重呕吐时需注意有无尿少口渴、皮肤黏膜干燥等脱水现象。剧烈呕吐而禁食者应及时补充丢失的水分和电解质。准确记录入水量、进食量、尿量、排便量、呕吐量及出汗情况，以作输液参考。

（6）适当休息，如呕吐不严重，可每次进少量易消化食物。

（四）观察和记录

1．观察内容　一般应注意观察长者呕吐的次数及呕吐物的性质、量、色、味。①性质：一般呕吐物含有消化液及食物，偶见寄生虫。②量：正常成人胃可容纳 1 ～ 2 升食量，如呕吐量超过一般胃容量，应考虑有无幽门梗阻或其他异常情况。③色：鲜红色是由于急性大出血，血液在胃内时间较短，尚未来得及与胃内容物发生反应；咖啡色是由于血液在胃内滞留时间较长；黄绿色提示胆汁反流，呕吐大量米泔水样者，应警惕霍乱、副霍乱等肠道传染病。④味：一般呕吐物的味多由于胆汁反流，腐败味多见于幽门梗阻，粪臭味见于肠梗阻。⑤呕吐时的表现往往具有临床意义，如颅内压增高时呕吐呈喷射状，观察中不可忽视。

2. 记录内容　记录的内容包括呕吐前长者的各种情况，呕吐时伴随的症状，呕吐物的性质、量、色、味及次数，采取的措施及效果。

3. 记录模板

××房间，×××，女，70岁，卧床长者。上午9：30自述胃部不适，欲吐，面色苍白，立即给予侧卧位及呼叫医生。医生来后测血压正常，心率96次/分，建议观察。10：00突然呕吐胃内容物约200毫升，给予漱口，自述腹部舒服些。午餐给予白米粥200毫升，未见不适症状，午休正常，请继续观察呕吐状况。

五、便秘长者的照料

（一）便秘概述

便秘主要是指粪便干燥坚硬、排便不爽或正常频率丧失，一周内排便次数少于2～3次，或者2～3天才排便1次，粪便量少且干结。便秘已成为影响老年人生活质量的不可忽视的问题之一。便秘是临床常见的复杂症状，而不是一种疾病，主要是指排便次数减少、粪便量减少、粪便干结、排便费力等。必须结合粪便的性状、平时排便习惯和排便有无困难做出有无便秘的判断。

便秘常表现为：便意少，便次也少；排便艰难、费力；排便不畅；粪便干结、硬便，排便不净感；伴有腹痛或腹部不适。部分患者还伴有失眠、烦躁、多梦、抑郁、焦虑等精神心理障碍。

（二）便秘的原因及危害

1. 便秘的原因

(1) 从病因分类：便秘从病因上可分为器质性和功能性两类。器质性便秘包括肠管、直肠、肛门、代谢性及神经系统、药物性因素导致的病变及疾病。功能性便秘病因尚不明确，其发生与多种因素有关，包括进食量少或食物缺乏纤维素或水分不足、工作紧张、生活节奏过快、结肠运动功能紊乱、老年体弱、活动过少等。

(2) 从发病机制分类：便秘按发病机制可分为慢传输型和出口梗阻型两大类。慢传输型便秘，是由于肠道收缩运动减弱，使粪便从盲肠到直肠的移动减慢，或由于左半结肠的不协调运动而引起。常见于年轻女性，其特征为每周排便少于1次，少便意，粪质坚硬，因而排便困难。出口梗阻型便秘，是由于腹部、肛门、直肠及骨盆底部的肌肉不协调导致粪便排出障碍。在老年患者中尤其常见，常规内科治疗无效。其特征为排便费力、不尽感或下坠感，排便量少，有便意或缺乏便意，用力排便时肛门外括约肌可能呈矛盾性收缩，多数粪便潴留在直肠内。

2. 便秘的危害　便秘在人群中的患病率高达27%，女性多于男性，老年多于青壮年。因便秘发病率高、病因复杂，患者常有许多苦恼，便秘严重时会影响生活质量。

（1）产生致癌物质：长期的便秘可使肠道细菌繁殖而产生致癌物质刺激肠黏膜上皮细胞，导致异形增生，易诱发癌变。较硬的粪块阻塞肠腔使肠腔狭窄及压迫盆腔周围结构，阻碍了结肠蠕动，使直肠或结肠受压而造成血液循环障碍。长期便秘如出现便血、贫血、消瘦、发热、黑便、腹痛等及有肿瘤家族史，这是“报警”的征象，应立即去医院做进一步检查。

（2）诱发并发症：便秘可诱发肠道外的并发症，如脑卒中、影响大脑功能、性生活障碍等。因便秘而用力增加腹压，屏气使劲排便，造成心血管疾病发作如诱发心绞痛、心肌梗死发作。在肝性脑病、乳腺疾病、阿尔茨海默病等疾病的发生中也起重要的作用，应特别关注。

（三）便秘长者的照护方法

1．生活照护

（1）合理调配饮食：日常饮食应避免过于精细，可多食蔬菜、瓜果、豆类等含维生素和纤维素较多的粗粮食品，多饮水，每天 1500 毫升，使排便保持润滑通畅；少吃辛辣刺激性的食物，如辣椒、大蒜、大葱、芥末等。每顿饭建议喝一碗豆浆或牛奶与玉米面熬成的粥，吃两根小红薯或芋头、马铃薯；减少主食摄入，每天保证 500 克青菜。

（2）加强锻炼：经常参加有氧活动，加速血液循环，改善盆腔充血，促进胃肠蠕动，防止粪便秘结。每天有意识地向上收缩肛门，早晚各 1 次，每次做 30 下，锻炼肛门括约肌，缓解便秘。也可以坚持腹式呼吸，在早起后及晚睡前各做 1 次，每次 5 ～ 20 分钟。吸气时鼓腹，动作要慢，时间要长；呼气时腹部向内凹，也要慢与长，由呼气 8 ～ 10 次 / 分，逐渐地递减到 4 ～ 5 / 分。还可以坚持按摩腹部 2 ～ 3 次 / 天。可以先做腹式呼吸，再按摩，而晚上先按摩，再做腹式呼吸，仰卧、坐姿都可以。方法：两手搓热后相叠，用掌心在以脐为中心的腹部以顺时针方向转圈按摩，力度适中，每次不少于 30 ～ 50 圈。

（3）养成良好习惯：养成每天早晨定时排便的习惯。因晨起起床可引起直立反射，早餐引起的胃、结肠反射，使结肠产生强烈的“集团蠕动”，将粪便推入直肠，直肠内粪便蓄积到一定量，便产生便意。戒除不良习惯，当有便意时不要忍着不去排便，因为久忍排便可以抑制生理反射，逐渐可引起习惯性便秘以及蹲厕时间过长。如厕时看报纸或过分用力，都是不良的排便习惯，应予纠正。坚持每天早期一杯温水，可以促进肠道蠕动，帮助排便，清理肠胃，也可滋润肠道，软化粪便，促进排泄，防止便秘。

2．便秘照护

（1）心理慰藉：根据长者情况，给予解释、指导，以稳定长者情绪，消除其紧张心理。

（2）排便环境：提供隐蔽的排便环境，用屏风或床帘遮挡，不催促，留有足够的排便时间，使长者安心，以消除紧张情绪，利于排便。

（3）适当姿势：协助长者到厕所排便时取坐位，且厕所应装扶手，以便扶撑；

不能自理的长者可用床边坐便器，如需在床上排便，可酌情将床头抬高，以助排便。

（4）助力排便：①腹部按摩，长者排便时腹部可按升结肠、横结肠、降结肠的顺序做环形按摩（顺时针），以刺激肠蠕动，增加腹压，使降结肠的内容物向下移动，促进排便。② 采用简易通便剂，如开塞露、甘油栓等，以软化粪便，促进排便。③给缓泻剂，如番泻叶、果导片等。④以上方法无效可灌肠。⑤人工取便。

（四）观察与记录

1．观察内容　一般应观察排便方式、排便时间、排便的量、粪便性质、伴随症状、采取措施的效果以及肛周皮肤情况。

2．观察记录　记录排便的时间及时长、粪便的量以及粪便的性质、有否出现伴随的症状、采取措施的效果、清洁阴部情况。

3．记录模板

××房间，×××，女，82岁，不自理长者。上午10时自述有便意，给予协助入卫生间用坐便器排便，30分钟后仍未排出，发现长者满头大汗，痛苦表情，即给予擦汗及饮水，让奶奶休息。奶奶休息10分钟后肛门给予开塞露10毫升，10分钟后排出粪便，量约150克，黄褐色，干硬。给予清洗肛周，皮肤无损伤。协助休息并补充水分。

思考题

1. 您如何照护皮肤瘙痒的长者？
2. 您如何调动食欲不振的长者就餐？
3. 恶心呕吐时，您如何防止长者误吸？
4. 如何预防长者的便秘？

案例分析与解答

1. 照护师主动提醒与协助如厕服务的重要性是什么？

答：主动提醒与协助老人如厕服务，是保障老人舒适度、降低服务工作量、提高家属满意度的一项专业性很强的服务，如厕服务体现了生活照料服务的专业性。

2. 它是否会增加照护师的工作量？

答：它不会增加照护师的工作量，因为每次裤子尿湿了更换清洗工作量更大。

3. 对提醒与协助老人如厕服务的要求是什么？

答：首先记录长者的24小时排尿规律、习惯及需求，按照规律时间主动提醒并协助老人如厕。睡前2小时不喝液体，特别是酒精和咖啡因，不仅是利尿剂，否则如果离睡觉时间太近，会使夜晚尿变多，还会刺激膀胱，增强尿意。

第四章　至亲至爱　在您身边——陪同照护

随着社会的发展和进步，人口老龄化日益严重，老年人晚年幸福生活需求日益迫切，然而现实情况是家庭日趋“小型化”“空巢化”，并有相当数量老人与子女的分居处于“隐形空巢”状态，子女能陪伴老人就医和聊天、陪同外出的时间并不多。而老年人的生理及心理随着年龄的增加出现退行性改变，且多伴随机体功能障碍和心理问题，最需要陪伴的时候却无人陪伴。生活中的诸多不便和精神上的寂寞孤独让老人备感无奈及痛苦。

伴随着养老服务理念的不断提升，陪同服务应时代而生，老人也可以有一个幸福的晚年，享受到先进的养老服务。如何为老年人提供更好的陪同服务，满足所需、排解孤独，让他们拥有幸福祥和的晚年呢？本章主要介绍陪同长者就医、购物的相关内容。

第一节　陪同就医

看病难是社会各界普遍关注并迫切要求解决的热点问题，而老年人因为行动不便和无人陪伴等带来的就医不便是看病难的主要问题之一，直接困扰老年人就医。

北京市老年病医疗研究中心 2000 年对北京市城乡地区抽样调查表明，老年人各种慢性病患病率达到 73.7%，而且随着年龄增长，一人多病的数量也在增加。在《北京老年人就医难相关因素分析》中，所调查的北京西城区 1773 例老人中 90.5% 的老人到各种医疗机构中看过病，约半数老人需要陪同就医，有 75.5% 的老人需要人照顾。

技能目标

1. 会描述陪同长者就医的准备。
2. 能掌握陪同长者就医的流程。
3. 能观察与应对陪同就医中长者的异常情况。

案例导入

今天我陪同李大爷去医院做体检。在陪同李大爷就医的路上，李大爷问："姑娘，带水了吗？我口干舌燥，很难受！"我温柔地说："带了，我给您打开，先喝一小口看烫不烫。"大爷喝完水心满意足。来到医院后要抽血化验，采血的护士问："是空腹吧？没吃饭、没喝水呢？"啊？我忽然意识到刚才给李大爷喝水了。"喝了一点儿水可以吗？""不行，这个化验要求必须空腹，要不然影响结果的准确性，明天再来吧！"采血的护士不容商量，直接严肃地拒绝。

1. 如何制订陪同就医计划？
2. 如何做好陪同就医前的各项准备工作？

一、陪同就医的相关知识

（一）陪同就医的概念

陪同，指陪伴一同进行某项活动。陪同就医是指由专业的照护人员运用安全有效的技能陪护长者到医院就诊的导引工作，如挂号、就诊、缴费、检查、取药等，帮助长者完成诊疗后医疗行为的服务全过程。

（二）陪同就医的适用对象

适用对象为根据医嘱和老年人及家庭成员的委托，需紧急就医和定期复诊的老年人。

二、制订陪同就医计划的要素

1．根据医嘱和老年人及家庭成员的委托方可陪同就医。

2．了解老年人的基本信息，并重点了解老年人既往病史、家族患病史、疾病的症状体征及目前的用药情况。

3．及时评估，依据长者疾病状况及能力程度选择适宜的就医时间及交通工具。

4．和长者进行有效的沟通，准确识别长者焦虑、恐惧、悲哀等不良情绪，并安抚和鼓励长者，做好心理疏导。

5．就医所需相关材料和物品要准备齐全，以便及时为老年人提供支持和照料，必要时可考虑携带靠枕、毛毯，保障长者就医的舒适、便捷。

6．陪同就医要保障长者的安全，缴费、取药时要将长者安置在视线范围内，以便随时观察并能及时应对突发情况。

7．及时与长者监护人沟通，如与长者家庭成员分工协作，及时完成诊疗任务，避免长者过劳而感到不适。

8．陪护就诊中，要注意维护长者的自尊心，准确描述长者疾病情况，做好医生和老年人之间的沟通。

9．陪同就医后，与责任人员交接长者就医的相关物品、资料及现金。

10．陪同就医后，要如实书写陪同就医过程，以及复诊时间、用药名称和注意事项。

三、陪同就医照护工作流程

（一）制订计划

1．陪同就医时间、地点、目的。

2．陪同者，不同陪同者的分工内容及配合。

3．物品准备清单。

4．合适的交通工具。

5．陪同就医注意事项。

6．风险预估及应急预案。

（二）评估与沟通

1．了解老年人的基本信息、既往病史、疾病的症状体征及用药情况。

2．向老年人沟通告知陪同就医事项。

3．评估老年人的能力程度、疾病情况、心理状况。

（三）准备工作

1．自身准备　着装适宜、饮水工具、如厕、心理状态。

2．长者准备　病情允许、心理及自理状态、协助如厕、空腹以备检查。

3．物品准备　（图 4-1-1 ～图 4-1-6）

（1）就医资料：身份证、医保卡、上次就医的门诊病历、化验单、检查报告、门急诊手册、护理记录等。

（2）生活用品：水杯、卫生纸、糖块、轮椅、靠垫、手提袋等。

（3）预支医疗备用金，一般预支 2000 ～ 5000 元。

4．交通准备　选择便捷、安全的路线及交通工具，一般乘出租车。

5．监护人准备　长者出现身体不适要第一时间告知情况，得到监护人认同。

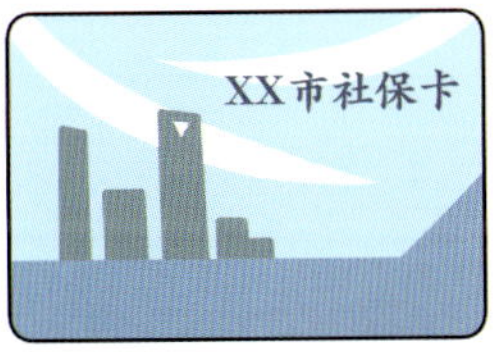

图4-1-1　社保卡

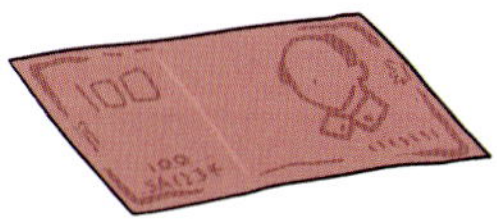
图4-1-2　现金

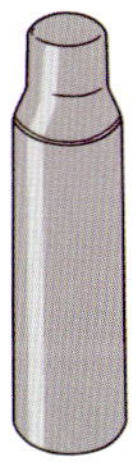
图4-1-3　水杯

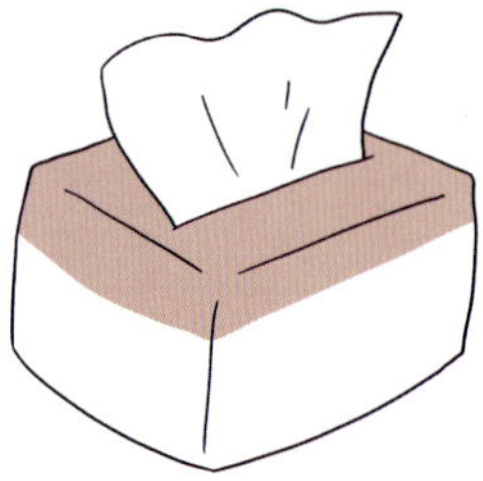

图4-1-4 纸巾

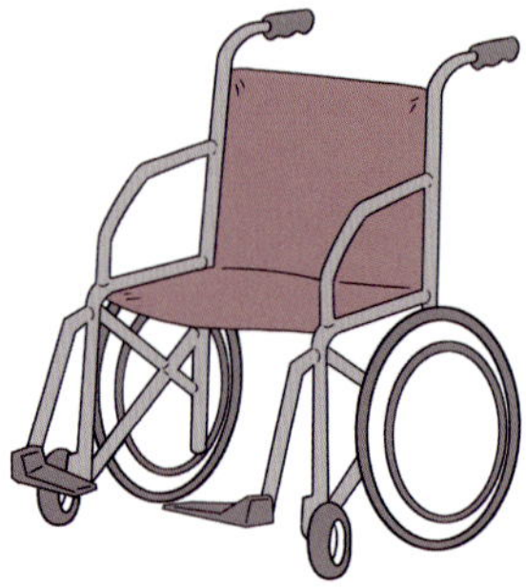

图4-1-5 轮椅

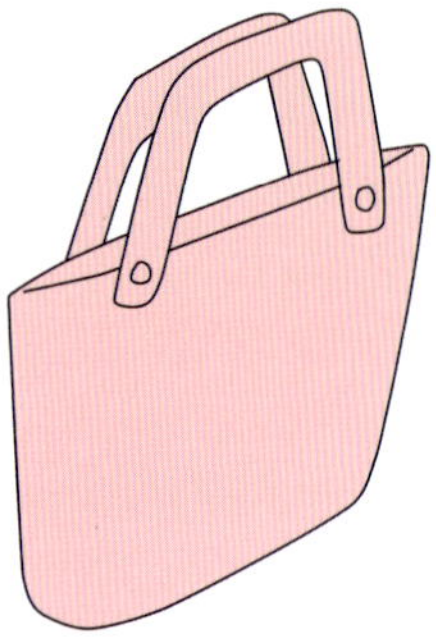

图4-1-6 手提包

（四）就医陪同流程

1．按照计划时间陪同前往就诊医院。

2．持医保卡挂号。

3．分诊陪护。

4．协助老年人与诊疗医生沟通病情。

5．陪同老年人进行所需的检查和化验项目。

6．详细记录医生的诊疗结果、药物服用方法及复诊时间。

7．取药。

8．陪同老年人排泄二便。

9．检查整理就医资料、药品及携带物品有无遗漏。

10．安抚、评估老年人状态，陪同返回住所。

（五）效果评估与交接

1．陪同就医结束后，评估老年人生理、心理状态及陪同就医感受。

2．同驻院医生及责任照护人员反馈陪同诊疗情况。

3．与责任照护人员交接老年人及携带物品。

4．与驻院医生交接陪同就医诊疗资料。

（六）陪同就医照护的注意事项

1．要做到“4”个全

(1) 就医资料物品准备全。

(2) 长者评估家属沟通全。

(3) 交通安全观察服务全。

(4) 物品资料病情交代全。

2．要做到“4”个心

(1) 陪同就医对待长者要有爱心。

(2) 陪同就医整个过程照顾要热心。

(3) 陪同就医观察病情心里要细心。

(4) 陪同就医问题处理服务要耐心。

四、观察与记录

（一）观察

1．观察内容　①精神状态；②主要就诊疾病症状；③其他异常情况。

2．观察方法　①询问观察法；②测量监测法；③服务过程观察法。

（二）记录

1．记录内容　记录陪同就医时间、原因、医院名称、就医过程、诊疗结果、检查取药、付款情况、过程中长者状态及监护人态度等，应真实有效、完整连续。

2．记录模板

2017 年 6 月 8 日 9 时，×× 房间的李奶奶突然头痛、心慌，给予测血压 160/90mmHg，脉搏 96 次 / 分，与家属沟通是否去医院就医，家属同意立即去 ××× 医院。即做准备工作、预支 4000 元备用及预约出租车，10 时，陪同李奶奶到 ××× 医院急诊就医。急诊挂号后，扶奶奶进入诊室，告知医生奶奶 9 时突然头痛、血压高，医生给其测血压、听心肺等一系列的检查后，说：“目前血压较高，166/95mmHg，先吃药降血压，然后再做 CT、心动超声寻找原因，这是处方及检查单。”把奶奶安排在候诊椅上休息，即刻缴费、预约、拿药。拿药后即刻给奶奶吃 1 片复方降压片及 2 片丹参片。休息片刻奶奶平静了许多，给家属打电话，告知就诊情况，询问还有什么要求，家属感谢并表示无要求，而后预约出租车回家。

12 时回到养老公寓，让李奶奶上床休息，准备中餐。交班病历、药品，预支 4000 元，挂号、CT、超声、药品、来回出租车费用共计 3020 元，余 980 元。

思考题

1. 阐述制订陪同就医计划的关键环节。
2. 陪同就医过程中的观察内容有什么？
3. 如何理解陪同就医记录要“真实连续”？

案例分析与解答

1. 如何制订陪同就医计划？

答：制订陪同就医计划需要关注以下问题。

（1）陪同就医的时间、地点、目的。

（2）陪同者，不同陪同者的分工内容及配合。

（3）物品准备清单。

（4）合适的交通工具。

（5）陪同就医注意事项。

（6）风险预估及应急预案。

2. 如何做好陪同就医前的各项准备工作?

答:(1)自身准备:着装适宜、饮水工具、如厕、心理状态。

(2)长者准备:病情允许、自理及心理状态、协助如厕、空腹以备检查。

(3)物品准备:①就医资料:身份证、医保卡、上次就医的门诊病历、化验单、检查报告、门急诊手册、护理记录等。②生活用品:水杯、卫生纸、糖块、轮椅、靠垫、手提袋等。③预支医疗备用金,一般在 2000 ~ 5000 元。

(4)交通准备:选择便捷、安全的路线及交通工具,一般乘出租车。

(5)监护人准备:长者出现身体不适要第一时间告知其情况,得到监护人认同。

附　陪同就医准备清单

就医前	事　项	内容	陪同人	照护人	驻院医生
个人情况					
□	老年人姓名				
□	就医地点				
□	就医的原因				
□	主要症状				
□	目前用药				
□	既往史				
□	家族史				
□	过敏史				
□	精神状态				
□	自理程度				
做功课					
□	其他陪同就医人员				
□	交通工具				
□	出发时间				
□					
就医资料					
□	医保卡				
□	门急诊手册				
□	护理记录				
□					
生活用品准备					
□	水杯				
□	坐垫				
□	卫生纸				
□	手提袋				
□	糖块				
□	轮椅				
其他					
□	备用金				
就医中	特殊事项	内容	陪同人	照护人	驻院医生
病情变化					
□					
□					
医生特殊交待					
□					
□					
就医诊疗资料					
□					

第二节 陪同购物

陪同购物师这一职业诞生于欧美，国内自 20 世纪 80 年代末以来，也开始出现色彩顾问陪同购物师，简称“服装陪购”。这是一种新兴的职业，是由专业的整体形象顾问利用科学的技能为客户进行陪同购物的选购和指导工作，帮助客户有效地选购适合其色彩和款式风格的服装与配饰，并教导顾客学习和掌握适合自身的服饰规律。这个职业植入养老的背景是因为空巢、高龄的老年人越来越多，陪同购物的需求也越来越多。本节主要介绍陪同长者购物的相关事宜，如陪同购物的准备、流程以及注意事项。

技能目标

1. 会描述陪同长者购物的准备。
2. 能掌握陪同长者购物的照护。
3. 能掌握陪同长者购物的注意事项。

案例导入

王阿姨 1 个月后要参加侄子的婚礼，想买身时尚大方的衣服，于是就申请明天陪同购物的需求。我在网上商城搜了一些衣服，将其款式、材质、价格给王阿姨看，了解了王阿姨的倾向款式并沟通了预算后，确定了去附近的奥特莱斯商场，规划了路线与时间。

王阿姨到商场后看到很多喜欢的款式很兴奋，试衣服也很高兴，挑选了几款衣服也很合适，可最后一看价签就不买了。

1. 衣服很合适，王阿姨为什么没有买？
2. 照护师在陪同购物前需要做哪些准备？

一、陪同购物的概念

陪同购物指陪同老年人有效地选择合适的商品，负责携带保管，并照顾老人的出行。

二、陪同购物的影响因素

1．老年人的年龄、身体状况。
2．老年人对选购物品的预期价格。
3．老人感觉到被认同和尊重。
4．路线选择与时间安排。

三、陪同长者购物的照护

（一）制订陪同购物的流程

1．陪同购物前的准备

（1）根据老年人及监护人的委托，依据老年人的能力、需要、喜好及安全方面的因素，制订陪同购物计划。

（2）和老年人一起制订一个购物清单，内容包含路线、交通工具、需要购买的物品、预期的价格以及匹配的商场。

（3）根据天气携带出行必备物品，如水杯、雨伞、购物袋等。

2．陪同长者购物

（1）按计划和购物清单进行购物。

（2）购物过程中，照护人员要注意维护老年人自尊心，帮助老年人砍价及清点钱和物，保障物品的质量。

（3）携带保管好所购商品，做到不遗失；账物相符。

3．陪同长者购物后

（1）陪同购物后将长者送回家中和养老院房间，并交予所管家属及照护人员。

（2）及时记录总结，针对购物过程中的不足和缺陷不断完善和改正，保障老年人购物满意、舒心、安全、轻松。

（二）陪同长者购物的注意事项

1．根据老年人需求，目标清晰，理性购物。

2．按预算选商场，只买对的、更为经济的物品。

3．记录用具随身带，详细记录开支。

4．老年人体力有限，在陪同购物过程中注意观察老年人的反应，如有不适，根据情况及时处理。

5．选择购物路线时注意厕所的位置，提醒老人及时如厕。

四、观察与记录

（一）观察

1．观察内容　①长者购物的精神状态；②商品的质量；③长者对价格的预期。

2．观察方法　①观察法；②触摸法；③询问观察法。

（二）记录

1．记录内容

记录陪同购物的时间、原因、商场名称、购物过程、付款情况、过程中长者状态及监护人态度等，应真实有效、完整连续。

2．记录模板

2017年8月8日9点，陪同××房间的李奶奶去附近××商场购物。购物前经测量生命体征正常，测血压100/70mmHg，脉搏78次/分，与家属沟通，同意到××商场购物。

步行15分钟来到商场，直奔服装柜台，依据购物清单和价格预期，挑了几套符合李奶奶颜色喜好的衣服，为李奶奶试穿其中的2套，李奶奶挑了1套淡蓝色的，很雅致，都夸李奶奶穿这一套很有气质，质地很好，也不贵（385元）。李奶奶付了钱，高兴地回到住处，回来后嘱喝水，休息，购物过程无异常。

思考题

1. 如果您认为老人选购的衣服和本人气质并不相符，您如何建议？
2. 如果老人一直在表达这里的东西都很贵，您应该怎样处理？
3. 如果老人贪图便宜想买马上过期的食物，您怎样建议？

案例分析与解答

1. 衣服很合适，王阿姨为什么没有买？

答：主要在陪同购物前没有做好购物前的准备，尤其对陪同购物的长者的喜好、购物价格心理预期等了解不够，因此尽管喜欢，但太贵，超过心理预期，所以没有买。另外选择的商家不匹配，奥特莱斯商场是高消费人群的场所，而陪同购物长者是实惠的购物者，因此长者不愿意买。

2. 照护师在陪同购物前需要做哪些准备？

答：（1）根据长者及监护人的委托，依据长者的能力、需要、喜好及安全等因素，制订陪同购物计划。

（2）和长者一起制订一个购物清单，内容包含路线、交通工具、需要购买的物品、预期的价格以及匹配的商场。

（3）根据天气携带出行必备物品，如水杯、雨伞、购物袋等。

第五章　急人所急　拥抱生命——助急照护

第一节　心搏骤停急救

心搏骤停是指各种原因引起的心脏突然停止搏动，泵血功能丧失，随即出现意识丧失、呼吸停止、脉搏消失，致全身组织缺血缺氧，造成全身系统不可逆损害甚至死亡。心搏骤停 3 秒时患者即感头晕，10 ～ 20 秒即可发生昏厥或抽搐，60 秒后瞳孔散大，呼吸可同时停止，亦可在 30 ～ 60 秒后停止，4 ～ 6 分钟后大脑细胞有可能发生不可逆损害。如果我们在照护长者时，长者突发心搏骤停，要如何应对？本节主要介绍“急救生存链”、心搏骤停的判断识别、现场基础生命支持技术。

技能目标

1. 能理解院外“急救生存链”的环节。
2. 掌握判断长者心搏骤停的方法。
3. 能熟练地为心搏骤停的长者进行胸外心脏按压。
4. 会记录心搏骤停长者的救治过程。

案例导入

李奶奶，80 岁，于 3 个月前入住某养老机构。既往有冠心病。早餐后在房间活动时，突然摔倒，出现全身抽搐，意识丧失。

1. 李奶奶出现了什么状况？如何识别？
2. 如何正确呼叫急救人员？
3. 假如您是值班人员，应如何应对？
4. 请您根据李奶奶的救治过程书写一份不超过 200 字的记录。

结合上述案例我们了解到，在我们照护长者过程中会遇到长者突发心搏骤停的情况。为了提高心搏骤停长者存活率，必须采取有效的急救措施，立即进行心肺复苏——现场基础生命支持技术。大量实践表明，4 分钟内进行复苏者可能有 50% 的人被救活；4 ～ 6 分钟开始进行复苏者，10% 可以被救活；超过 6 分钟者存活率仅为 4%；10 分钟以上开始进行复苏者，存活率几乎为 0。本节将会带领大家了解、学习院外“急救生存链”，识别心搏骤停，掌握心搏骤停的初级技术——基础生命支持等知识。

一、院外“急救生存链”

对于心搏骤停的长者，紧急的救治程序是救治成功的关键，而这一紧急的救治程序可以通过“生存链”来表示。2016 年美国心脏协会提出了院内和院外两条“急救生存链”，院外“急救生存链”由五环三个阶段组成，见图 5-1-1。

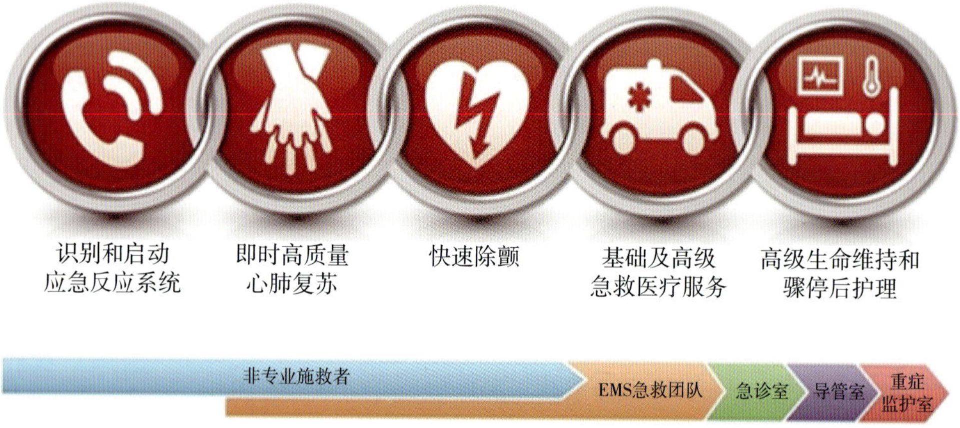

图5-1-1　院外心搏骤停生存链（美国心脏协会）

五环分别是：“识别和启动应急反应系统”“立即开始高质量心肺复苏”“快速除颤”“基础及高级急救医疗服务”“高级生命维持和心搏骤停后护理”。这五环要做到环环相扣。

1．识别和启动应急反应系统　识别和启动应急反应系统是指第一目击者能够在第一时间识别长者无意识、无呼吸或无效呼吸，立即呼叫启动应急反应系统。公众良好的教育和有效的急诊通讯系统可以强化这一环节。

2．立即开始高质量心肺复苏　立即开始高质量心肺复苏是重要的第二环节，照护者立即开始心肺复苏，可以使有效挽救心搏骤停长者的时间延长；在基本救助人员（包括警察、保安人员、消防队员等）到达之前，基础心肺复苏足以维持生命。

3．快速除颤　快速除颤是最关键的第三环节。自动体外除颤器的出现使得非专业人员能安全地除颤；基本救助人员（包括警察、保安人员、消防队员等）要比急救医疗服务系统的一线人员提前数分钟到达现场；为了缩短开始除颤的时间，应该是基本救助人员而不应该是医护人员开始除颤。

4．基础及高级急救医疗服务　基础及高级急救医疗服务是指训练有素和装备齐全的工作小组在救护车或其他交通工具上尽早进行的干预治疗。工作小组成员包括医生、护士、其他卫生人员以及接受过培训的院前急救人员。

5．高级生命维持和心搏骤停后护理　高级生命维持和心搏骤停后护理是急救生存链的最后一环，是复苏后治疗，由专业人员在急诊室或监护室进行。

标准的五环全过程，可分为三个阶段，即基础生命支持（basic life support，BLS）、高级心血管生命支持（advanced cardiovascular life support，ACLS）、复苏后治疗（post-cardiac arrest care）。基础生命支持阶段由非专业人员或专业人员实施，内容包括五环中的前三环；高级心血管生命支持阶段由急救团队或在急诊室由专业人员实施；复苏后治疗阶段是在急诊室或监护室由专业的人员，对长者进行高级监测和目标体温管理。

从"急救生存链"的构成可以看出在心搏骤停的长者急救过程中需要急救系统间的紧密配合。心搏骤停的长者生存主要取决于照护者的救治，因此照护者必须能够识别心搏骤停，并能紧急呼救，实施心肺复苏术，并早期除颤，直到专业的急救医疗服务（emergency medical service，EMS）团队到达并对患者实施救治。

二、识别心搏骤停的方法

（一）心搏骤停的表现

1．突然摔倒，意识丧失，面色迅速变为苍白或青紫。

2．大动脉搏动消失，触不到颈动脉或股动脉搏动。

3．呼吸停止或呈叹气样呼吸，进而停止。

4．双侧瞳孔散大。

5．可伴有因脑缺氧而引起的抽搐和二便失禁，随即全身肌张力丧失。

（二）心搏骤停的识别方法

作为专业人员，通过判断长者的意识、呼吸及大动脉搏动三项内容，判断心搏骤停；作为非专业人员，可以不判断长者的大动脉搏动。

1．判断有无意识　照护者拍打长者的双肩，分别于双耳处呼叫："×××，您怎么样了？"要求轻拍重叫（图5-1-2），以此来判断长者的意识情况，如无反应则视为无意识。

2．判断有无呼吸及大动脉搏动　颈动脉是常用的脉搏评估部位，位于气管与颈部胸锁乳突肌之间的凹陷处。呼吸检查应暴露胸腹部皮肤，查看长者有无胸腹部起伏。照护者将示、中指并拢，置于患者气管正中部位，男性可置于喉结处，然后向抢救者一侧滑移2～3横指触及颈动脉有无搏动。同时观察长者暴露的胸腹部有无

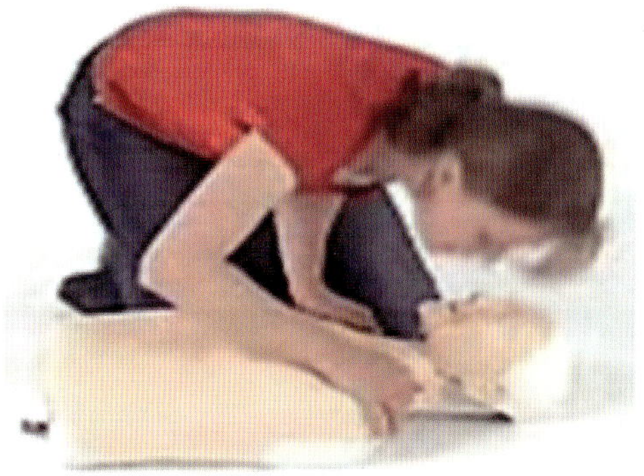

图5-1-2　呼叫方法

胸廓起伏，以此判断是否无呼吸或为无效呼吸。评判有无呼吸及大动脉搏动的时间要求小于 10 秒。

识别出长者为心搏骤停，要进行呼救，呼救方法包括现场呼救及电话呼救，现场呼救即大声呼喊周围的人帮助救治，电话呼救即立即启动 EMS，主张用手机拨打 120 或 999，可以获得实时指导。呼救内容为：事件发生地点、事情经过、患者情况、需要何种救助、是否需要电话指导、联系方式等。

三、心肺复苏技术

对心搏骤停者采取一系列的急救措施，通过胸外心脏按压形成暂时的人工循环，通过开放气道和人工呼吸纠正缺氧，促进恢复自主呼吸，通过电击除颤转复可除颤心律，促使心脏恢复自主搏动，并通过药物作用进一步促使自主循环迅速恢复（recovery of spontaneous circulation，ROSC），最终实现脑神经功能的存活。其目的是保护脑和心脏等重要器官并尽快恢复自主呼吸和循环功能。心肺复苏包括三个连续的过程，即基础生命支持、高级复苏后治疗、复苏后生命支持。本节仅介绍基础生命支持。

基础生命支持指专业或非专业人员就地进行的徒手抢救，其目的是向心、脑及全身重要器官供氧，以便进一步生命支持取得更大的效果。基础生命支持（BLS）包括：评估判断，呼叫急救医疗服务系统（EMSS），C 胸外心脏按压（circulation）、A 开放气道（airway）、B 人工呼吸（breathing）和 D 电除颤（defibrillation）等基本抢救方法。主要用于发病和（或）致伤现场的急救。作为一名照护者，要掌握基础生命支持技术。

（一）胸外心脏按压技术

胸外心脏按压是通过增加胸腔内压力和（或）直接按压心脏从而促进体内血液流动，以保证脑部、心脏及其他重要器官的血液灌注。

高质量的胸外心脏按压的标准包括：按压频率 100 ~ 120 次 / 分，按压深度 5 ~ 6 厘米，按压后保证胸廓充分回弹，尽量减少因检查或治疗造成的按压中断。

1．复苏体位　按压时长者必须保持平卧位，使长者卧于平整的地面或硬板上。如果长者躺卧在软床上，应将木板（复苏板）放置在长者身下，以保证按压的有效性。

2．按压部位　胸骨下半部，即两乳头连线与胸骨交界处（图 5-1-3）。

3．按压方法　照护者跪在或站在患者一侧，一手掌根放在按压部位上，另一手叠放其上，保持双手掌根同向重叠，十指交叉向上翘起，用掌根的合力，使肩与掌根垂直，双臂伸直，肘不能弯曲，上半身前倾，使肩、肘、腕位于同一轴线上，并与患者身体平面垂直；以髋关节为支点，垂直向下、用力、有节奏地按压，频率 100 ~ 120 次 / 分，深度 5 ~ 6 厘米；按压与放松时间比为 1：1，且放松时手掌不应离开胸壁（图 5-1-4）。

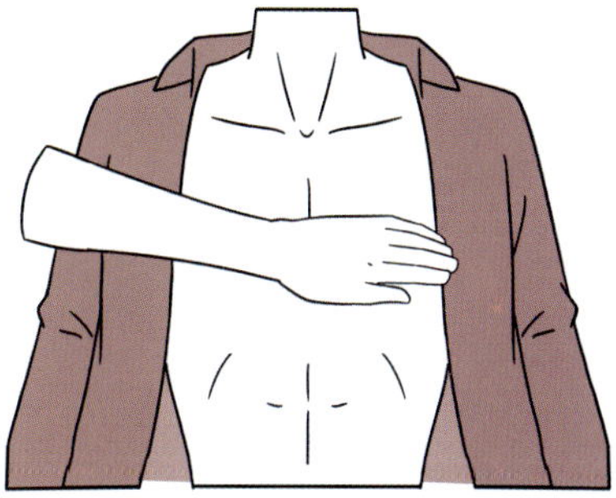

图5-1-3　按压部位

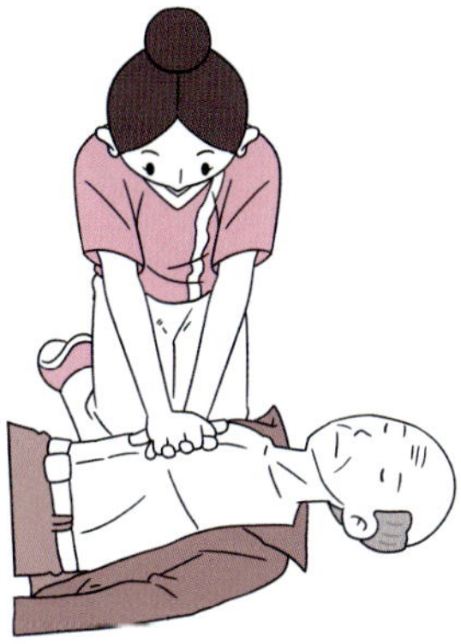

图5-1-4　心脏按压方法

4．胸外心脏按压过程中需注意的问题

（1）按压通气比：30∶2，即给予30次胸外心脏按压后，给予2次人工通气，5个循环为一个周期，时间约为2分钟。

（2）尽量减少按压中断：连续按压不间断可以使灌注至脑部、心脏及其他重要器官的血流增加，避免按压者疲劳而影响按压质量。

（3）检查效果的时间：每5个循环或2分钟检查一次。

（4）有两个复苏者时，每2分钟改变一次按压和通气的角色，以避免按压疲劳和胸部按压的质量的变化。轮换时动作要快，时间最好小于5秒钟，尽量减少按压中断。

（5）按压时应高声报数，匀速读数。

（二）开放气道技术

开放气道的方法有两种，即仰头抬颏法和推举下颌法。前者开放气道的效果最佳，使用最多；后者仅在怀疑长者有颈椎受伤时使用。开放气道可以解除由于舌后坠或软腭引起的气道阻塞。

1．仰头抬颏法　照护者一手的小鱼际置于长者前额发际，用手掌把额头用力向后推，使头部向后仰，另一手的示指和中指并拢置于颏部的骨性部分，向上提起，使长者的下颌角或耳垂与地面呈90°（图5-1-5）。需要注意的是此种开放气道的方法适用于没有头和颈部的创伤的长者，操作过程中勿过度上提下颏，以免口腔闭合；勿用力压迫颏下软组织，以免阻塞气道。

2．推举下颌法　照护者站在长者的床头，面向长者，以双肘为支点，在保证头部和颈椎固定的情况下，双手的四个手指分别放在两侧下颌骨上，抓紧长者的双侧下颌骨向上推举，推举至长者的下颌角或耳垂与地面呈90°，同时双手的拇指下意识地向下推下颌，以防止长者的口腔闭合，影响气道的开放效果。当长者有头颈部损伤时，首选推举下颌法（图5-1-6）。

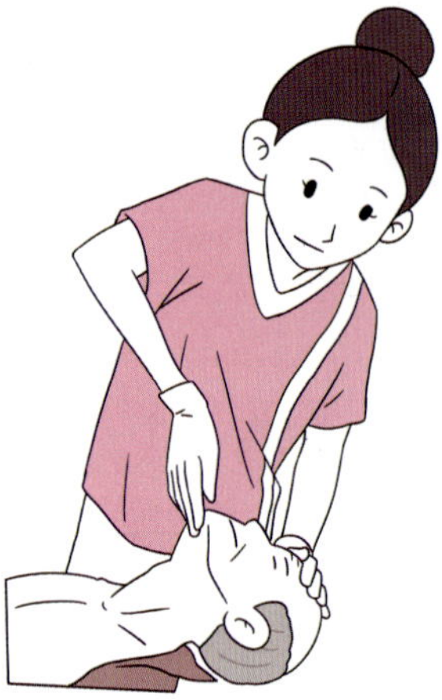

图5-1-5　仰头抬颏法

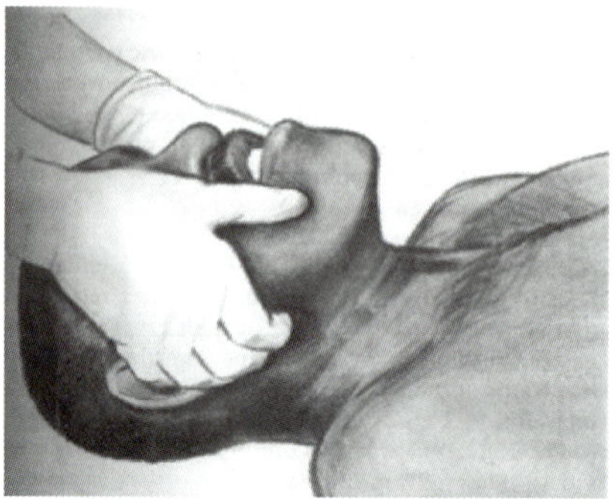

图5-1-6　推举下颌法

（三）人工通气技术

人工通气是用人工方法借助外力来推动肺、横膈以及胸廓的运动，使气体被动进入和排出肺，以保证机体氧的供给和二氧化碳的排出。

基础生命支持（BLS）阶段使用的通气方法主要有以下几种：口对口人工呼吸、口对鼻人工呼吸、口对通气防护装置人工呼吸、简易呼吸器人工呼吸。

1．口对口人工呼吸方法　照护者在长者的一侧，开放气道后，用一手拇指和示指，捏住长者的鼻孔，以防吹气时气体从鼻孔溢出。正常吸气后，用双唇包严患者的口唇，吹气持续超过1秒，确保长者胸廓起伏；松口、松鼻超过1秒，观察胸廓回落后，给予第二次通气。需要注意，每次连续进行2次吹气，第一口气吹完，松口的同时松开捏住长者鼻孔的拇指和示指，侧转头吸入新鲜空气，再吹第二口气（图5-1-7）。

2．口对鼻人工呼吸方法　照护者在长者的一侧，稍上抬患者下颌并封住口唇，正常吸气，用口唇封罩住患者鼻孔，保持密闭，吹气超过1秒，保证胸廓有起伏；松鼻超过1秒，胸廓充分回落后，给予第二次通气。

适用于牙关紧闭、口不能张开、口对口密封困难、口腔周围严重外伤或其他原因不适宜口对口吹气等情况。口对鼻通气是可行、安全和有效的。但若鼻出血或阻塞，禁用口对鼻人工呼吸。

3．口对通气防护装置人工呼吸方法

（1）照护者站在长者的床头，面向长者，以双肘为支点。

（2）在开放气道后，将通气防护装置放置于口鼻腔上，用双手拇指固定通气防护装置，其余四指抓紧长者的双侧下颌骨向上推举。

（3）正常吸气后，用双唇包严通气防护装置，吹气持续超过1秒，确保长者胸廓起伏；观察胸廓回落后，给予第二次通气。利用屏障作为工具进行吹气，可以有效地防止交叉感染（图5-1-8）。

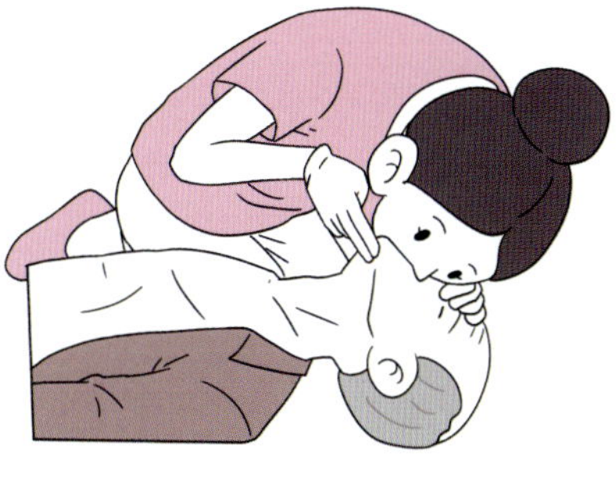

图5-1-7　口对口人工呼吸

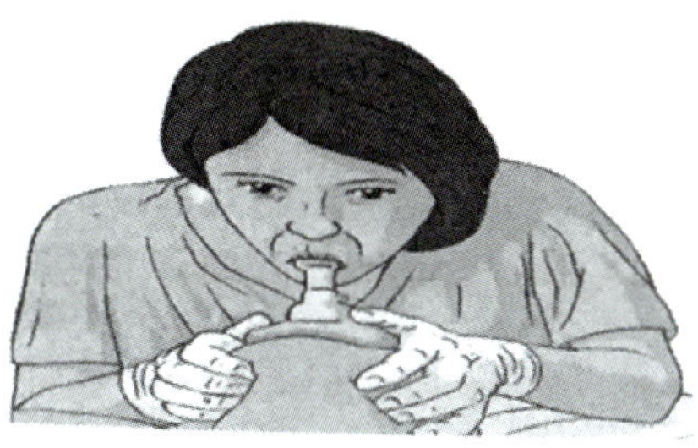

图5-1-8　口对通气防护装置人工呼吸

4．简易呼吸器人工呼吸方法

（1）照护者站在长者床头，一手持球体，另一手持面罩。

（2）将面罩扣在口鼻处，尖端朝向长者头部，宽端向长者脚侧。

（3）左手做成两个字母状，一个是 C，一个是 E。拇指和示指做成字母 C 状，用 C 固定密闭面罩，用余下的三个手指做成字母 E 状，用 E 拉下颌骨，保证气道开放。

（4）另一个手挤压球囊，挤压时间不小于 1 秒，压下 1/3 或见到胸廓上抬即可（图 5-1-9）。

5．有效人工通气的标准

（1）主张小潮气量（400 ~ 600ml），吹入或见胸廓上抬即可。

（2）吹气或送气时间要 > 1 秒。

（3）避免过度通气，主张低频率通气 8 ~ 10 次 / 分。原理：在行心肺复苏时，流经肺部的血液比正常减少，根据通气灌流比，患者所需要的通气量也应较正常减少；此外吹气容积太大和吹气的次数太多，会使胸腔内压力增加，回心血量减少，心排血量降低。

（四）电除颤技术

心室纤颤（室颤）是心搏骤停的主要原因，在无胸外心脏按压时，室颤数分钟内可以转为心室静止，单纯的 CPR 并不能终止心室颤动。除颤是终止室颤的有效方法（图 5-1-10）。早期除颤是决定心搏骤停患者存活的关键。此节内容我们将在中高级课程中学习。

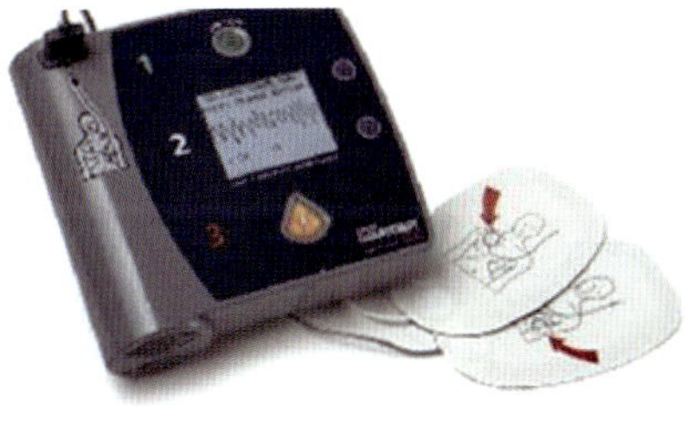

图5-1-9　简易呼吸器人工呼吸

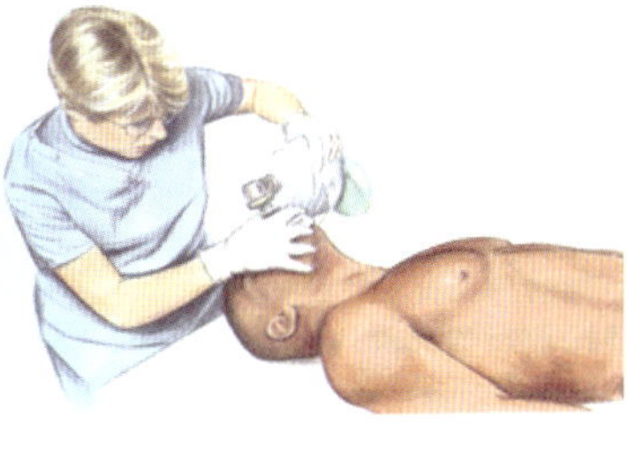

图5-1-10　心脏自动除颤仪

（五）心肺复苏有效的指征

1．患者有反应。

2．自主循环恢复，能摸到颈动脉的搏动。

3．自主呼吸恢复。

4．面色（口唇）由发绀转为红润。

5．血压回升。

6．瞳孔由大变小，甚至有眼球活动。

（六）基础生命支持操作流程

场景描述：在护理或巡视长者过程中，看到长者突然摔倒，出现全身抽搐，意识丧失。

1．判断意识和呼吸

（1）首先拍双肩，呼双耳，判断无意识。

（2）呼叫抢救，记录时间。

（3）胸廓无起伏，判断无呼吸，立即行胸外心脏按压。

2．胸外心脏按压

（1）去枕平卧，快速解开老年人衣领、腰带，暴露前胸。定位：两乳头连线中点。

（2）一手压在另一手上，两手掌根压在胸骨上，用上半身的力量垂直向下按压胸骨，按压深度（力度）正确（胸骨下陷 5 ～ 6 厘米）。

（3）按压频率 100 ～ 120 次 / 分，按压与放松比例相等，按压 / 通气比例为 30 ∶ 2（即按压 30 次，吹气 2 次）。

（4）按压 30 次后开放气道。

3．开放气道

（1）直视口鼻腔，无异物，无义齿。

（2）一只手放在老人前额，将手掌侧置于额头用力向下压前额，使头部向后仰。

（3）另一只手放在下颏骨处，向上抬颏，使老年人的下颌角与耳垂尖的连线与地面呈 90°，以打开气道，行人工吹气。

4．人工通气（人工呼吸）

（1）将老年人口部包绕严密，将气体缓慢、均匀地吹入。

（2）吹气同时用压额部的手的拇指与示指捏紧老年人鼻孔，吹气的同时侧头观察老年人胸廓有无明显抬起。

（3）然后放松鼻孔，使气体自然呼出，再捏紧鼻孔，吹气；连续吹气 2 次（约 4 秒完成 2 次吹气）。

（4）再进行胸外心脏按压，连续 5 个循环，用时约 2 分钟。

5．判断复苏效果　进行 5 个循环后判断复苏效果：①长者有反应；②颈动脉有搏动；③有自主呼吸；④面色、口唇发绀消失，肤色、甲床转红，有瞳孔回缩等生命迹象。

6．整理用物并记录

（1）整理床单位，安慰长者。

（2）洗手，记录时间及整个急救过程。

四、心搏骤停长者的照护

（一）长者的观察

1．观察内容 ①观察面色；②观察生命体征（体温、呼吸、心率、血压）；③观察尿量；④观察意识、瞳孔；⑤观察末梢循环。

2．观察方法

（1）复苏前的识别：意识、呼吸、脉搏。

（2）复苏中的观察：5 个循环约 2 分钟后才能观测意识、呼吸、脉搏以及瞳孔。

（3）复苏后的观察：意识、瞳孔、生命体征、尿量、血压、体温。

（二）照护长者的记录

1．记录内容

（1）记录长者心搏骤停发生时间。

（2）记录识别与呼救方法。

（3）记录基础生命支持的时间与方法。

（4）评价复苏效果并做好记录与交班。

2．记录模板

×× 房间，×××，女，×× 岁，主因“早餐后在房间活动时，突然摔倒，出现全身抽搐，意识丧失”，既往有冠心病史，发现时间为 ××。立即拍双肩、呼双耳，呼叫“××”，无反应，立即呼叫其他照护人员；查看胸廓无起伏，无呼吸。给予复苏体位，解开衣服，立即行心肺复苏。时间 ××，检查复苏效果，×× 有反应，摸到颈动脉搏动，×× 恢复自主呼吸，面色、口唇转为红润。安慰 ××，等待与专业人员进行交接，并进一步检查。

（三）观察与记录的注意事项

1．关注既往有心脏病史的长者。

2．发现意外情况要准确记录时间，及时呼救。

3．及时正确实施救治，事后完善记录。

4．对意外事件的发生及处理过程要记录准确，字迹清晰。

思考题

1. 什么是“急救生存链”？

2. 高质量胸外心脏按压的指标有哪些？

3. 胸外心脏按压时你如何观察复苏成功与否？

案例分析与解答

1. 李奶奶出现了什么状况？如何识别？

答：李奶奶出现了心搏骤停。立即拍双肩、呼双耳，大声呼叫“李奶奶”，无反应，说明李奶奶无意识，此时应立即呼叫其他照护人员；接下来查看胸廓无起伏，说明无呼吸。即可判断李奶奶出现了心搏骤停，需要立即行心肺复苏术。

2. 如何正确呼叫急救人员？

答：（1）现场呼救：即大声呼喊周围的人帮助救治。

（2）电话呼救：即立即启动EMS，主张用手机拨打120或999，可以获得实时指导。呼救内容为：事件发生地点，事情经过，患者情况，需要何种救助，是否需要电话指导，联系方式等。

3. 假如您是值班人员，应如何应对？

答：（1）判断意识和呼吸：①首先拍双肩，呼双耳，判断无意识；②呼叫抢救，记录时间；③胸廓无起伏，判断无呼吸，立即行胸外心脏按压。

（2）胸外心脏按压：①去枕平卧，快速解开老年人的衣领、腰带，暴露前胸。定位：两乳头连线中点。②一手压在另一手上，两手掌根压在胸骨上，用上半身的力量垂直向下按压胸骨，按压深度（力度）正确（胸骨下陷5～6cm）。③按压频率100～120次/分，按压与放松比例相等，按压/通气比例为30：2。④按压30次后开放气道。

（3）开放气道：①直视口鼻腔，无异物、无义齿；②一只手放在老人前额，将手掌侧置于额头用力向下压前额，使头部向后仰；③另一只手放在下颏骨处，向上抬颏，使老年人的下颌角与耳垂尖的连线与地面呈90°，以打开气道，行人工呼吸。

（4）人工通气（人工呼吸）：①将老年人口部包绕严密，将气体缓慢、均匀地吹入；②吹气的同时用压额部的手的拇指与示指捏紧老年人鼻孔，吹气同时侧头观察老年人胸廓有无明显抬起；③然后放松鼻孔，使气体自然呼出，再捏紧鼻孔，吹气，连续吹气2次（约4秒完成2次吹气）；④再进行胸外心脏按压，连续5个循环，用时约2分钟。

（5）进行5个循环后判断复苏效果：长者有反应；颈动脉有搏动；有自主呼吸；面色、口唇发绀消失，肤色、甲床转红，有瞳孔回缩等生命迹象。

（6）整理用物并记录：①整理床单位，安慰长者；②洗手，记录时间及整个急救过程。

4. 请您根据李奶奶的救治过程书写一份不超过200字的记录。

答：××房间，李奶奶，80岁，主因“早餐后在房间活动时，突然摔倒，出现全身抽搐，意识丧失”，既往有冠心病史，发现时间为9：20。立即拍双肩、呼双耳，呼叫“李奶奶”，无反应，立即呼叫其他照护人员；查看胸廓无起伏，无呼吸。给予复苏体位，解开衣服，立即行心肺复苏。9：25检查复苏效果，摸到颈动脉搏动，李奶奶恢复自主呼吸，面色、口唇转为红润。安慰李奶奶，等待与专业人员进行交接，并进一步检查。

第二节　跌倒应急处理

跌倒是指突发的、不自主的、非故意的体位改变，倒在地上或更低的平面上。跌倒是我国伤害死亡的第四位原因，而在65岁以上的老年人中则为首位。老年人跌倒死亡率随年龄的增加急剧上升。跌倒除了导致老年人死亡外，还导致大量残疾，并且影响老年人的身心健康。如跌倒后的恐惧心理可以降低老年人的活动能力，使其活动范围受限，生活质量下降。老年人跌倒的发生并不是一种意外，而是存在潜在的危险因素，老年人跌倒是可以预防和控制的。在西方发达国家，已经在预防老年人跌倒方面进行了积极的干预，大大降低了老年人跌倒的发生率。如果我们在照护长者时，长者突发跌倒，要如何应对？本节主要介绍老年人跌倒的原因、跌倒后处理流程、跌倒应对的注意事项。

技能目标

1. 会分析老年人跌倒的原因。
2. 会应对老年人跌倒的处理。
3. 熟知预防跌倒的措施。
4. 会记录长者跌倒处理过程。

案例导入

李奶奶，80岁，于3个月前入住某养老机构。晨起服药后，从沙发上起来去卫生间，刚走几步，就摔倒在地。既往有高血压、糖尿病史。

1. 李奶奶出现了什么状况？是什么原因？
2. 假如您是值班人员，应如何应对？
3. 如何照护发生此类情况的长者？
4. 请您根据李奶奶的情况书写一份不超过200字的记录。

结合上述案例我们了解到，在我们照护长者过程中会遇到长者突发跌倒的事件，因此需知道减少老年人跌倒的相关知识。

一、跌倒相关知识

（一）跌倒的概念

跌倒是指突发、不自主的、非故意的体位改变，倒在地上或更低的平面上。

（二）跌到的分类

按照国际疾病分类（ICD-10）对跌倒的分类，跌倒包括以下两类：①从一个平面至另一个平面的跌落，如坠床；②同一平面的跌倒，这是一般所知的跌倒。

二、跌倒的原因

跌倒的原因，分为内在因素和外在因素。内在因素包括：生理因素、病理因素、药物因素、心理因素。外在因素包括：环境因素、社会因素。

（一）内在因素

1．生理因素

（1）步态和平衡功能受损：步态的稳定性下降和平衡功能受损是引发老年人跌倒的主要原因。步态的步高、步长、连续性、直线性、平稳性等特征与老年人跌倒危险性之间存在密切相关性。老年人为弥补其活动能力的下降，可能会更加谨慎地缓慢踱步行走，造成步幅变短、行走不连续、脚不能抬到一个合适的高度，使跌倒的危险性增加。另外，老年人中枢控制能力下降，对比感觉降低，躯干摇摆较大，反应能力下降、反应时间延长，平衡能力、协同运动能力下降，从而导致跌倒危险性增加。

（2）感觉系统受损：感觉系统包括视觉、听觉、触觉、前庭及本体感觉，通过传入中枢神经系统的信息，影响机体的平衡功能。老年人常表现为视力、视觉分辨率、视觉的空间 / 深度感及视敏度下降，并且随年龄的增长而急剧下降，从而增加跌倒的危险性；老年性传导性听力损失、老年性耳聋甚至耳垢堆积也会影响听力，有听力问题的老年人很难听到有关跌倒危险的警告声音，听到声音后的反应时间延长，也增加了跌倒的危险性；老年人触觉下降，前庭功能和本体感觉退行性减退，导致老年人平衡能力降低。以上各类情况均增加跌倒的危险性。

（3）中枢神经系统退化：中枢神经系统的退变会影响智力、肌力、肌张力、感觉、反应能力、反应时间、平衡能力、步态及协同运动能力，使跌倒的危险性增加。

（4）骨骼肌肉系统退化：老年人骨骼、关节、韧带及肌肉的结构、功能损害和退化是引发跌倒的常见原因。骨骼肌肉系统功能退化会影响老年人的活动能力、步态的敏捷性、力量和耐受性，使老年人举步时抬脚不高、行走缓慢、不稳，导致跌倒危险性增加。老年人股四头肌力量的减弱与跌倒之间的关联具有显著性。老年人骨质疏松会使与跌倒相关的骨折危险性增加，尤其是跌倒导致髋部骨折的危险性增加。

2．病理因素

（1）神经系统疾病：卒中、帕金森病等。

（2）心血管疾病：直立性低血压、心律失常等。

（3）影响视力的眼部疾病：白内障、偏盲、青光眼。

（4）心理及认知因素：抑郁症，对跌倒危险的认知。

（5）其他：糖尿病低血糖、尿频、尿急。

3．药物因素 研究发现服药、药物的剂量以及复方药都可能引起跌倒。很多药物可以影响人的神志、精神、视觉、步态、平衡等方面而引起跌倒。可能引起跌倒的药物包括：

（1）精神类药物：抗抑郁药、抗焦虑药、催眠药、抗惊厥药、镇静药。

（2）心血管药物：抗高血压药、利尿剂、血管扩张药。

（3）其他：降糖药、非甾体类抗炎药、镇痛剂、多巴胺类药物、抗帕金森病药。

4．心理因素 情绪不稳，害怕跌倒或影响判断而导致跌倒。

（二）外在因素

1．环境因素 昏暗的灯光，湿滑、不平坦的路面，步行途中的障碍物，不合适的家具高度和摆放位置，楼梯台阶，卫生间没有扶栏、把手等都可能增加跌倒的危险，不合适的鞋子和行走辅助工具也与跌倒有关。室外的危险因素包括台阶和人行道缺乏修缮、雨雪天气、拥挤等。

2．社会因素 老年人的教育和收入水平、卫生保健水平、享受社会服务和卫生服务的途径、室外环境的安全设计，以及老年人是否独居、与社会的交往和联系程度都会影响其跌倒的发生率。

三、跌倒处理流程

（一）跌倒处理流程

1．发现长者跌倒，立即判断意识，对清醒者给予安抚。

2．通知专业人员给予专业评估及指挥处理。

3．无专业人员时，应评估长者受伤情况。

（1）轻者：协助长者缓慢起立，坐卧休息并观察。

（2）重者：不要随便搬动，以免二次损伤，加重病情，呼叫120或999。

（二）具体施救措施

1．照护者施救

（1）长者意识不清时，立即拨打急救电话。

（2）有呕吐时，将头偏向一侧，并清理口、鼻腔呕吐物，保证呼吸通畅。

（3）询问是否有剧烈头痛或口角歪斜、言语不利、手脚无力等提示脑卒中的情况。

（4）查看有无肢体疼痛、畸形、关节异常、肢体位置异常等提示骨折的情形。

（5）询问有无腰、背部疼痛，双腿活动或感觉异常及二便失禁等提示腰椎损害的情形。

（6）如有上述任一情况发生，不要随便搬动，以免加重病情，应立即拨打急救电话。

（7）如无上述情况发生，可协助老人缓慢起立，坐卧休息并观察，等待专业人员进一步检查。

2．老年人自救 如果老人平素身体健康，跌倒后肢体也没有感觉到任何不适，在没有人帮助的情况下，应按如下方法起身。

(1) 背部先着地，应弯曲双腿，挪动臀部到放有毯子或垫子的椅子或床铺旁，然后使自己较舒适地平躺，盖好毯子，保持体温，如可能要向他人寻求帮助。

(2) 休息片刻，等体力准备充分后，尽力使自己向椅子的方向翻转身体，使自己变成俯卧位。

(3) 双手支撑地面，抬起臀部，弯曲膝关节，然后尽力使自己面向椅子跪立，双手扶住椅面。以椅子为支撑，尽力站起来。

(4) 休息片刻，恢复部分体力后，打电话寻求帮助——最重要的就是报告自己跌倒。

四、跌倒长者的照护

(一) 跌倒的观察

1．观察内容

(1) 观察长者跌倒时的状态。

(2) 观察意识及生命体征。

(3) 观察疼痛区域及着地的部位。

(4) 观察疼痛部位的皮肤及破损出血情况。

(5) 观察长者的情绪和心理。

2．观察方法

(1) 跌倒时观察法：跌倒时要询问、了解所有观察内容，并及时安抚长者情绪，掌握第一手资料，最好给予影像留存，以便风险转移。

(2) 跌倒后观察法：跌倒后长者经过专业人员评估判断认为“无大碍”后，照护师也不能放松警惕，需要认真观察，因为有时损伤的暴露是需要时间的，如脑血肿或脑出血，连续出血量达到一定程度才会反映出来。因此跌倒后一般要严格观察 3 天，需要长者卧床休息或室内小量活动，严禁剧烈活动。

(二) 跌倒预防措施

1．针对内在因素采取有效措施

(1) 跌倒风险评估：定期给予跌倒风险评估是预防跌倒的重要措施，依据评估结果对长者及家属进行预防跌倒的教育。

(2) 增加肌力锻炼：照护师要针对肌力制订锻炼计划，在强度和耐力锻炼的基础上，适当进行柔韧性锻炼，增加髋部活动及平衡体操，有助于防止跌倒。

(3) 控制慢性病：有效控制慢性病发展的关键是科学服药，控制高血压和高血糖、高脂血症也有助于防止跌倒。

(4) 脑平衡训练：时常做些脑力的平衡训练，如安全的单腿站立、瑜伽等，也有助于预防跌倒的发生。

(5) 避免药物不良反应：凡是可能引起跌倒的药物，如镇静、降压、降糖药物，老年人都应慎用或服药后 1 小时再活动，可减少跌倒的发生。

2．针对外在因素采取措施

（1）改善环境因素：光照明亮、开关方便；地板要防滑，地面、卫生间要保持干燥；地面要平整，去除台阶和门槛，不建议使用小地毯；床和座椅高度平腘窝；家具摆设要方便老人行走；浴室、洗手间安装牢固的扶手、呼叫铃；过道不要有障碍物；楼梯要有明显标识；选择大小合适的衣物及鞋袜。

（2）重视社会因素：照护者对协助长者的日常生活起主要作用；因此应加强对照护者预防跌倒的基本知识的培训，提高长者对照护指导的遵从性。

（三）长者跌倒的照护

1．长者状态持续观察 24 小时

（1）跌倒后 6 小时，必须每 30 分钟观察一次。主要观察精神状况、生命体征、肢体活动状况及其他异常情况。

（2）跌倒后 12 小时，可每 1 小时观察一次。主要观察意识状态、生命体征、疼痛情况、饮食及其他异常情况。

2．长者生活照料到位　一般长者跌倒后应卧床 24 小时，甚至减少活动 3 天，给予休息或安抚情绪，在此期间，助餐、助洁、如厕、服药等生活照护要到位。

五、长者跌倒的记录

（一）记录内容

1．跌倒时的状况描述。

2．跌倒后的评估情况（身体、心理）。

3．跌倒后处理过程的描述。

4．交班重点观察内容。

（二）记录模板

×× 房间，×××，女，80 岁，于 3 月 15 日 6 时晨起服药后，去卫生间，刚走几步，就摔倒在地。立即通知医生护士，并呼叫长者。长者意识清晰，说话清楚，立即陪伴、安抚长者。3 分钟后医生护士到达，测血压 130/80mmHg、心率 104 次 / 分、呼吸 25 次 / 分，医生检查骨关节活动不受限及疼痛，臀部有疼痛，无恶心呕吐，医生指导照护师、护士一起协助长者缓慢移至床上休息并观察，给予尿盆排尿。医生及时和家属沟通，家属表示理解，要求不去医院，但加强观察。希望接班者继续观察，如有异常状态，即可去医院诊治。

思考题

1. 长者跌倒的原因有哪些？

2. 长者跌倒后如何观察？

3. 长者跌倒后如何照护？

案例分析与解答

1. 李奶奶出现了什么状况？是什么原因？

答：李奶奶发生了跌倒。因其既往有高血压、糖尿病史，服用降压药物和降糖药后发生跌倒。

2. 假如您是值班人员，应如何应对？

答：①发现长者跌倒，立即判断意识，对清醒者给予安抚；②通知专业人员给予专业评估及指挥处理；③无专业人员时要评估意识、生命体征、疼痛部位、受伤部位的状况。

轻者：协助老人缓慢起立，坐、卧休息并观察；重者：不要随便搬动，以免二次损伤加重病情，呼叫 120 或 999。

3. 如何照护发生此类情况的长者？

答：(1) 跌倒时观察：跌倒时要询问、了解所有观察内容，并及时安抚长者情绪，掌握第一手资料，最好给予影像留存，以便风险转移。

(2) 跌倒后观察：跌倒后长者经过专业人员评估判断认为“无大碍”后，照护师也不能放松警惕，需要认真观察，因为有时损伤的暴露是需要时间的，如脑血肿或脑出血，连续出血量达到一定程度才会反映出来。因此一般跌倒后要严格观察 3 天，需要长者卧床休息或室内小量活动，严禁剧烈活动。

(3) 跌倒后照护：①每日评估跌倒风险因素，如活动、如厕需求、精神状况、所服药物、环境情况、有无跌倒史、视力状况等。根据评估结果，识别长者存在的风险因素。②依据长者的评估等级给予生活照料，如进餐的协助、如厕的帮助与提醒、正确服药指导以及睡眠质量观察等要及时到位。③给予长者精神心理的支持，如安抚情绪、经常聊天、关注家属的抚慰。④指导长者选择及正确使用辅助工具，如拐杖、助行器等。

4. 请您根据李奶奶的情况书写一份不超过 200 字的记录。

答：×× 房间，李奶奶，80 岁，于 3 月 15 日 6 时晨起服药后，去卫生间，刚走几步就摔倒在地。立即通知医生护士，并呼叫长者，长者意识清楚，说话清楚，立即陪伴安抚长者。3 分钟后医生、护士到达，测血压 130/80mmHg、心率 104 次 / 分、呼吸 25 次 / 分，医生检查骨关节活动不受限及疼痛，臀部有疼痛，无恶心呕吐，医生指导照护师、护士一起协助长者缓慢移至床上休息并观察，给予尿盆排尿。医生及时和家属沟通，家属表示理解，要求不去医院，但加强观察。希望接班者继续观察，如有异常状态，即可去医院诊治。

第三节　噎食急救

食物阻塞气管引起的窒息，俗称“噎食”。噎食是长者在进食过程中，由于各种原因导致吞咽反射迟钝，食物堵塞在咽喉部或卡在食管的狭窄处，甚至误入气管导致通气障碍而窒息。如长者在进食中突然发生严重呛咳、呼吸困难、双手乱抓、表情恐怖、面色青紫等症状，应立即想到噎食。噎食一旦发生，就会严重威胁到长者的健康和生命。第一时间对其进行现场救治很重要，那么我们应如何应对呢？本节主要介绍噎食的救护——海姆立克急救法以及噎食的原因和预防。

技能目标

1. 会识别长者噎食的表现。
2. 会使用海姆立克手法，救治噎食的长者。
3. 能熟知噎食发生的原因。
4. 能掌握预防噎食的措施。
5. 会记录长者噎食的救治过程。

案例导入

谷奶奶，88岁，半自理老人，轻微失智症。早餐时她把一个蛋黄塞进了嘴里，往下咽时导致噎食，出现面色青紫，呼吸困难，表情处于惊恐状态，旁边的老伴和其他老人也着急地呼叫起来。就餐看护的是位上岗2个多月的护理员，见到此情景，立即跑过来，扶谷奶奶站起来，用海姆立克手法使其将鸡蛋黄吐出来，使谷奶奶的呼吸得以改善，挽救了老人的生命。

1. 谷奶奶适宜吃鸡蛋黄吗？
2. 就餐看护服务人员应掌握哪些技能？
3. 如何预防此类情况的发生？

从上述案例我们了解到，在我们照护长者过程中会遇到长者在进食中发生噎食，那么是什么原因导致的呢？下面我们来了解一下吧。

一、噎食的相关知识

（一）噎食概述

1．噎食的定义　噎食是指食物堵塞在咽喉部或卡在食管的第一狭窄处，甚至误入气管，引起窒息。长者在进食中突然发生严重呛咳、呼吸困难，且出现面色苍白或青紫者，即可能是噎食窒息。

2．噎食的表现 进食时长者突然不能说话，并出现窒息的痛苦表情；长者将一手放到咽喉部，呈海姆立克征象（剪刀手）。如为部分气道阻塞，可出现剧烈的咳嗽，咳嗽间歇有哮鸣音，如为完全气道阻塞，则面色及四肢发绀、双眼直瞪、双手乱抓或抽搐，重者意识丧失、呼吸停止、心率快而弱，进而停止。

3．吞咽障碍评估

（1）洼田饮水试验：患者端坐，按习惯喝下 30 毫升温开水。根据饮水结果进行分级：

Ⅰ级：能不呛地一次喝下 30 毫升温水。

Ⅱ级：分两次以上，能不呛地咽下。

Ⅲ级：能一次咽下，但有呛咳。

Ⅳ级：分两次以上咽下，有呛咳。

Ⅴ级：频繁呛咳，难以全部咽下。

（2）判断标准：①正常：Ⅰ级 5 秒之内；②可疑：Ⅰ级 5 秒以上或Ⅱ级；③异常：Ⅲ、Ⅳ、Ⅴ级。

（3）结果判断：①测试结果Ⅱ级以上者可经口进食；②洼田饮水试验Ⅲ级及以下，说明患者存在吞咽障碍；③Ⅴ级则存在严重的吞咽障碍，应禁止经口进食。

（二）长者发生噎食的原因

1．长者因素

（1）牙病或牙齿残缺、咀嚼能力下降是造成噎食的最常见原因。

（2）咽喉部感觉减退，吞咽、咳嗽反射降低，咽喉、食管在生理上和形态上都出现了退行性改变等，也是造成噎食的常见原因。

（3）疾病因素，如脑梗死、脑动脉硬化引起吞咽反射障碍，导致误吞窒息；痴呆长者一次放入口中过多食物易引起噎食；食管癌、食管炎等疾病导致的噎食；帕金森病长者吞咽功能障碍，导致噎食。

（4）药物因素，长者服用某些药物引起的锥体外系不良反应所致噎食。

（5）进食时谈话、说笑、注意力不集中或进食时过快均会引起噎食。

（6）其他因素，如情绪激动，诱发食管痉挛；饮酒过量时，容易失去自控能力，导致噎食。

2．食物因素

（1）黏的、硬的、干的食物均会引起长者噎食，如肉类、芋艿、地瓜、年糕、汤圆、粽子、包子、蛋黄、香蕉、糖果豆子、花生、瓜子等。

（2）烹饪制作的过硬、过干也会导致长者噎食，如制作的食物的形状为圆形，滑溜的鱼圆、肉圆或者大块状食物，如肉类、地瓜、鱿鱼、馒头、包子；带骨刺的食物如鱼、大块排骨等。

二、长者噎食的救护

（一）海姆立克急救法的原理

美国学者海姆立克（Heimlich）发明了一种简便易行、人人都能掌握的急救法，也称“余气冲击法”。海姆立克急救法的原理是利用冲击腹部 - 膈肌下软组织，产生向上的压力，压迫两肺下部，从而驱使肺部残留气体形成一股气流。这股带有冲击性、方向性的长驱直入气管的气流，就能将堵住气管、喉部的食物硬块等异物驱除，使人获救（图 5-3-1）。

（二）海姆立克急救法的操作

海姆立克急救法分为他救法和自救法。

1．他救法　适用于旁边有人时。

（1）立位腹部冲击法：用于噎食后意识清醒者。①抢救者站于长者身后，用双臂环绕长者腰部，令其弯腰，张口，头向前倾。②一手握拳，使拇指掌关节突出点顶住腹部正中脐上 2 横指处。③另一只手的手掌压在拳头上，连续快速向内、向上推压冲击 6 ~ 10 次，按压动作要迅速，压后随即放松。④长者应配合救护，低头张口，便于排出异物（图 5-3-2）。

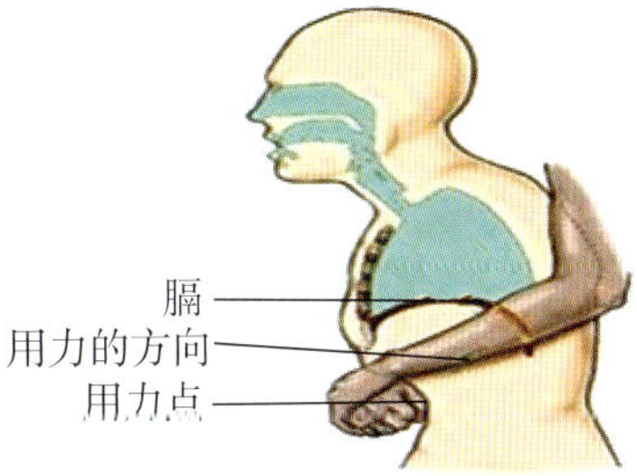

图5-3-1　Heimlich原理

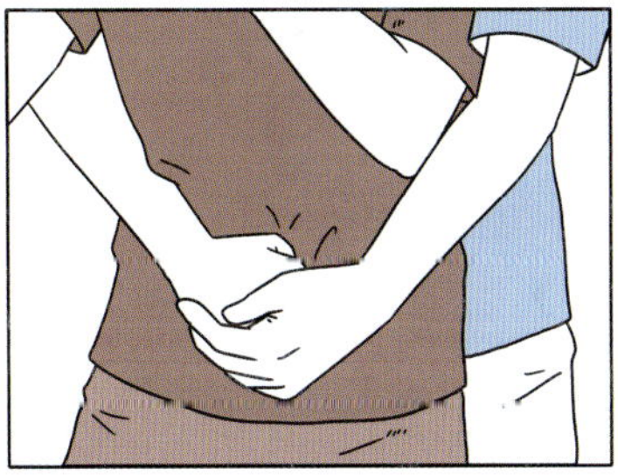

图5-3-2　立位Heimlich急救法

（2）仰卧位腹部冲击法：适用于噎食后意识不清者或不便于站立的长者。①将长者置于仰卧位，解开长者领口；②骑跨在长者髋部两侧；③一只手的掌根置于长者腹部正中线、脐上方 2 横指处，不要触及剑突，另一只手直接放在第一只手的手背上，两手掌根重叠；④两手合力快速向内、向上有节奏冲击长者的腹部，连续 6 ~ 10 次，重复若干次；⑤检查口腔，如异物被冲出，迅速用手将异物取出；⑥检查长者呼吸、心搏，如没有，即实施心肺复苏（图 5-3-3）。

2．自救法　适用于旁边无人，噎食后意识清醒者。

（1）用椅背自救：取站立位，弯腰，身体前倾，使腹部上端、剑突下靠在椅子背部顶端或桌子边缘，对腹部正中线脐上 2 横指猛力施加压力，连续向前倾压 6 ~ 8 次，一般可将异物顶出体外（图 5-3-4）。

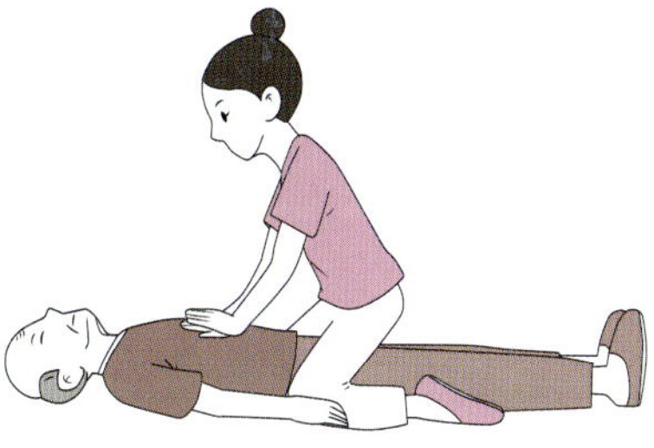

图5-3-3　仰卧位Heimlich急救法

（2）徒手自救：取站立位，身体前倾，一手握拳，使拇指掌关节突出点顶住腹部正中脐上 2 横指处，另一只手的手掌压在拳头上，连续快速向内、向上推压冲击 6 ~ 10 次（图 5-3-5）。

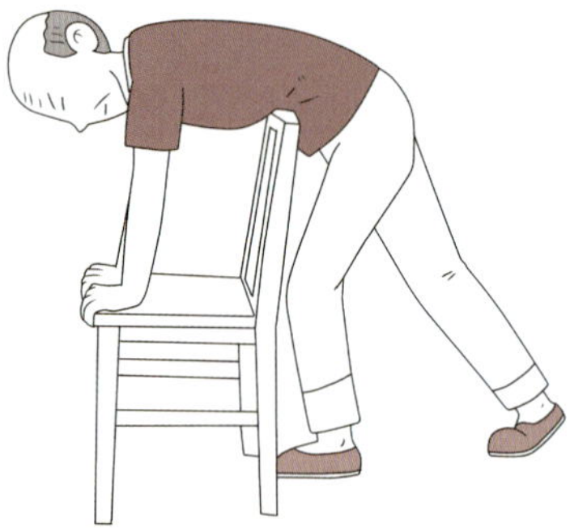

图5-3-4　椅背自救法

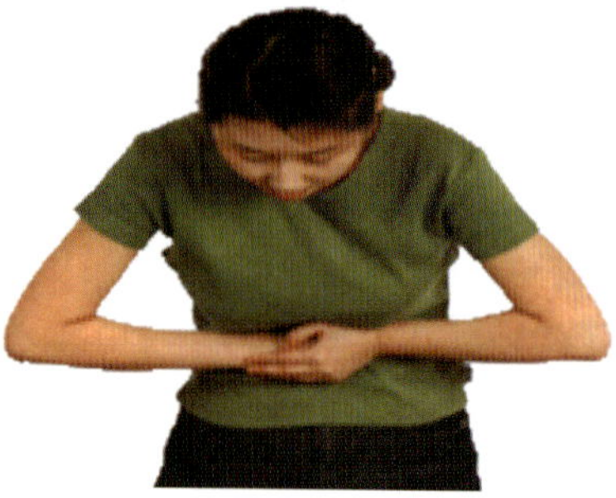

图5-3-5　徒手自救法

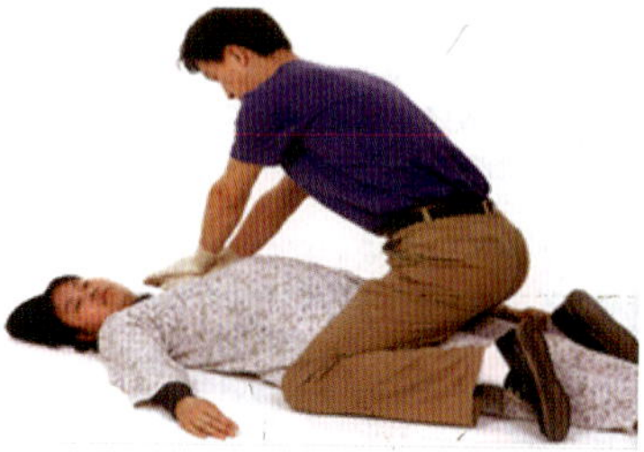

图5-3-6　孕妇他救法

3．特殊人群　用于孕妇和儿童。

（1）孕妇他救法：孕妇突发噎食，则采取仰卧位，施救者骑跨在孕妇髋部两侧，一只手的掌根置于患者胸骨下半段中央，另一只手直接放在第一只手的手背上，两手掌根重叠；两手合力快速向内、向上有节奏地冲击患者的胸部，连续 6 ~ 10 次，重复若干次（图 5-3-6）。

（2）儿童他救法：儿童突发噎食，则采取胸部冲击法和胸部捶打法。①胸部冲击法：使儿童面向上平卧在坚硬的地面或床板上，抢救者跪下或立在其足侧，用两手的中指和示指放在儿童胸廓下和脐上的腹部，快速向上冲击压迫，但要很轻柔，重复，直到异物排出（图 5-3-7）。②背部捶打法：可让小儿俯伏在抢救者膝盖上，头朝下，让其胸廓横过膝而下垂，这样可使小儿的胸部和头部低垂。一只手扶住其外侧，用另一只手有节律地拍击其两肩胛间的背部，使气道内阻塞物排出（图 5-3-8）。

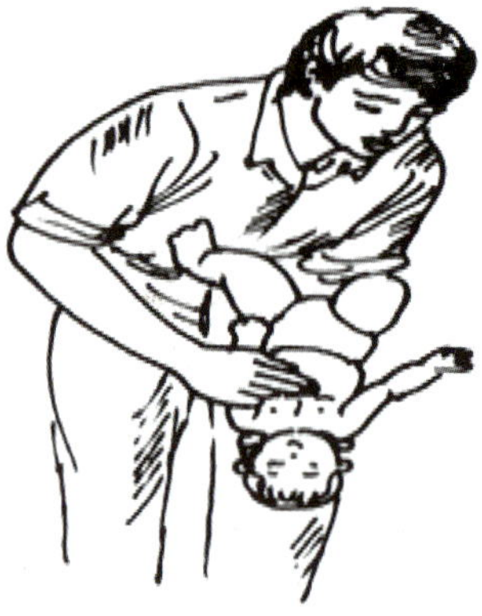

图5-3-7　胸部冲击法

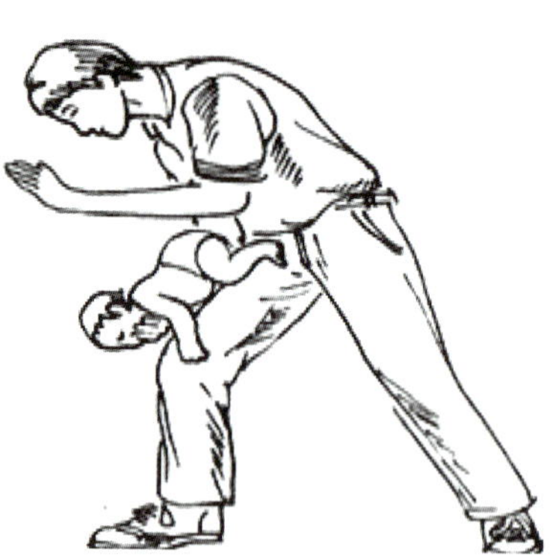

图5-3-8　背部捶打法

（三）噎食急救流程

当一名长者进食时突然不能说话，并将一手放到咽喉部，呈海姆立克征象（剪刀手）时，照护者应立即询问是否被东西卡住了。观察长者能否说话、呼吸、咳嗽，如果能够咳嗽，鼓励其咳嗽将食物咳出。如果咳嗽无效、不能咳嗽，或者意识不清，立即进行海姆立克急救。

三、长者噎食的预防

（一）长者自身因素的预防

照护者要了解长者的进食习惯，根据长者的特点加强进食的照护。

1．长者进食体位正确　长者进食最佳的体位是坐直，头稍前倾位。无论是半自理还是不自理的长者，能坐位进食的长者一定让其坐位进食。

2．长者进食时做到“四宜”

（1）进食宜慢，每餐进食时间不少于 30 分钟。

（2）饮酒宜少，刺激性食物要少食。

（3）心宜平静，进食时要情绪平稳、心情愉悦。

（4）食不宜语，专心致志地享受餐食。

做到规律、均衡、适量、小口、细嚼慢咽，饭前先喝少量汤。

3．有义齿长者进食　有义齿长者要尽量不进圆形、滑溜、黏性的食物，以免黏牙，出现气道异物或噎食。

4．吞咽困难的长者　吞咽困难、面肌痉挛、唇舌震颤的长者进食，可将食物打成糊状，但不要太稀。缓慢进餐，协助喂食，不可催促长者，忌食馒头、饼及坚硬的、长条、大块食物，若须吃可将馒头、饼泡在汤或牛奶、豆浆中充分软化、捣碎成半流质，长条、大块的食物切成细块并充分咀嚼，以免引起误吸或噎食。

（二）食物制作因素的预防

预防噎食应从食物制作源头严格把关。要做到食物松软，并加强饮食管理，观察长者的食量、食速及体位，对暴饮暴食的要加以控制数量和速度，小口送食。

（三）就餐看护的内容

1．就餐前看护准备

（1）环境准备：①室内通风，排除异味、空气新鲜；②适宜照明，黄色灯光，质朴简单；③温馨宁静，优雅素壁，轻松愉悦；④清洁舒适，窗明几净，温度适宜。

（2）用物准备：①桌椅；②餐具。

（3）老人准备：①提醒长者如厕；②餐前洗手，穿戴围裙；③摆放进餐体位；④为老人合理打餐，不浪费；⑤防呛咳，喝温凉水刺激吞咽神经。

2．进餐时看护

（1）能完成的一定让老人自己完成进餐。

（2）鼓励老人进食，不催促老人进食。

（3）防噎食，注意力集中，不说笑。

3．进餐后照护

（1）及时撤去餐具，协助老人洗手、漱口。

（2）进餐后 30 分钟不平卧、不剧烈活动。

（3）记录进食种类、量、长者反应。

四、长者噎食照护

（一）长者噎食的观察

1．观察内容　观察长者的进食心情、速度、食物类型、有否呛咳。

2．观察方法　就餐时和就餐后观察。

（二）长者噎食的照护

1．寻找噎食原因　从长者自身找原因，如疾病程度、吞咽功能、咀嚼功能是否有问题。从食物源头找原因，如是否制作得硬干、食物发黏。

2．生活照料到位　噎食救治成功后，要让长者休息，各项生活照料均要到位，不要让长者着急，也不要让长者活动量太大。

3．异常情况观察到位　在休息和给予生活照料时均要观察长者有否异常，如精神萎靡、饮食不振、畏寒发热、嗜睡头晕等情况，一旦出现应立即叫医生诊治。

4．心理慰藉到位　发生噎食后长者心理对进食会有恐惧，所以要给予鼓励，也要排解，更要使食物松软、口感好，刺激长者食欲，以减轻恐惧。

（三）长者噎食的记录

1．长者噎食记录内容

（1）记录长者发生噎食的时间、原因。

（2）记录救治的过程与方法。

（3）记录救治后的观察与交班。

2．长者噎食交班记录模板

谷奶奶，88 岁，主因“在早餐吃鸡蛋黄时，突然双手乱动，面色发绀，呼吸困难”，立即评估长者有意识但不能咳嗽，随即给予海姆立克急救法——立位腹部冲击法进行急救。冲击 3 次后，鸡蛋黄从口中排出，奶奶救治成功。安抚奶奶及推奶奶回房间休息，休息 30 分钟后奶奶无异常，继续给予吃早餐。早餐全部吃完，无异常。

思考题

1. 噎食的原因有哪些？
2. 意识清醒长者的噎食急救方法是什么？
3. 请阐述噎食急救流程。
4. 预防噎食的重点有哪些？

案例分析与解答

1. 谷奶奶适宜吃鸡蛋黄吗？

答：谷奶奶高龄、半自理，还轻微失智，故不适宜吃煮鸡蛋，因为鸡蛋黄可导致噎食，应该吃鸡蛋羹。

2. 就餐看护服务人员应掌握哪些技能？

答：为老人就餐看护必须掌握噎食急救的技术。

3. 如何预防此类情况的发生？

答：照护者要了解长者的进食习惯，根据长者的特点加强进食的照护。预防噎食要养成良好的进食习惯，从“五宜”做起，即食物宜软、进食宜慢、饮酒宜少、心宜平静、食不宜语。

第四节　急性损伤的处理

损伤是指人体受到外界各种创伤性因素引起的皮肤、筋骨、脏腑等组织结构的破坏，及其带来的局部和全身性反应。急性损伤是指由于急骤的力所引起的损伤。在为长者服务的过程中出现烫伤、创伤等损伤时如何进行止血、包扎？如何固定、搬运送往医院救治？本节将会带领大家学习现场四大急救技术：止血、包扎、固定、搬运以及正确应对烫伤后的处理。

技能目标

1. 会识别止血的分类及学会止血方法。
2. 会识别包扎的分类及学会包扎方法。
3. 学会固定方法。
4. 会识别搬运的分类及学会搬运方法。
5. 会应对烧烫伤后的处理。
6. 会记录长者急性损伤处理过程。

案例导入

李奶奶，70岁，入住养老机构2年，一天在跑步机上锻炼身体时不幸摔倒，头部着地。检查发现左侧头部出血，左下肢有畸形且活动受限。观察，神志清楚、语利，血压140/80mmHg，心率100次/分，呼吸频率20次/分。

1. 李奶奶出现了什么状况？

2. 假如您是值班人员，应如何处理？

结合上述案例我们了解到，在我们照护长者过程中会遇到急性损伤，比如关节扭伤等，而伤后正确的紧急处理尤为重要，倘若处置不当，不仅会加重原有症状，还会使之转变为慢性损伤，留下后遗症。让我们来学习急性损伤的相关知识。

一、急性损伤概述

（一）急性损伤的概念

1. 损伤的概念　损伤是由各种不同外界因素作用于机体，引起机体组织器官在解剖上的破坏或生理上的紊乱，并伴有不同程度的局部或全身反应。轻者妨碍日常工作与生活，重者威胁生命。急性损伤是指一次或一瞬间的（突然）暴力而造成的损伤。

2. 创伤的概念　因锐性外力或强烈钝性外力作用于机体组织或器官，造成受伤部皮肤或黏膜出现伤口及深在组织与外界相通的机械性损伤。

（二）急性损伤的分类

1. 按病因与发病机制分类

（1）机械性损伤：即创伤，由锐器切割或刺戳、钝器撞击、重物挤压、摔跤、火器等因素造成，是最常见的致伤因素。

（2）物理性损伤：由高温、冷冻、电流、激光、放射线等因素造成的损伤。

（3）化学性损伤：由强酸、强碱、毒气等因素造成的损伤。

（4）生物性损伤：由动物如毒蛇、犬、猫、昆虫等咬、抓、蜇造成的损伤。

2. 按损伤后皮肤完整性分类

（1）闭合性损伤：受伤部位皮肤、黏膜保持完整，可伴有深部器官损伤。如挫伤、扭伤、挤压伤、爆震伤。

（2）开放性创伤：受伤部位皮肤、黏膜完整性遭受破坏，造成深部组织与外界相通。如擦伤、刺伤、切割伤、裂伤、撕脱伤、火器伤。

二、急性损伤的危害

（一）软组织疼痛

急性损伤造成的疼痛多为剧痛、锐痛、刺痛，痛有定处，比较集中，压之明显；

慢性损伤造成的疼痛多为钝痛、胀痛、酸痛，疼痛面积广泛或痛无定处，压痛不甚明显；神经性损伤多为灼热痛、放射痛、麻痛，压之沿神经走行放射；化脓性炎症多为跳痛、烧灼痛，压痛明显，位置表浅已成熟者，有波动。若肌肉、肌腱、韧带、关节囊或软骨损伤，压痛多与损伤部位一致；而筋膜、骨膜等软组织损伤疼痛则由伤处向邻近蔓延；神经损伤疼痛则由伤处向远端沿神经走行方向串痛或放射痛。若属于慢性劳损，疼痛往往在夜间或劳累后加重，且与天气变化有明显关系，即遇风寒湿邪时表现出沉痛、困痛、痒痛，故多在春秋发作，寒冷季节加剧。

（二）韧带松弛

韧带松弛是常见的软组织损伤的危害。韧带部分或全部断裂后，关节失去了正常的约束，稳定性差，常易致扭伤和关节过度运动，长久可形成损伤性关节炎、关节周围骨化。不论是反复轻度的扭伤还是严重扭伤（韧带断裂），均可能引起关节周围不同程度的骨化。

（三）血管舒缩功能紊乱

伤部近心端外固定后，静脉回流受影响；患肢抬高不够，长者主动合理的运动太少；以及过热的熏洗和频繁的不合理的强力按摩等，均可造成血管舒缩功能紊乱。血管舒缩功能紊乱后，表现为持久性局部发热、皮肤发绀和肿胀，晚期呈慢性充血。

（四）损伤性关节炎

损伤性关节炎常常发生在下肢关节，可分为三种不同程度：关节松弛，关节力量软弱，关节稳定性差。关节周围肿胀、疼痛，劳累后加重，休息后减轻。

三、急性损伤的应急处理

急性损伤在日常生活或活动中在所难免，尤其是长者常常因为跌倒摔伤，如常见的踝关节扭伤、股骨颈骨折、股骨粗隆骨折等。而伤后正确的紧急处理尤为重要，倘若处置不当，非但会加重原有症状，还会使之二次损伤，给长者雪上加霜。

（一）急性损伤处理的 PRICE 原则

目前被学术界与专业人士广泛认可的急性损伤的操作处理，要遵循 PRICE 原则。PRICE 的含义是“价值”，寓意急性损伤的正确处理是非常关键的，也是五项处理方法的英文首字母的组合，分别代表保护（protection）、休息（rest）、冰敷（ice）、加压包扎（compression）和抬高受伤部位（elevation）。

1．保护和休息　目的是避免进一步伤害和减少流向受伤部位的血流，因此要立刻停止活动、制动休息，防止重复损伤和加重损伤。

2．冰敷　急性损伤后的按摩和热敷是禁忌的！这是因为会增加受伤部位的血液流量，继而加重肿胀和疼痛。而温度的降低，可以使血管收缩，减少血液流量，减缓炎症，从而缓解疼痛。冰敷在运动损伤的初期非常关键。有一次性的冰袋或者可反复使用的硅胶冰袋，还可用湿毛巾包裹冰块，塑料袋包裹的冰水混合物最为实用。若是在户外，冷水、冰雪或者雪糕都是很好的应急选择。一般来说以 20 分钟左右或冰敷部位产生少许麻木感较为合适，两次冰敷的间隔最好在 3 小时以上。单次冰敷最好不要超过 30 分钟，因局部温度降低过久会使神经反应降低，并引起血管的反射性扩张，反而会增加出血。

3．加压包扎　冰敷过后患处要及时加压包扎，控制伤部运动，避免重复受伤动作，减少损伤后的出血和渗出。使用有弹性的绷带加压包扎效果明显、及时。压力可以在数秒内有效地降低 90% 以上，可见加压包扎是减少血流量的最有效办法。建议每小时松弛 5 分钟，以防止意外。

4．抬高患部　抬高患部也是要达到减少出血和渗出的目的。抬高是相对心脏位置而言的，倘脚踝受伤，伤者坐在椅子上，而把双脚平置时，身体的最低点仍为脚踝，这是错误的。通常将伤处放置于心脏水平 30 厘米以上较为理想，尤其是夜间睡觉时更应如此。

（二）烫伤的应急处理

轻度烧烫伤现场急救措施，应遵循冲、脱、泡、盖、送的五字诀原则。

1．五字诀原则

（1）冲：烫伤发生后，应立即用冷水冲 10 ~ 15 分钟，这样不仅能够降低烫伤处的温度，缓解疼痛，也能够减少烫伤处的渗出和肿胀。不过，切记不可用冰水，因为这样对皮肤及患处的刺激过大。

（2）脱：主要是脱掉烫伤处的戒指、手表、皮带及衣物，不然会加强患部的热伤害，热量不易散去，脱去衣物是为了避免皮肤组织粘连。但切记要用冷水冲洗，冷却后才可小心地将贴身衣服用剪刀剪开，慢慢剥下来，使用剪刀时千万别划伤患处。直接脱下衣物易造成皮肤组织损伤，即“脱掉一层皮”。

（3）泡：一旦发生烫伤，若不能及时用冷水冲，那么用冷水泡 15 ~ 30 分钟也是可以的，同样能起到加速降温、止痛的作用。

（4）盖：做好应急处理后，要用干净布巾或消毒纱布将患处盖住。皮肤对人体有保护作用，烫伤处皮肤损伤，细菌容易通过患处造成感染。实在找不到布巾也可以用保鲜膜在患处缠两圈，既能阻止细菌进入，也不会让患处与其粘连。

（5）送：就是送往医院就诊，尤其孩子、长者发生较重的面积较小的烧烫伤，应先到就近的诊所做些紧急处理，再赶往大医院就诊。

2．烫伤后处理要点

（1）冷水降温的时间以疼痛感消失或被烫部位不红不痛为准。

（2）如果被烫伤的部位有衣物覆盖，要先用冷水浇在衣服上，等衣服冷却后再慢慢地把衣服轻轻地剪掉或脱掉。

（3）若出现水疱，不要把水疱弄破；如果水疱已破，要让里面的液体流出，尽可能不要让创面裸露出来。

（4）严重的烫伤经现场及降温处理后，要尽快去医院由医疗人员进行治疗。降温越早，水温越低（不能低于 5℃，以免冻伤），效果越好。伤处起水疱，不可浸泡，以防感染。

（三）急性损伤的常规处理

1．止血

（1）止血的目的：是为了控制出血，保持有效的血容量；防止休克，为成功救治赢得时间；挽救生命。

（2）止血方法：现场止血方法分为 5 类。

1）指压止血法：用手指将出血部位近心端的动脉血管按压在骨骼上，使血管闭塞、血流中断而达到临时止血的目的。适用于动脉破裂出血的临时止血（图 5-4-1 ～图 5-4-8）。

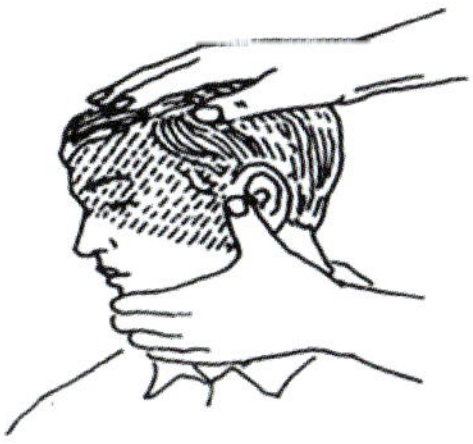

图5-4-1　颞浅动脉指压法

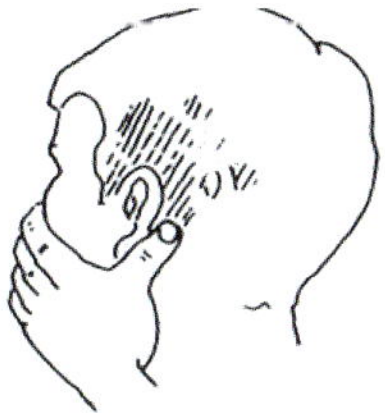

图5-4-2　耳后动脉指压法

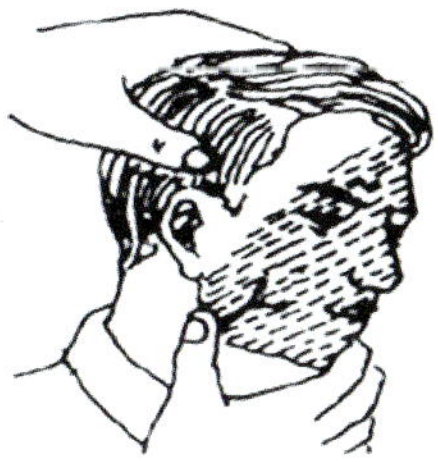

图5-4-3　面动脉指压法

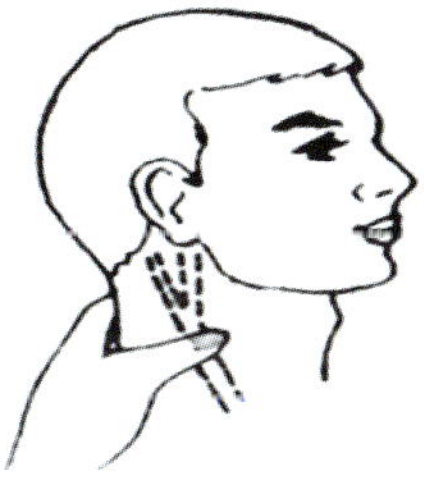

图5-4-4　颈总动脉指压法

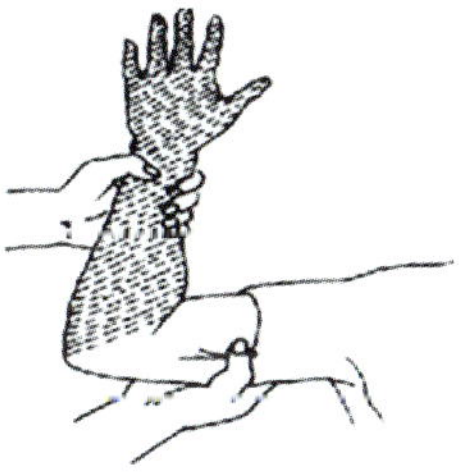

图5-4-5　肱动脉指压法

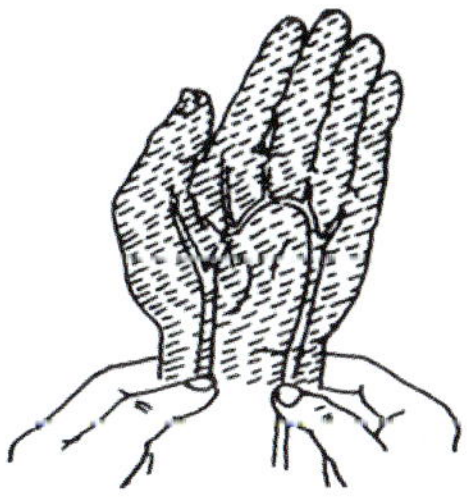

图5-4-6　桡尺动脉指压法

2）伤口压迫止血法：伤口覆盖敷料，以手掌或手指直接用力压迫，使出血停止。适用于小动脉、静脉、毛细血管的止血（图 5-4-9）。

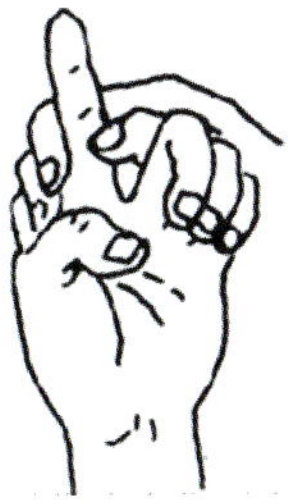

图5-4-7　指动脉指压法

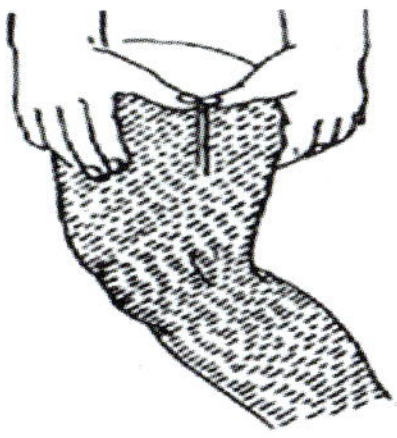

图5-4-8　股动脉指压法

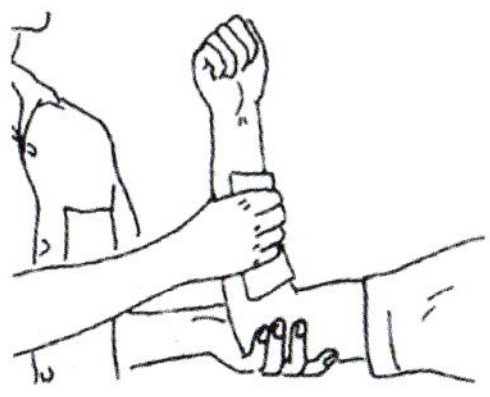

图5-4-9　伤口压迫止血法

3）加压包扎止血法：伤口覆盖较厚敷料后，用绷带或三角巾等适当增加压力包扎。适用于静脉出血和毛细血管出血，有碎骨时禁用。

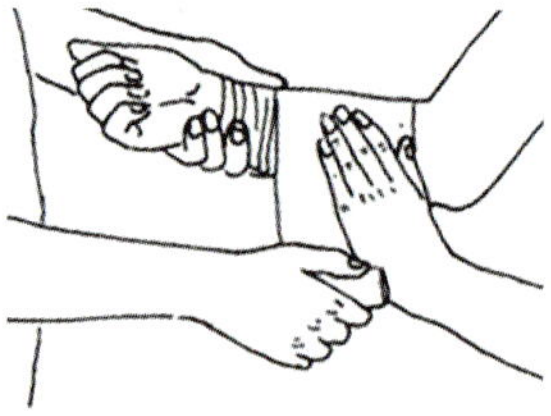

图5-4-10 加压包扎止血法

操作流程：①术者站于长者伤侧；②用无菌纱布覆盖伤口；③外加纱布垫；④用绷带或折叠成条状的三角巾加压包扎；⑤包扎后抬高患肢（图 5-4-10）。

4）填塞止血法：用无菌或洁净的布类填塞伤口。适用于腹股沟、腋窝、鼻腔、宫腔出血以及非贯通伤、组织缺损等（图 5-4-11）。

操作流程：①术者站于长者伤侧；②用无菌纱布填塞伤口，填紧填满，做好彻底止血的准备之前，不得将填入的纱布抽出；③用绷带或折叠成条状的三角巾加压包扎，外部加压敷料应超出伤口至少 5 厘米。

5）止血带止血法：适用于四肢大动脉破裂出血时的急救（图 5-4-12）。

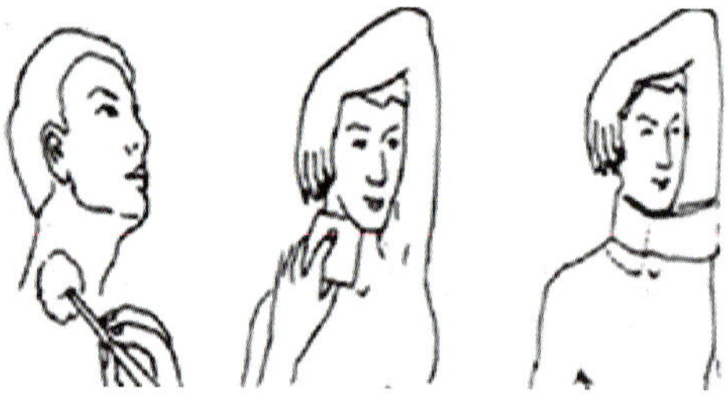

图5-4-11 填塞止血法

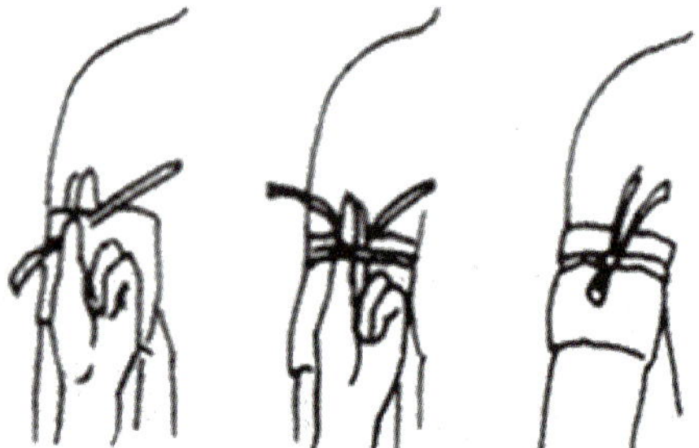

图5-4-12 止血带止血法

操作流程：术者站于长者伤侧，抬高患肢 2 分钟，使血液尽量回流，在伤口的近心端结扎止血带，在止血带的下方垫衬垫，上肢不可扎在下 1/3 处。结扎止血带的时间不宜超过 2 ~ 3 小时，每隔 1 小时松解一次，松解 2 ~ 3 分钟，重新结扎时必须改变止血带位置。

A．橡胶止血带止血法操作流程：①左手拇指与示指、中指持止血带的头端；②右手拉紧止血带的长的尾端，缠绕肢体一周后压住头端；③再绕肢体 1 圈，用左手示指和中指夹住尾端后将尾端从止血带下拉过，从另一缘牵出使之成为一个活结，松紧度以伤肢出血停止或远端动脉搏动消失为宜；④明确标记：在长者的衣服或其他明显的位置做明显标记，标记上扎止血带的日期、时间和部位。

B．充气止血带止血法操作流程：①取袖带绑在伤口近心端，外加绷带绑紧一圈固定；②缓慢注气至伤肢出血停止或远端动脉搏动消失，成人上肢止血带压力不高于40.0kPa（300mmHg），下肢压力不高于66.7kPa（500mmHg），儿童减半；③明确标记：在长者的衣服或其他明显的位置做标记，标记上扎止血带的日期、时间和部位。

（3）止血注意事项：①根据伤情和受伤部位，选择适宜的止血方法。②伤口有碎骨时禁用加压包扎止血方法。③在伤口的近心端结扎止血带。④使用止血带的时间和部位要有明显记录及标志。⑤包扎后密切观察长者伤口及肢端情况，若出现手、足部肿胀，皮温发凉，感觉及活动异常，及时报告医师并予以处理。⑥结扎止血带的时间不宜超过2～3小时，每隔1小时松解一次，松解2～3分钟，重新结扎时必须改变止血带位置。

2．包扎

（1）包扎的目的：包扎是创伤急救技术中最常见的方法之一，它有保护创面免受再污染，固定敷料、药品和骨折位置，压迫止血，减轻疼痛的作用。

（2）包扎的分类：根据所选择的材料不同，分为绷带包扎及三角巾包扎两大类。

（3）包扎方法

1）环形包扎法（图5-4-13）：适用于粗细相近的部位如手腕、胸、腹部等。操作流程：A. 将第一圈作环绕稍呈斜状，至第二或第三圈作环形，并将第一圈时斜出圈外的绷带角反折，压住重叠缠绕；B. 每一环均将上一环的绷带完全覆盖；C. 用胶带将绷带尾端固定。

2）螺旋包扎法（图5-4-14）：适用于直径基本相同的部位，如上肢和下肢等。操作流程：①按环形包扎法缠绕3～4圈；②做单纯的斜旋上升缠绕，每周压盖前周的1/3或1/2；③用胶带将绷带尾端固定。

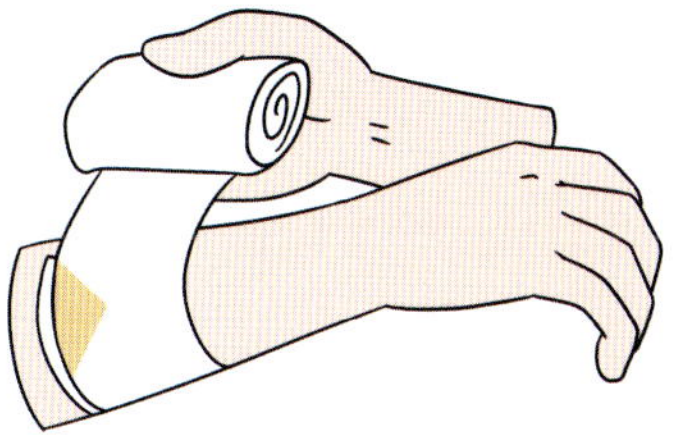

图5-4-13　环形包扎法

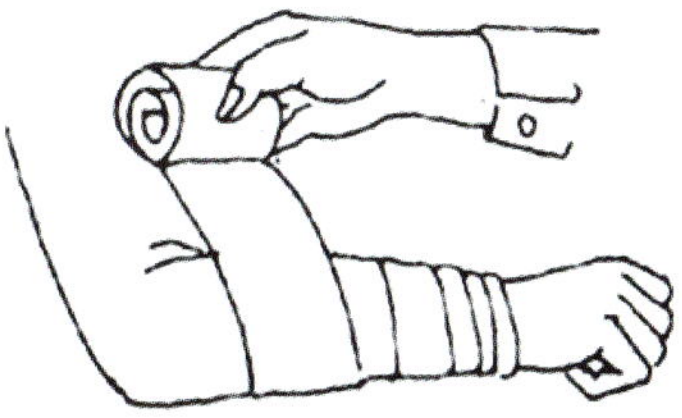

图5-4-14　螺旋包扎法

3）螺旋反折包扎法（图5-4-15）：适用于肢体粗细相差较大的部位如小腿、前臂等。操作流程：①按环形包扎法缠绕3～4圈；②以螺旋的方式，每周反折一次，每周遮盖上一周的1/3或1/2；③反折时用一手拇指按住绷带上面的正中处，另一手将绷带向下反折，如此重复；④用胶带将绷带尾端固定（图5-4-16）。

4）头顶部包扎法（图5-4-17、图5-4-18）：适用于头顶部出血的包扎。操作流程：①术者站在长者身后；②将三角巾的底边向内折叠约两指宽，底边齐眉，中点对鼻梁；③顶角拉到枕后，盖住头部，两个底角分别经两耳上方向后扎紧在枕骨粗隆下方交叉压住顶角；④再经耳上绕回前额打结；⑤拉紧顶角，将其折叠并塞入枕部交叉处内。

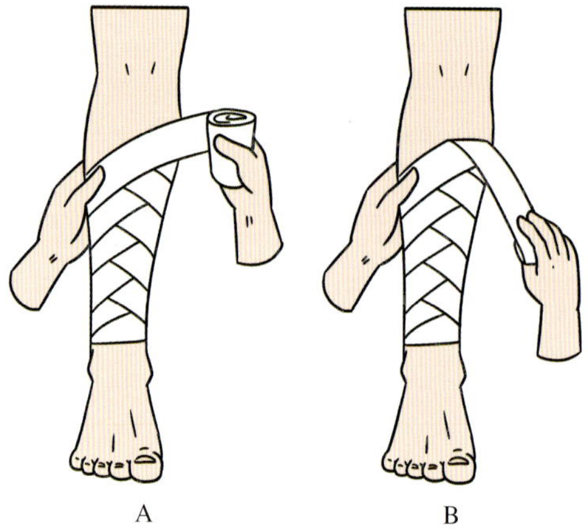

图5-4-15 螺旋反折包扎法

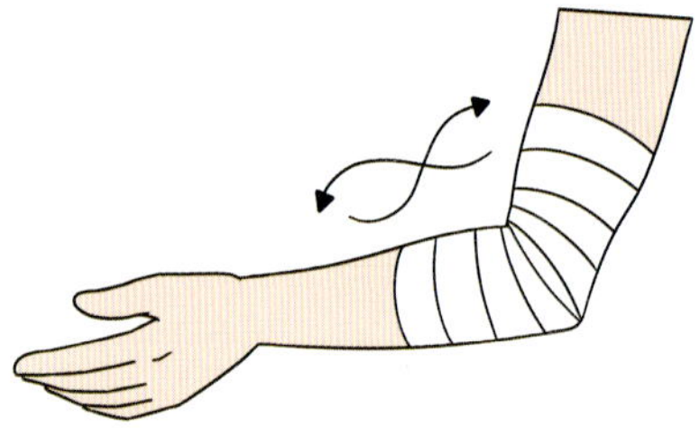

图5-4-16 “8”字形包扎法

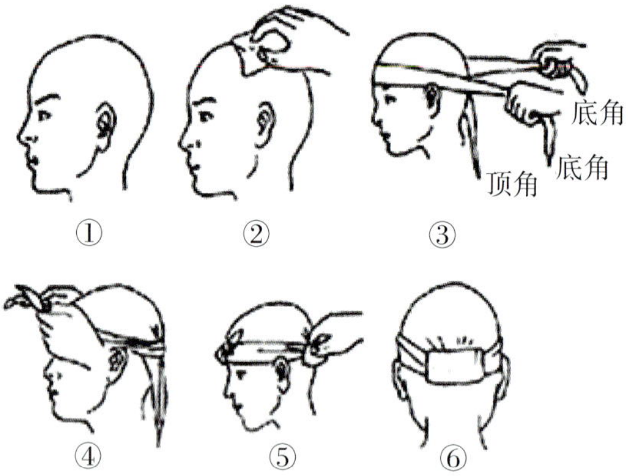

图5-4-17 头顶部包扎法

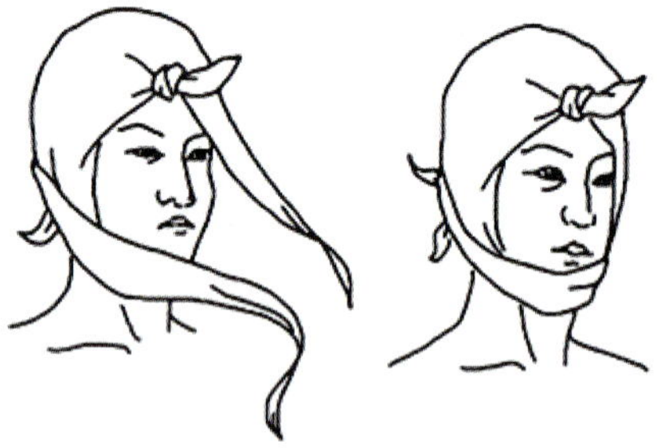

图5-4-18 头部风帽式包扎法

5）单肩包扎法（图 5-4-19）：适用于单侧肩损伤的长者。操作流程：①术者站在长者的伤肩侧；②将三角巾折成燕尾状，燕尾夹角约为 90°，两燕尾角不等大，将其放于伤侧肩上，夹角对正颈部，燕尾大片压小片，大片放背后，小片放胸前；③燕尾底部两角包绕上臂上部并打结；④术者移至长者健侧，将燕尾两角分别经胸、背部拉紧，在健侧腋下打结固定。

6）胸部包扎法（图 5-4-20）：适用于胸背部损伤的长者。操作流程：①术者面对长者；②将三角巾折成燕尾状，燕尾夹角约为 100°，将燕尾巾放在胸前，夹角对准胸骨上窝，两燕尾角分别搭在双肩上，并拉至颈后打结；③将顶角带从下胸部经背部绕至对侧腋下打结。

7）前臂大手挂包扎法（图 5-4-21）：适用于前臂和肘关节损伤的长者，禁用于肱骨骨折的长者。操作流程：①术者面对长者；②将伤肢屈曲成 80° ~ 85°，手略高于肘；③三角巾展开于胸臂之间，顶角与肘部方向一致，两底角在颈后打结；④一手推患侧的肘部暴露患肢末端，另一手顺时针旋紧顶角，将其反折嵌入底边。

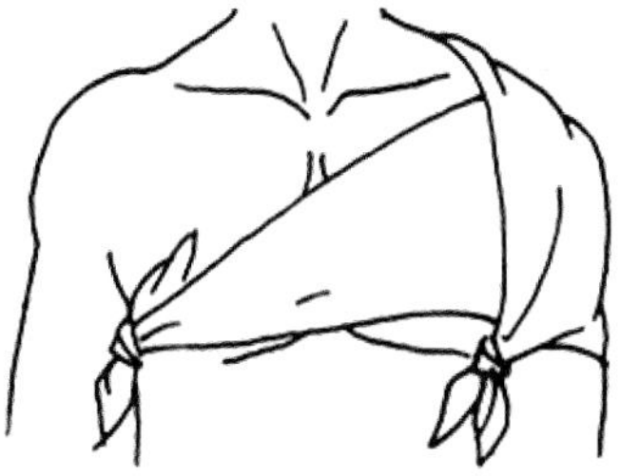

图5-4-19　单肩包扎法

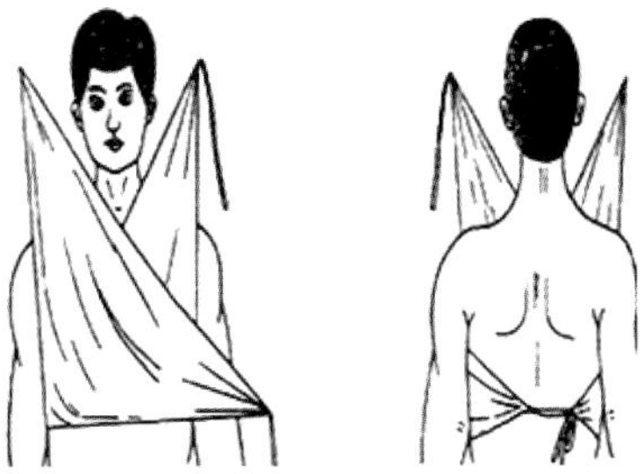

图5-4-20　胸部包扎法

（4）包扎注意事项：①包扎前应充分暴露并处理伤口；②包扎材料应相对无菌，伤口应全部包裹；③根据伤情和受伤部位，选择适宜的包扎方法；④绷带包扎方向应自下而上，由左到右，由远心端到近心端；⑤包扎时肢体必须保持功能位置，包扎松紧度适宜，以免滑脱或压迫局部；⑥打结位置应在肢体外侧。

3．固定

（1）固定的目的：固定后能够限制受伤部位的活动度，减轻疼痛；避免骨折断端因摩擦而损伤血管、神经乃至重要器官；利于转运。

（2）固定方法

1）肱骨骨折固定（图 5-4-22）：①用长短两块夹板，长夹板放于上臂的后外侧，短夹板置于前内侧，若只有一块夹板则放于上臂外侧，用绷带在骨折部位上下两端固定；②用上臂小手挂包扎法将患侧手臂悬兜在胸前，肘关节屈曲，拇指朝上，使前臂呈中立位；③用另一长条带经肘关节上方环绕胸部，将上臂固定于胸壁。

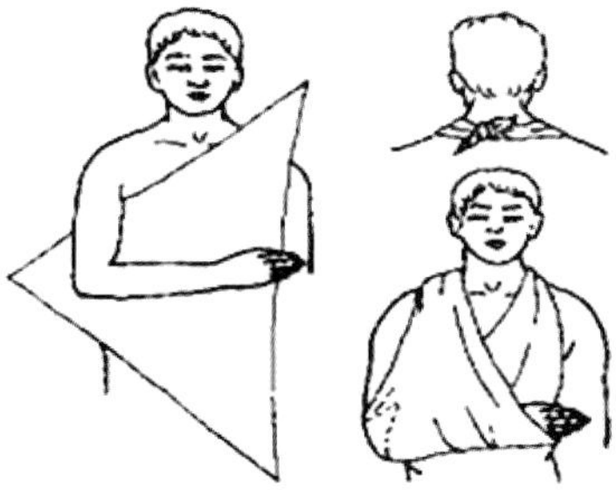

图5-4-21　前臂大手挂包扎法

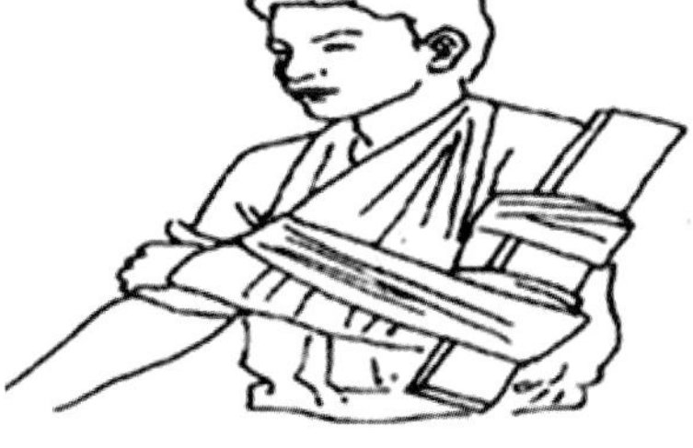

图5-4-22　肱骨骨折固定法

2）桡 / 尺骨骨折固定（图 5-4-23）：①取两块夹板，长度等于从肘至手心的距离，分别放于前臂的手掌侧及手背侧，在手心垫好衬垫；②长者握好夹板，腕关节稍向掌心方向屈曲，拇指向上，用绷带固定夹板两端；③使用前臂大手挂包扎法将患侧手臂悬兜在胸前；④用一长条带经肘关节上方环绕胸部，在健侧腋下打结，将上臂固定于胸壁。

3）股骨骨折固定（图 5-4-24）：①关节处及空隙处加衬垫。②取两块夹板，长夹板放在伤肢外侧，长度为长者腋下至足跟的距离；短夹板放在伤肢内侧，长度为会阴至足跟的距离。③用 6 条带状三角巾分别在腋下、腰部、大腿根部、膝部、小腿中部、足踝部环绕伤肢包扎固定。

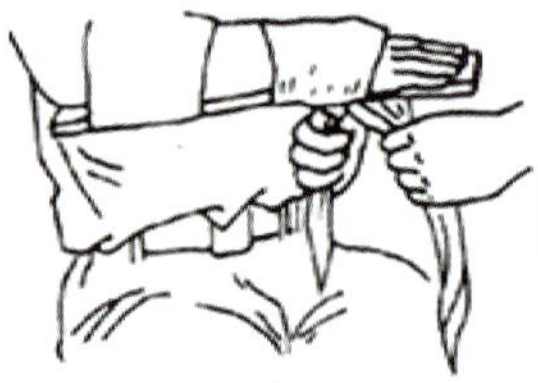

A　　B

图5-4-23　桡/尺骨骨折固定法

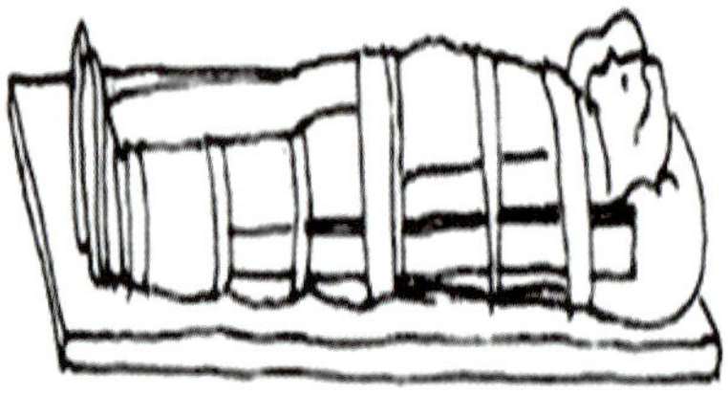

图5-4-24　股骨骨折固定法

4）胫、腓骨骨折固定（图 5-4-25）：①关节处及空隙处加衬垫；②取两块长短相等的夹板，长度从大腿中段至足跟的距离，分别放在伤腿的内、外侧；③至少用 3 条带状三角巾固定在大腿中部、膝部和足踝部。

5）胸、腰椎骨折固定（图 5-4-26）：①多人协作将长者仰卧置于硬质担架上，保持脊柱同轴性，在腰骶部放入衬垫，以至少 4 条宽带式三角巾横行固定。

（3）固定的注意事项：①在处理开放性骨折时，不可把刺出的骨折断端送回伤口，以免造成感染。②夹板的长度及宽度要与骨折的肢体相适应，长度必须超过骨折的上、下两个关节。③固定应松紧适度，以免影响血液循环。④观察固定部位远端肢体有无发凉、发绀、脉搏减弱或消失、毛细血管充盈缓慢或消失、皮肤感觉异常、运动障碍，以及有无被动伸指（趾）疼痛。

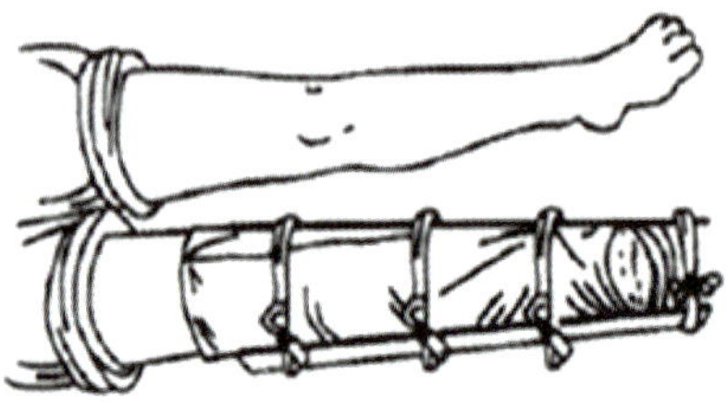

图5-4-25　胫、腓骨骨折固定法

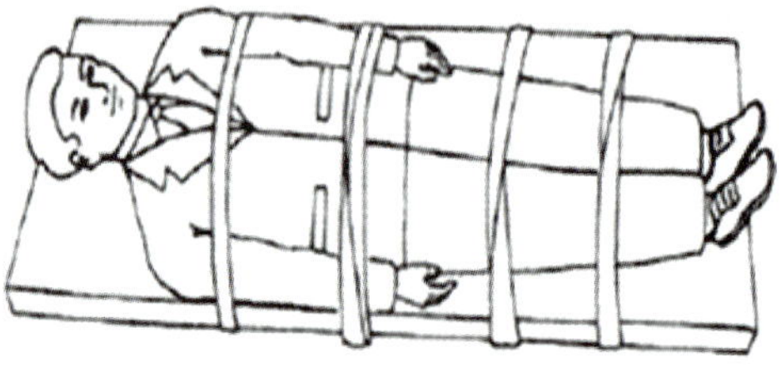

图5-4-26　胸、腰椎骨折固定法

4．搬运

（1）搬运的分类：常用的搬运有徒手搬运和担架搬运两种。可根据长者的伤势轻重和运送的距离远近选择合适的搬运方法。徒手搬运法适用于伤势较轻且运送距离较近的；担架搬运适用于伤势较重，不宜徒手搬运，且转运距离较远的长者。

（2）搬运方法

1）徒手搬运

①单人徒手搬运法：适用于长者伤势轻、距离短的情况。

A．扶持法（图 5-4-27）：急救者位于长者的体侧，一手抱住长者腰部。长者的手绕过急救者颈后至肩上，急救者的另一手握住长者腰部，两人协调缓行。

B．抱持法（图 5-4-28）：急救者一手抱住长者的背部，另一手托住长者的大腿及腘窝，将长者抱起，长者的一侧臂挂在急救者的肩上。

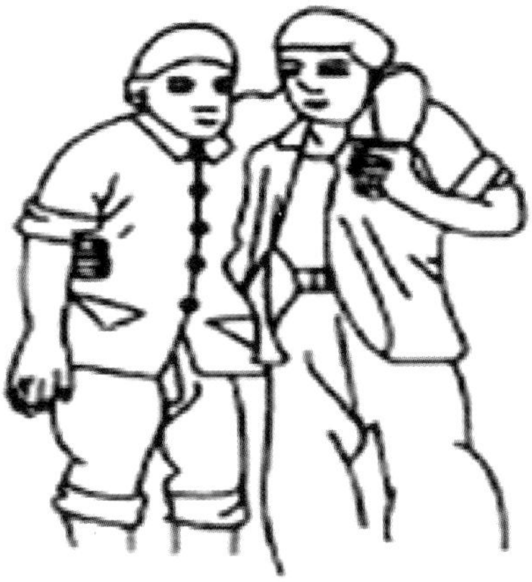

图5-4-27 扶持法

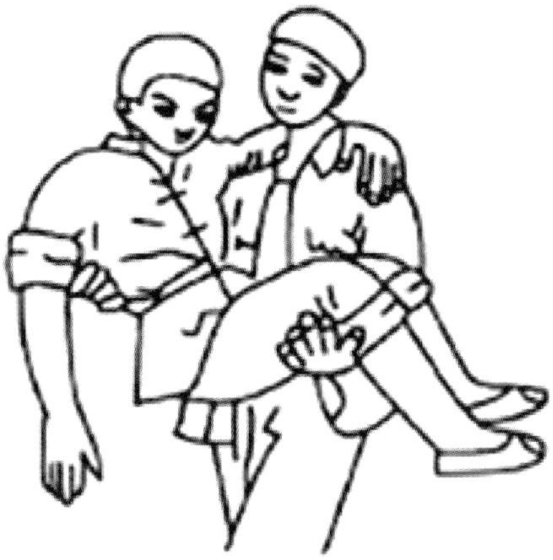

图5-4-28 抱持法

②双人座椅式（图 5-4-29）：适用于神志清醒、足部损伤、行走困难的长者。两名急救者相对而立，各以一手互握对方的前臂，另一手互搭在对方的肩上。长者坐在急救者互握的手上，背部支持于急救者的另一臂上，长者的两手分别搭于两名急救者的肩上。

③卧式三人搬运法（图 5-4-30）：适用于神志不清或损伤严重的长者。三名急救者同站于长者的一侧。第一人以外侧的肘关节支持长者的头颈部，另一肘置于长者的肩胛下部，第二人用双手自腰部至臀部托抱长者，第三人托抱长者的大腿下部及小腿上部。

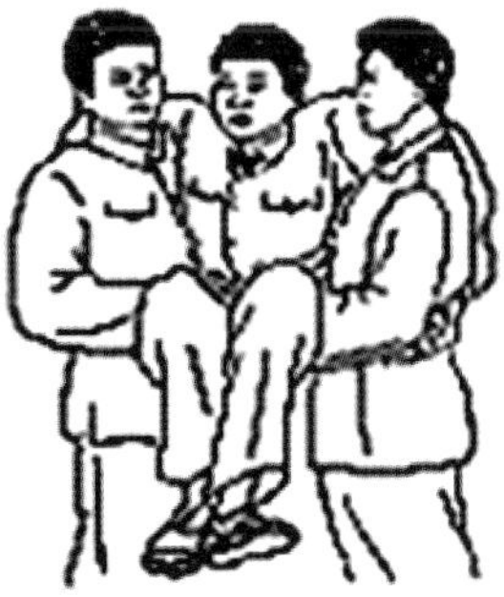

图5-4-29 双人座椅式

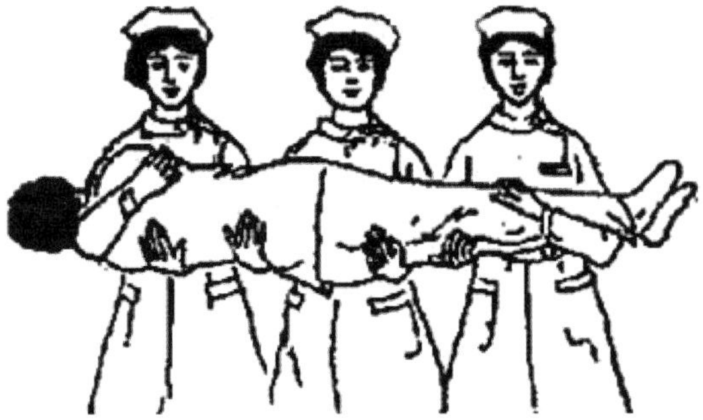

图5-4-30 卧式三人搬运法

2）担架搬运法（图 5-4-31）：适用于各种长者，特别是木板担架适用于脊柱骨折长者。特制的担架可用棉被或毛毡垫好，将长者放入，并盖好保暖。若长者神志不清，需用宽带将其固定在担架上。如有脊柱骨折，不宜使用特制担架时，可采用床板、门板等临时担架。

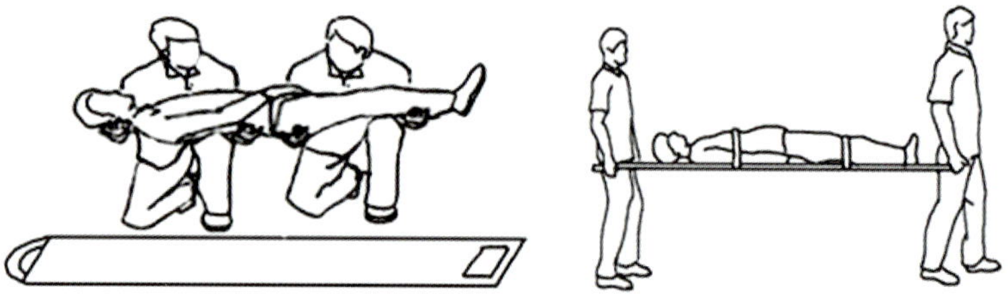

图5-4-31 担架搬运法

(3) 搬运的注意事项：①移动长者时，首先应检查长者的头、颈、胸、腹和四肢是否有损伤，如果有损伤，应先做急救处理，再根据不同的伤势选择不同的搬运方法。②对伤情严重、路途遥远的长者，要做好途中护理，密切注意长者的神志、呼吸、脉搏以及病（伤）势的变化。③扎止血带的长者，要记录扎止血带和放松止血带的时间。④搬运脊椎骨折的长者，要保持伤者身体的固定。颈椎骨折的长者除了身体固定外，还要有专人牵引固定头部，避免移动。⑤ 用担架搬运长者时，一般头略高于脚，休克的长者则脚略高于头。行进时长者的脚在前，头在后，以便观察长者情况。

四、急性损伤的照护

（一）急性损伤的观察

1．生命体征的观察　要认真观察体温、呼吸、脉搏、血压以及意识、瞳孔的各项指标，重度损伤长者应每 15 分钟观察一次，直到专业急救人员到场。

2．症状观察

(1) 闭合性损伤观察要点：观察局部组织红肿状况、处理效果、疼痛程度、功能活动状态、四肢末梢血液循环情况。

(2) 开放性损伤观察要点：观察出血量、皮肤完整性状态、处理方法及效果、疼痛程度、功能活动状况、四肢末梢血液循环状况。

（二）急性损伤的照护

1．对急性损伤长者的初步处理要合理，这样能减轻痛苦、减轻伤度。

2．对急性损伤长者的观察要及时，防止延误病情、并发症发生。

3．对急性损伤长者诊治完成后，康复阶段生活照料要到位，增加其抵抗力，恢复体质，提高康复速度，增强自信心。

4． 急性损伤长者康复期，要在专业人员指导下进行功能锻炼，防止再次损伤，安全保护很重要。

（三）急性损伤的记录

1．急性损伤记录内容

(1) 记录发生急性损伤的时间、地点、原因。

(2) 记录急性损伤的部位、性质、程度。

（3）记录采取的急救措施及过程。

（4）记录长者的心理状态及安抚过程。

（5）记录与专业人员交班事项以及与下一班交班事项。

2．急性损伤记录模板

李奶奶，70 岁，入住养老机构 2 年。上午 10 时在康复区跑步机锻炼身体时不慎摔倒，头部着地，检查发现左侧头部出血，左下肢有畸形且活动受限。观察，神志清楚、语利，血压 140/80mmHg，心率 100 次 / 分，呼吸频率 20 次 / 分。立即呼叫医生及其他照护人员。查看头部左侧出血为头皮裂伤，立即给予直接压迫止血，出血停止后给予三角巾头部包扎。检查左下肢皮肤完好，肢体有畸形且不能活动，考虑骨折，立即用夹板给予固定。安抚奶奶，呼叫“999”急救车，给亲属打电话告知，陪伴等待。10 时 30 分与“999”专业人员进行交接，并派照护人员陪同转往医院进一步检查处理。

思考题

1. 急性损伤紧急处理有哪些步骤？
2. 如何螺旋包扎损伤肢体？
3. 请阐述急性损伤后的观察要点。

案例分析与解答

1. 李奶奶出现了什么状况？

答：李奶奶发生了跌倒。其既往有高血压、糖尿病史，服用降压药物和降糖药后发生跌倒。经过检查左侧头部出血为头皮裂伤，左下肢皮肤完好，肢体有畸形且不能活动，考虑骨折。

2. 假如您是值班人员，应如何处理？

答：（1）呼叫专业人员来救助。

（2）伤口压迫止血操作流程：①术者站于长者伤侧；②用无菌纱布覆盖伤口，用手指或手掌用力压迫。

（3）头顶部包扎法操作流程：①术者站在长者身后；②将三角巾的底边向内折叠约两指宽，底边齐眉，中点对鼻梁；③顶角拉到枕后，盖住头部，两个底角分别经两耳上方向后扎紧在枕骨粗隆下方交叉压住顶角；④再经耳上绕回前额打结；⑤拉紧顶角，将其折叠并塞入枕部交叉处内。

（4）胫、腓骨骨折固定操作流程：①关节处及空隙处加衬垫；②取两块长短相等的夹板，长度从大腿中段至足跟的距离，分别放在伤腿的内、外侧，至少用 3 条带状三角巾固定在大腿中部、膝部和足踝部。

第六章　老有所安　快乐生活——安全照护

第一节　卧位与安全

卧位是指长者在休息、治疗和检查时所采取的卧床姿势。养老服务中为长者安置适当的、安全的卧位，不但可以使长者感到舒适，而且还能够预防长期卧床而造成的并发症。如长者出现呼吸困难可半坐卧位、管饲喂食时可抬高床头等。协助卧床长者更换体位，不仅能促进长者的血液循环，减轻局部皮肤、组织受压，预防压疮的发生，还可加强肌肉张力，防止肌肉萎缩和关节拘挛，增加肺活量，防止坠积性肺炎的发生等。本节将会带领大家认识更换卧位的意义以及摆放各种安全卧位的方法、翻身及床上移位技术。

技能目标

1. 能说出各种卧位的意义。
2. 能知道更换卧位的目的。
3. 会应用翻身及床上移位技术。
4. 会摆放各种安全体位。

案例导入

张爷爷，83岁，丧偶，于冬季入住市中心一家养老机构，入住检查皮肤时发现长者骶尾部皮肤发红，与周围皮肤界限清楚，直径为8厘米，压之不褪色，内裤、棉毛裤褶皱。从其家属了解到平时经常取仰卧位。

1. 张爷爷骶尾部出现了什么状况？
2. 张爷爷出现的状况与哪些因素有关？
3. 假如您是夜间值班人员，应如何应对？
4. 请您根据张爷爷的皮肤情况书写一份不超过200字的观察记录。

卧位安全是生活不能自理长者面临的关键问题。不正确、不科学的卧位，不按时更换卧位，会使局部皮肤、组织受压，发生压疮及其他一些并发症。

一、卧位与安全的相关知识

（一）卧位安全概述

1. 卧位的定义　卧位是长者卧床的姿势。正确的卧位对减轻症状、治疗疾病、预防并发症均起到良好的作用。

2. 卧位的分类

（1）主动卧位：长者在床上自己采取最舒适的卧位。

（2）被动卧位：自身无力变换卧位者，如意识丧失或极度衰弱的长者，必须由照护师帮助更换卧位。

（3）被迫卧位：长者由于疾病的因素或治疗的需要所被迫采取的卧位。

（二）常用卧位的安全摆放

正确的卧位姿势应符合人体力学的要求，尽量扩大支撑面，降低重心，将体重平均分布于身体各负重部位。关节保持在正常的功能位置，在身体空隙部位垫以软枕、靠垫等。卧位的姿势有多种，常用的四种卧位是仰卧位、侧卧位、半坐卧位、俯卧位。

1. 仰卧位

（1）去枕仰卧位：长者去枕仰卧，头偏向一侧，两臂放于身体两侧，双腿伸直，将枕横立于床头。

（2）去枕中凹卧位：抬高头胸部 10° ~ 20°（有利于呼吸），抬高下肢 20° ~ 30°（有利于静脉血回流），适用于血压低的长者。

（3）屈膝仰卧法：长者采取自然仰卧，头下垫一枕头，两臂放在身体两侧，双腿屈曲，使腹肌放松，适用于卧床长者床上排便。

2. 侧卧位　长者侧卧，两臂屈肘，一手放于胸前，一手放于枕旁，下腿稍伸直，上腿弯曲；必要时两膝之间、背后、胸腹前可放置一软枕。用于便秘长者使用开塞露及人工取便。侧卧与平卧交替可预防压疮。

3. 半坐卧位　长者卧于床上，以髋关节为轴心，上半身抬高，与床水平呈 40° ~ 50°（自动床、半自动床或手摇床），再摇起膝下支架。放平时，先摇平膝下支架，再摇平床头支架。若无摇床，可在床头垫褥下放一靠背架，将长者上半身抬高，下肢屈膝，用中单包裹膝枕垫在膝下，将两端带子固定于床两侧，以免长者下滑，放平时应先放平下肢，再放平床头。适用于呼吸不畅以及腹部手术的长者。

4. 俯卧位　长者俯卧，头转向一侧，两臂屈曲，放于头的两侧，两腿伸直，胸下、髋部及踝部各放一软枕。适用于腰背部疼痛的长者。

（三）长期卧床的危害

长期卧床的长者由于局部组织持续受压，导致血液循环障碍，易发生压疮、坠积性肺炎等，同时由于缺乏活动，也易出现消化不良、便秘、肌肉萎缩等症状。因此照护者应协助长者定时更换体位，使其舒适，预防并发症的发生。

二、更换卧位的方法

照护者不仅要了解更换卧位的目的，更要掌握更换卧位的操作及应注意的问题，为长者安全、有效地更换卧位。

（一）卧位更换准备

1．长者心理准备 在移动长者时，长者常有失衡感和恐惧感。所以，协助长者更换体位时，要做好沟通、说明，使长者做好心理准备，设法消除老人的恐惧感，使其知晓更换卧位的目的、方法及配合事项。

2．卧室环境准备 整洁安静，适宜温度，必要时关闭门窗，避免对流风。

3．更换物品准备 更换卧位所需物品，软枕、翻身垫以及更换卧位目的的用品，如侧卧到平卧是为了更换尿不湿，则要准备新的尿不湿。

4．照护人员准备 着装整洁，修剪指甲，仪表符合要求，洗净并温暖双手。

（二）卧位更换评估

1．目的 协助不能自理的长者在床上维持舒适的姿势和体位，预防并发症。

2．评估

（1）操作前：了解长者的身体状况、病情、年龄、体重、治疗情况、皮肤状况、心理状态以及长者的合作程度、活动耐力、功能留存状态、自理能力。

（2）操作中：更换体位操作时均应评估长者的配合度、表情、身体及心理状态。

（3）操作后：操作结束后均应评估长者的面色、表情及身体状况。

（三）更换卧位操作流程

1．仰卧位—屈膝仰卧位

（1）操作流程：①协助长者垫枕；②协助长者屈膝；③协助长者取舒适卧位。

（2）仰卧位的要求：①头部，把头、颈、肩部置于枕头上，枕头高度适宜。②上肢，若长者不能自主活动，上肢沿躯干自然摆放，掌心向上，切勿压在躯干下，并保证床单衣物平整、无任何杂物压在躯干下。③腰部，若悬空，可用靠垫支托。④下肢，取自然平衡伸展位；向下肢插入靠垫，使下肢抬高，高于心脏水平，预防下肢静脉血栓，髋关节15°外转，膝关节前屈；使足跟抬起来，不直接着床，以解除压力；长期卧床的长者，要在足关节处穿上足尖防护装置；进行适当的下肢按摩。

2．仰卧位—侧卧位

（1）操作流程：①照护者一手穿过长者肩下，用前臂支撑长者颈部，另一手移至长者对侧肩背部，合力托起长者上身移至近侧。②照护者一手托住长者腰部，另一手托住长者臀部，使长者移至近侧。③照护者协助长者双手置于胸前，双腿屈曲。④照护者一手托肩、另一手扶膝，轻轻将长者转向对侧。⑤在长者背部、胸前、两膝间垫上软枕。

（2）侧卧位的要求：①头部，头枕在与肩同高的枕头上。②上肢，要进行侧卧位左右位置调整，避免把处于侧卧位的上侧肢体的重量压在下侧肢体的肩前臂上，避免上侧的肩关节下垂；上侧的肩和肘要适度地弯曲；取向后倾斜的姿势时，应将上肢放在大枕头上。③下肢，下侧的下肢髋关节前屈 60°～80°，膝关节前屈约 90°；上侧的下肢、髋关节和膝关节适度前屈；在双腿间放入靠垫，避免两膝关节和内踝直接接触；在下侧的髋骨和外踝的骨隆突部位放入薄垫以除去压力。④腰部，下侧髋部骨隆突部位放入薄垫加以保护。

3．仰卧位—半坐卧位

（1）操作流程：①长者取仰卧位，床头支架或靠背架抬高 30°～50°，摇高床尾支架或将枕芯放于双膝下；②使下肢屈曲，防长者下滑，定期变换体位，防止发生压疮。

1）摇床法：长者仰卧，先摇起床头支架与床呈 30°～50°，再摇起膝下支架，防止下滑。必要时床尾置软枕，垫于足底支撑长者，放平时先摇平膝下支架，再摇平床头支架。

2）靠背架法：将长者上半身抬高，在床头垫褥下放一靠背架，长者下肢屈膝，用大单包裹软枕垫在膝下，大单两端固定于床缘，床尾足底垫软枕，放平时先取走膝下软枕，再取走床头靠背支架。

（2）半坐卧位要求：半坐卧位体压集中在鹘尾部和大腿后部，如果没有很好的支撑和固定，很难保持良肢体位。①上半身，半坐卧位的上身背部要与床接触，得到支撑。②上肢，自然下垂。③腰部，根据臀部的皮下组织和肌肉的含量（臀部的胖瘦），放置适宜的垫圈分散体压。④下肢，使膝屈曲呈 150°～160°，或者在腘窝处垫入三角枕，适宜地进行足跟部的除压，预防足关节发生足下垂。

（四）卧位更换注意事项

1．充分考虑长者的身体状况、意识状态、肢体功能、有无疼痛等因素。

2．了解长者心理状况，向长者说明目的，取得配合。

3．合理应用人体力学，减少摩擦力，扩大支撑面，达到照护者省力并使长者舒适的目的。

4．避免拖、拉、推等生硬动作，以免磨破皮肤。

5．更换体位时应注意观察长者的病情和皮肤受压情况，发现异常及时处理。

6．长者身上带有各种导管时先安置妥当，移位后检查导管有无打折、脱落、扭曲、受压。

7．掌握流程，防止坠床的发生。

三、安全卧位的照护

（一）床档的应用

更换卧位后，床档需及时使用并两侧同时使用，一侧靠墙的可在外侧放置床档，操作完毕即将床档固定好。

（二）约束带的应用

为了保护长者安全，需限制长者肢体活动时使用约束带，常用于固定手腕和踝部，防止发生意外。

（三）支被架的使用

主要用于长者肢体瘫痪时，防止盖被压迫肢体而造成不适和足下垂等，也可在灼伤患者使用暴露疗法时有助于保暖。

（四）翻身叩背的应用

翻身叩背是通过胸壁震动气道，使附着在肺、支气管内的分泌物脱落，通过体位引流，使分泌物到达细支气管，通过长者咳嗽排出体外，预防坠积性肺炎的发生；同时变换体位，防止压疮的发生。

1．操作准备

（1）物品准备：四个软枕，两大两小。

（2）环境准备：房间干净明亮，温湿度适宜，必要时关闭门窗。

（3）长者准备：长者二便完毕，病情适宜翻身叩背、无禁忌证。

（4）照护人员：着装整洁，仪表符合，洗净、温暖双手。

2．操作流程

（1）备齐用物，携至床旁，与长者沟通解释，取得长者同意配合。

（2）松开盖被，协助长者翻身面向照护人员侧卧，胸前放大软枕，两膝之间放小软枕。

（3）整理衣物，检查长者后背皮肤情况，有无压红和皮肤破损等异常。

（4）叩击方法：叩背区域应避开脊柱和肩胛区，两手手指并拢，手背隆起，手指关节微屈，呈 120°，指腹与大小鱼际着落，利用腕关节用力，由下至上，由两侧到中央，有节律地叩击长者背部，持续 5 ~ 10 分钟。以手掌根部离开胸壁 3 ~ 5 厘米，手指尖部离开胸壁 10 ~ 15 厘米为宜。叩击时发出空而深的“啪啪”声响，则表明手法正确（图 6-1-1、图 6-1-2）。

（5）叩背过程中注意观察长者的呼吸、意识等反应，如有异常，立即停止。

（6）叩背结束后，鼓励长者深咳，将痰液有效排出。

（7）整理卧位，颈部放小软枕、后背放大软枕以固定，盖好盖被。

（8）洗手，记录翻身体位、时间、长者情况等。

3．翻身叩背注意事项

（1）操作时间在长者餐前 30 分钟、餐后 2 小时为宜。

（2）操作前洗净并温暖双手，避免长者感觉不适。

（3）力度适宜，促进痰液有效咳出。

（4）操作过程注意保护长者隐私和保暖。

（5）叩背前后能听诊肺部情况，进行针对性叩背最佳。

（6）有咯血、心血管重症、肺水肿、未经引流的气胸、肋骨骨折及有病理性骨折病史等长者禁止做胸部叩背。

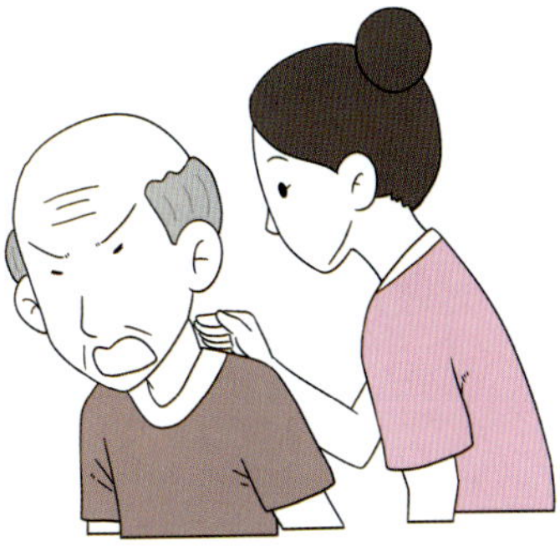

图6-1-1 叩背排痰法

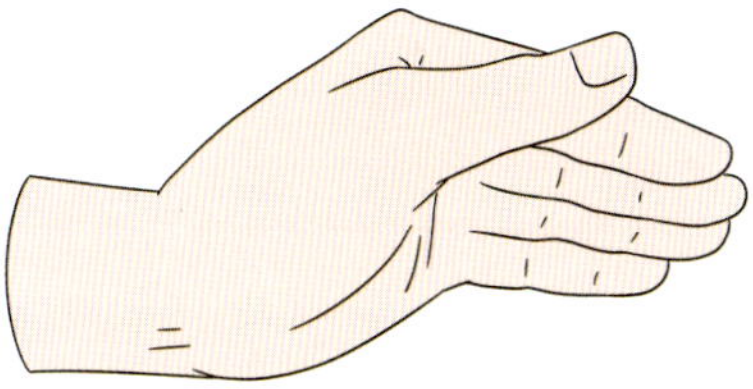

图6-1-2 手叩背形状——杯状

四、卧位更换的观察与记录

（一）观察

1．观察内容

（1）生命体征：是否稳定，有无异常，特别是心律、血压。

（2）各种管道：管道是否脱落、移位、扭曲、受压。

（3）皮肤受压：是否有红肿或破损、更换卧位时间、床单位平整程度。

（4）病情状况：是否有异常。

2．观察方法 更换卧位前观察；更换卧位中观察；更换卧位后观察。

（二）记录

1．记录内容

（1）记录生命体征情况，如体温、呼吸、脉搏、血压值。

（2）记录各种管道状态，有无脱落否、移位、扭曲、受压等状态。

（3）记录皮肤受压状态，皮肤有无红肿或破损、更换卧位间隔时间、床单位平整的状态等。

（4）记录病情状况，更换卧位后有否异常状态，精神、睡眠、心理状态如何。

2．记录模板

×××，男，83岁，14时给予从仰卧位更换为侧卧位。翻身前生命体征平稳，翻身时生命体征平稳，翻身后生命体征无异常。臀部、骶尾部发红，15分钟恢复。床单位平整无渣，尿管在位，尿液通畅，病情无异常改变。下次翻身时间为16时。

思考题

1. 为长者更换卧位的意义有哪些？
2. 为长者更换卧位时，由于体位变化，容易有哪些表现？
3. 更换卧位时的安全注意事项有哪些？
4. 如何摆放各种安全卧位？

案例分析与解答

1. 张爷爷骶尾部出现了什么状况?

答:张爷爷骶尾部出现了压疮的症状。皮肤发红,直径为8厘米,压之不褪色,属于Ⅰ度压疮表现。

2. 张爷爷出现的状况与哪些因素有关?

答:(1)由于张爷爷平时经常仰卧位,家属未按时为其翻身更换体位,压疮好发部位——骶尾部皮肤组织持续受压,血液循环不良,易产生压疮。

(2)与衣裤、床单不平整以及骶尾部皮肤潮湿因素有关。

3. 假如您是夜间值班人员,应如何应对?

答:每2小时为张爷爷翻身(侧卧位)更换体位一次,或骶尾部垫海绵圈,解除局部皮肤组织受压,保持局部清洁干燥,床单平整,脱掉内裤、棉毛裤,避免摩擦、潮湿。

4. 请您根据张爷爷的皮肤情况书写一份不超过200字的观察记录。

答:××房间,张××,男,83岁,夜间每2小时为张爷爷翻身(侧卧位)更换体位一次,骶尾部皮肤干燥、颜色变浅,身体其他部位皮肤未见异常。白天请注意加强翻身和观察,避免局部继续受压。

第二节 移位与安全

移位,即体位转移,也就是通过一定的方式改变人体姿势和位置的过程。移位安全就是在体位移动时一定要保障安全,因此移位与安全是在老人照护中必须要掌握的技能。本节主要介绍体位转移技术的分类、体位转移的原则、体位转移的方法以及在体位转移中的安全保障,使所照顾的长者能够得到良好的照护。

技能目标

1. 会操作各种安全移位(床—椅、椅—椅)。
2. 会使用平车、担架安全转移。
3. 会使用轮椅转移。
4. 能掌握徒手搬运方法。

案例导入

赵奶奶，70岁，入住养老机构，近日风湿性疾病加重，累及膝关节，不能站立，经常在轮椅、病床与椅子三者之间坐着或躺着，身为照护者的小刘遇到了难题。

小刘应该如何协助赵奶奶改变体位？

一、体位转移的相关知识

（一）转移（移位）概述

1．概念　体位转移是指人体从一种姿势转移到另一种姿势的过程，包括卧位与坐位、坐位与站立位、站立位与行走之间的相互转移。

2．目的　使长者能够独立地完成各项日常生活活动。

（二）转移（移位）的分类与原则

体位转移分为独立转移、辅助转移和被动转移三大类。

1．独立转移

（1）概念：独立转移指长者独自完成、不需他人帮助的转移方法。

（2）原则：①水平转移时，相互转移的两个平面间的高度应尽可能相等。②相互转移的两个平面的物体应稳定。③相互转移的两个平面应尽可能靠近。④床垫和椅面应有一定的硬度。⑤应当教会长者利用体重转移。⑥转移时应注意安全。⑦长者学习独立转移的时机要适当。⑧有多种转移方法可供选择时，以最安全、最容易的方法为首选。

2．辅助转移

（1）概念：辅助转移是指由照护者或护理人员协助的转移方法。

（2）原则：①照护者与长者之间应互相信任。②照护者应熟知长者情况。③转移前照护者必须准备好必要的设施与空间。④照护者需要相当的技巧而不能单独依靠体力。⑤照护者必须穿防滑的鞋子或用转移盘。⑥照护者的指令应简单、明确。⑦转移过程中，照护者应留意长者或不正常的动作，以避免意外发生。⑧随着长者功能的恢复，帮助应逐渐减少。

3．被动转移

（1）概念：被动转移即搬运，是指长者因瘫痪程度较重而不能对抗重力完成独立转移及辅助转移时完全由外力将长者整个抬起，从一个地方转移到另一个地方。分为人工搬运和机械搬运。

（2）原则：①长者应放松自己，对照护者要有信心；②搬运时长者应向前看，而不是向地板或向照护者看；③搬运过程中长者应当保持转移开始的姿势，不再改变；④若搬运过程需要两个以上照护者，则每一位都必须清楚地了解整个转移程序及方向；⑤利用机械搬运时，转移前应检查器械是否完好，并保证空间通畅，没有障碍；⑥转移时不能增加长者痛苦，不能影响或加重病情。

二、长者转移的方法

（一）床上转移

1．独立移位——床上翻身

（1）从仰卧位到患侧卧位：长者仰卧，双侧髋、膝屈曲，双上肢 Bobath 握手伸肘，肩上举约 90°，健侧上肢带动患侧上肢先摆向健侧，再反方向摆向患侧，借摆动的惯性翻向患侧。

（2）从仰卧位到健侧卧位：长者仰卧，健侧足置于患侧足下方。双手 Bobath 握手上举后向左、右两侧摆动，利用躯干的旋转和上肢摆动的惯性向健侧翻身。

2．独立移位——床上移位

（1）床上卧位移动：长者仰卧，健侧足置于患侧足下方；健侧手将患侧手固定在胸前，利用健侧下肢将患侧下肢抬起向一侧移动；用健侧足和肩支起臀部，同时将臀部移向同侧；臀部侧方移动完毕后，再将肩、头向同方向移动。

（2）由卧位到床边坐位

1）独立从健侧坐起（图 6-2-1）

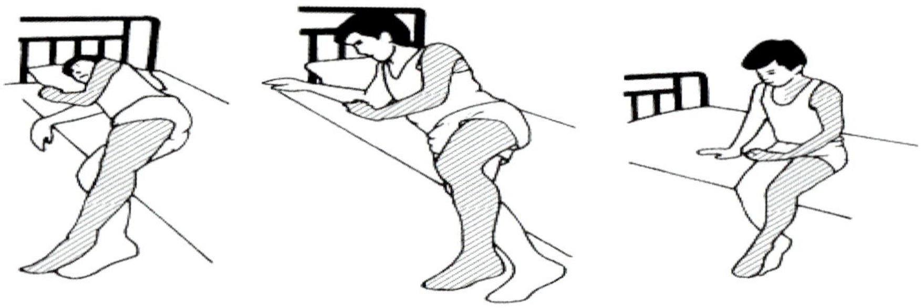

图6-2-1 独立从健侧坐起

2）独立从患侧坐起（图 6-2-2）

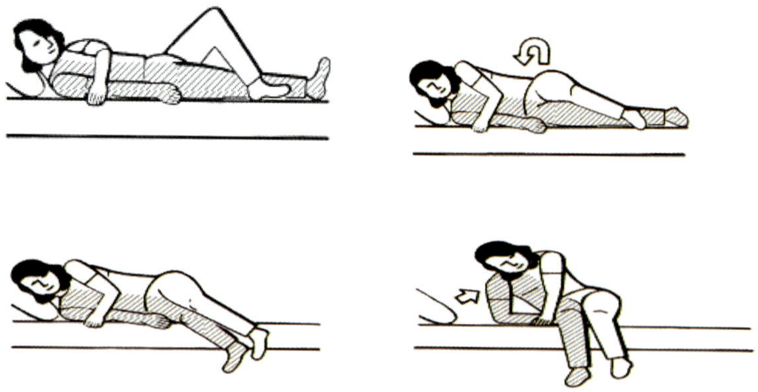

图6-2-2 独立从患侧坐起

（3）由床边坐位到卧位

1）独立从患侧躺下：①长者坐于床边，患侧手放在大腿上。健侧手从前方横过身体，置于患侧髋部旁边的床面上。②长者将健侧腿置于患侧腿下方，并将其上抬到床上。③当双腿放在床上后，长者逐渐将患侧身体放低，最后躺在床上。

2）独立从健侧躺下：长者坐于床边，患侧手放在大腿上，健侧腿置于患腿后方。躯干向健侧倾斜，健侧肘部支撑于床上，用健侧腿帮助患侧腿上抬到床上。当双腿放在床上后，长者逐渐将身体放低，最后躺在床上，并依靠健侧足和健侧肘支撑使臀部向后移动到床的中央。

3．辅助移位——床上转移

（1）从远侧移向近侧：长者取仰卧位，双手抱于胸前，双膝屈曲，照护者一手扶住长者肩部，另一手扶住长者臀部，嘱长者同时用力，从远侧移向近侧（图 6-2-3）。

（2）从床尾移向床头：照护者将枕头侧立在床头，指导长者双手向上扶住床头，双膝屈曲，双脚抵住床面，照护人员一手扶住长者肩部，另一手扶住长者臀部，协助长者移向床头（图 6-2-4）。

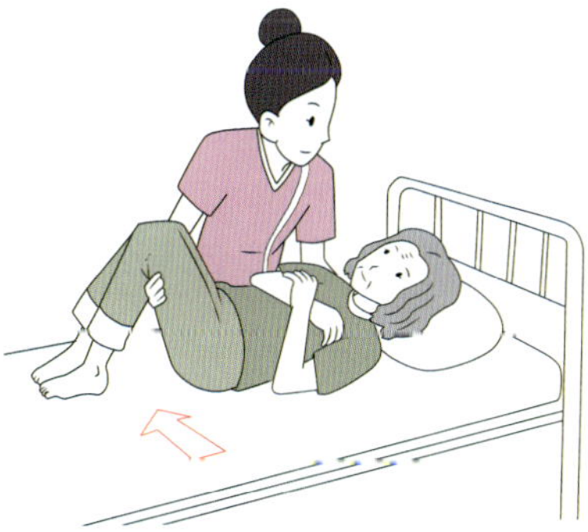

图6-2-3　从远侧移向近侧

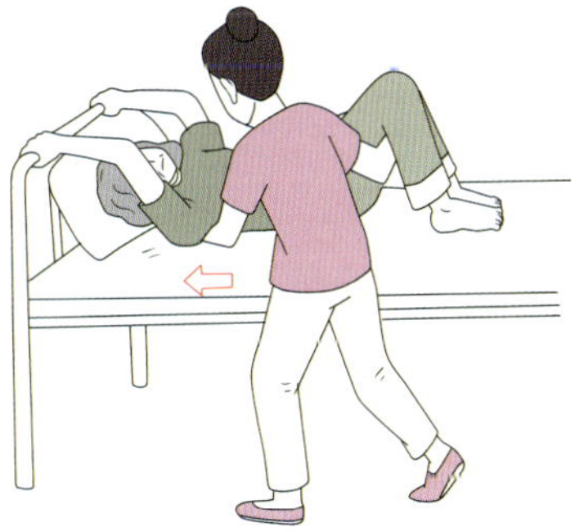

图6-2-4　从床尾移向床头

（3）辅助床上坐起：①长者侧卧位，两膝屈曲。②照护者先将长者双腿放于床边，然后一手托着位于下方的腋下或肩部，另一手按着长者位于上方的骨盆或两膝后方，命令长者向上侧屈头部。③照护者抬起下方的肩部，以骨盆为枢纽转移成坐位。

（4）辅助从坐起到躺下（图 6-2-5）。

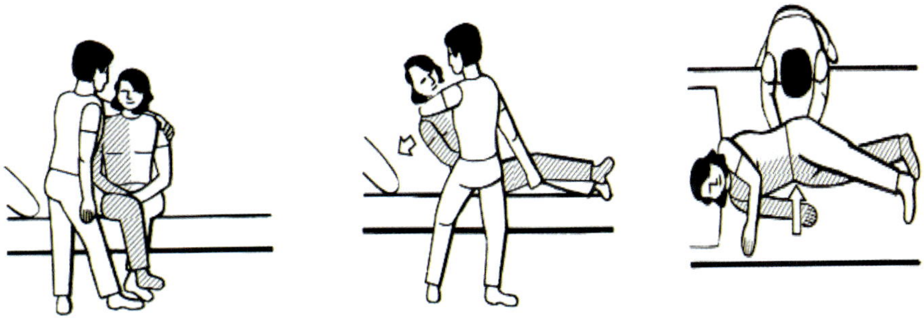

图6-2-5　从坐起到躺下

（二）床下转移

1．独立转移

（1）由坐位到立位：①长者坐于床边，双足分开与肩同宽，两足跟落后于两膝，患足稍后，以利于负重及防止健侧代偿。②双手 Bobath 握手，双臂前伸。③躯干前倾，使重心前移，患侧下肢充分负重。④臀部离开床面，双膝前移，双腿同时用力慢慢站起，立位时双腿同等负重。

（2）由立位到坐位：从椅子或轮椅上站起和坐下的方法同上。

（3）由床到轮椅的转移：①长者坐在床边，双足平放于地面上。轮椅置于患者健侧，与床呈 45°，制动，卸下近床侧扶手，移开近床侧脚踏板。②长者健侧手支撑于轮椅远侧扶手，患侧手支撑于床上，患侧足位于健侧足稍后方。③长者向前倾斜躯干，健侧手用力支撑，抬起臀部，以双足为支点旋转身体直至背靠轮椅。④确定双腿后侧贴近轮椅后正对轮椅坐下。

2．辅助转移

（1）辅助下由坐位到立位：①长者坐于床边或椅子上，躯干尽量挺直，两脚平放于地上，患足稍偏后。②长者 Bobath 握手伸肘，照护者站在长者偏瘫侧，面向长者，指引长者躯干充分前倾，髋关节尽量屈曲，并注意引导长者体重向患侧腿移动。③照护者进一步引导长者将重心向前移到足前掌部，一手放在患侧膝上，重心转移时帮助把患侧膝向前拉，另一手放在对侧臀部帮助抬起体重。④长者伸髋伸膝，抬臀离开床面后挺胸直立。⑤起立后长者双下肢应对称负重，照护者可继续用膝顶住患侧膝以防“打软”。由立位到坐位：与上述顺序相反。

（2）辅助下由床到轮椅转移（图 6-2-6）

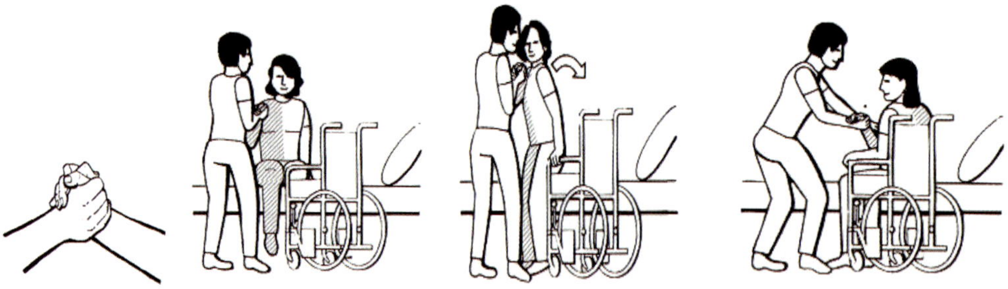

图6-2-6 辅助下由床到轮椅转移

（三）轮椅转移

1．独立由轮椅到坐厕的转移（图 6-2-7）

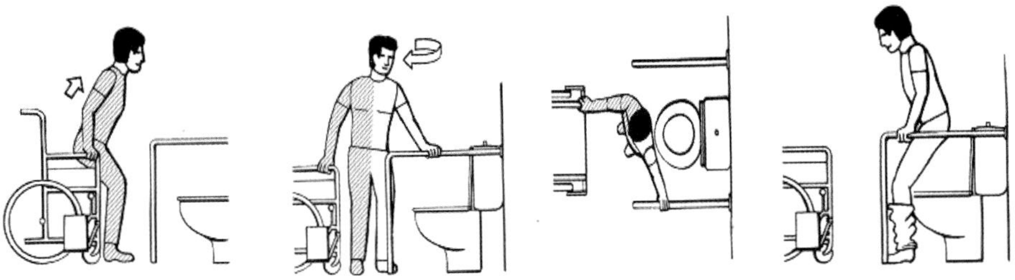

图6-2-7　独立由轮椅到坐厕的转移

2．辅助下由轮椅到坐厕的转移（图 6-2-8）

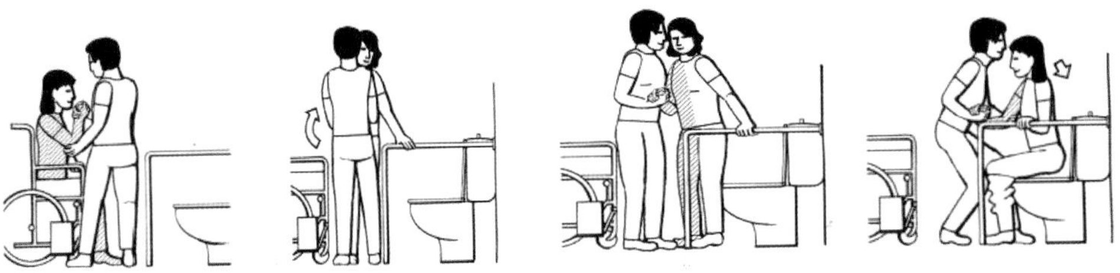

图6-2-8　辅助下由轮椅到坐厕的转移

3．独立由坐位进出浴盆（图 6-2-9）

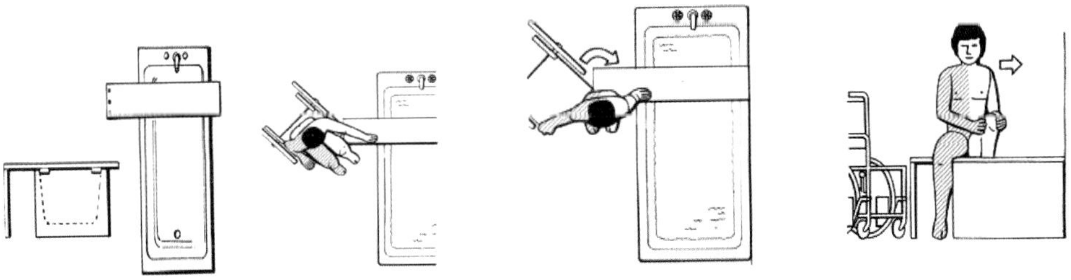

图6-2-9　独立由坐位进出浴盆

4．辅助下由坐位进出浴盆（图 6-2-10）

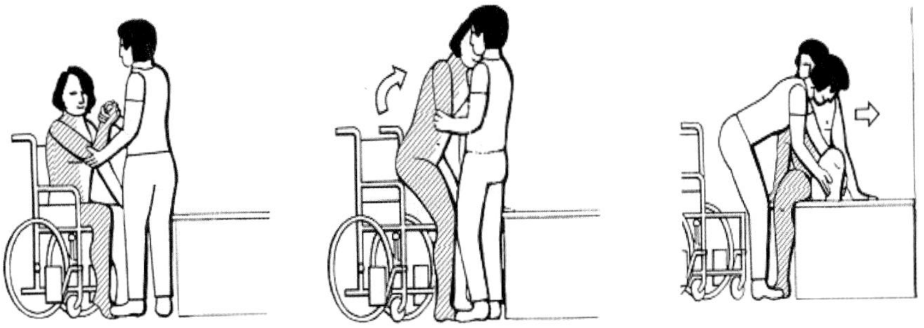

图6-2-10　辅助下由坐位进出浴盆

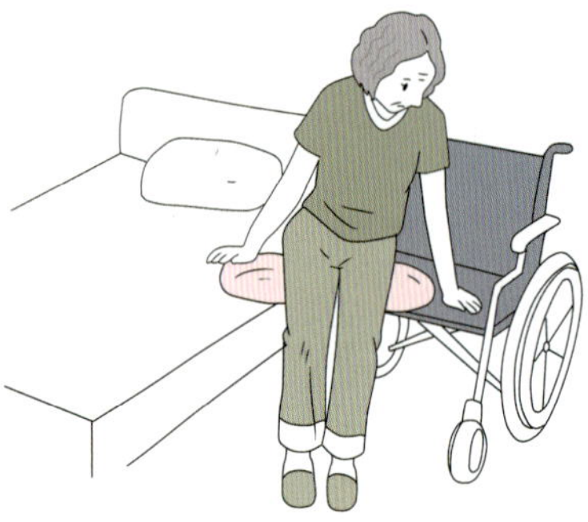

图6-2-11 过床板转移

5．床与轮椅之间的转移

（1）利用过床板由轮椅向床的侧方平行转移：轮椅与床平行靠近，制动，卸下靠床侧扶手，将双下肢抬到床上；将过床板架在轮椅和床之间，过床板的一端插入长者臀下；长者一手支撑在置于轮椅坐垫上的过床板一端，另一手支撑于置于床垫上的过床板一端，抬起上身，将臀部通过过床板移至床上；然后撤去过床板（图 6-2-11）。

（2）利用过床板由轮椅向床的前方转移：轮椅与床呈 90° 靠近并制动，卸下床栏，将双下肢依次抬到床上，拉近轮椅与床之间的距离，双手支撑于轮椅扶手，将身体转移至床上，调整坐位（图 6-2-12）。

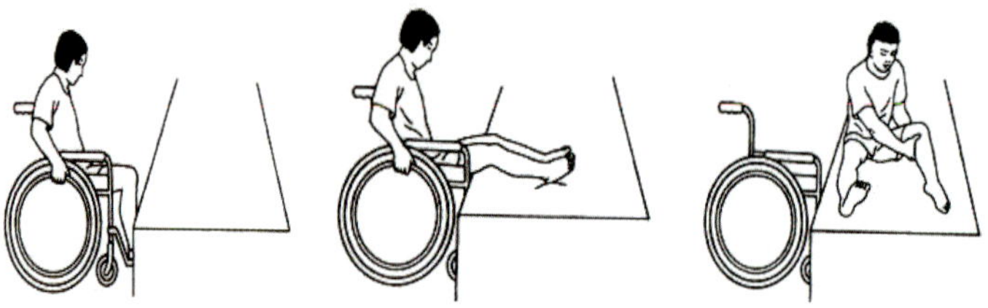

图6-2-12 利用过床板由轮椅向床的前方转移

（3）利用过床板由轮椅向床的后方转移：轮椅从后方靠近床沿，制动，拉下轮椅靠背上的拉链或卸下靠背；在轮椅与床之间架上过床板，过床板的一端插入长者臀下并固定好；长者用双手支撑于床面将身体抬起，向后移动坐于床上；再用双手将下肢抬起移至床上并摆正；最后撤除过床板（图 6-2-13）。

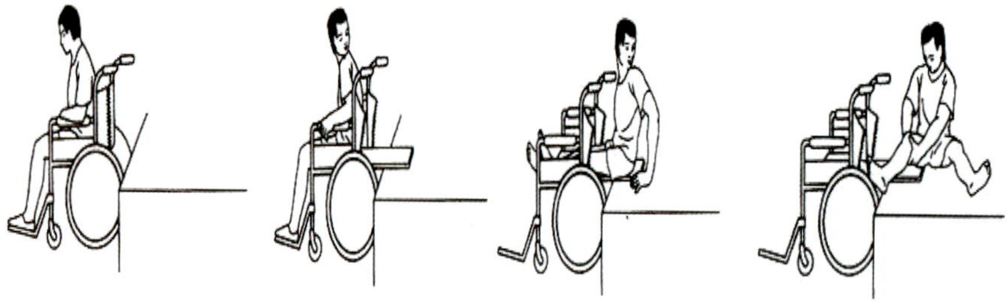

图6-2-13 利用过床板由轮椅向床后方转移

6．轮椅与浴盆之间的转移

（1）独立由轮椅到浴盆的一端转移（图 6-2-14）

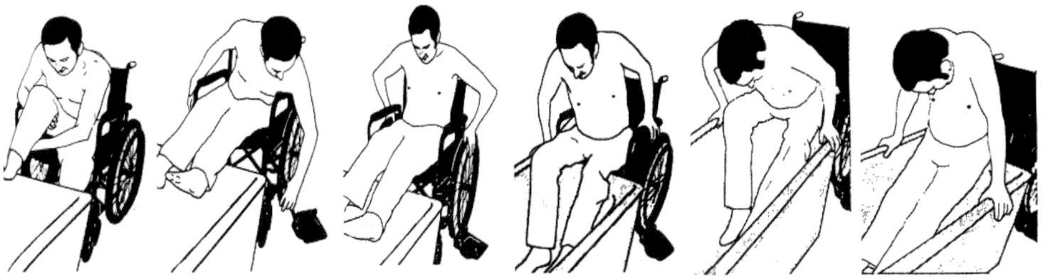

图6-2-14　独立由轮椅到浴盆的一端转移

（2）独立由轮椅到浴盆的侧方转移（从右侧转移）：①轮椅从右侧接近浴盆，与浴盆呈30°。卸下轮椅右侧扶手，移开右侧脚踏板，制动。②用双上肢帮助将双腿上抬置于浴盆中。③屈曲躯干，右手置于浴盆远侧边沿，左手置于浴盆近侧边沿，双手用力支撑上抬躯干越过浴盆边沿。④进一步支撑并转动身体面向浴盆一端，慢慢放低身体进入浴盆中。

（3）辅助下由轮椅到浴盆的侧面转移：①轮椅从侧面接近浴盆，制动，移开脚踏板。照护者帮助长者脱下衣裤，半蹲，双足置于长者双足外侧，用自己的双膝、双足抵住长者的双膝、双足，以免长者膝、足向前滑及屈曲。然后照护者双手从长者腋下穿过扶住其肩胛部。长者双上肢抱住照护者肩部。②照护者双腿用力帮助长者站起（长者协同用力）。③以双下肢为支点，照护者帮助长者缓慢向后转身。④当长者双腿的后侧贴近浴板后，照护者帮助长者坐于浴板上。照护者协助长者将双腿放进浴盆，然后帮助长者坐到浴板中间。

7．轮椅与地板之间的转移

（1）独立由轮椅到地板的转移（图6-2-15）

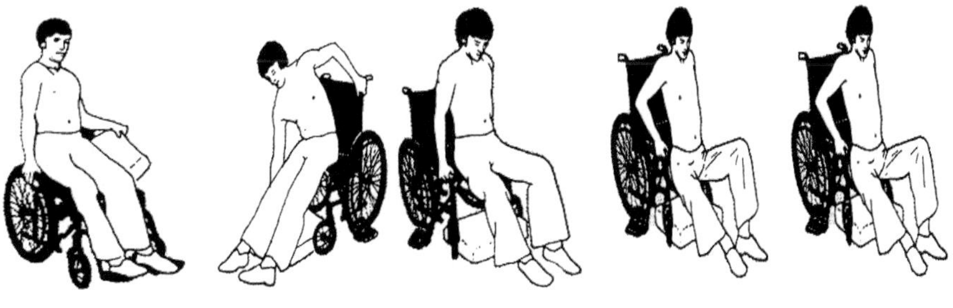

图6-2-15　独立由轮椅到地板的转移

（2）独立由地板到轮椅的转移（图6-2-16）

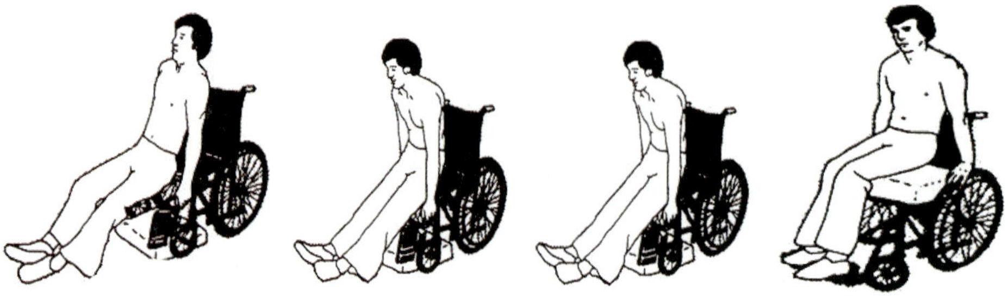

图6-2-16 独立由地板到轮椅的转移

（四）被动转移技术

1．人工搬运

（1）标准式或椅式搬运：长者坐直，双臂伸展。两位照护者分别立于长者两侧，面向长者背侧，两腿分开，髋、膝微屈，头与腰背伸直，用肩抵住长者侧胸壁，长者上肢落在照护者后背上。两照护者一手通过长者股后部互握对方之腕，另一手置于长者背部，保持搬运时长者的躯干正直，然后两人同时伸直腰腿将长者抬起（图6-2-17）。

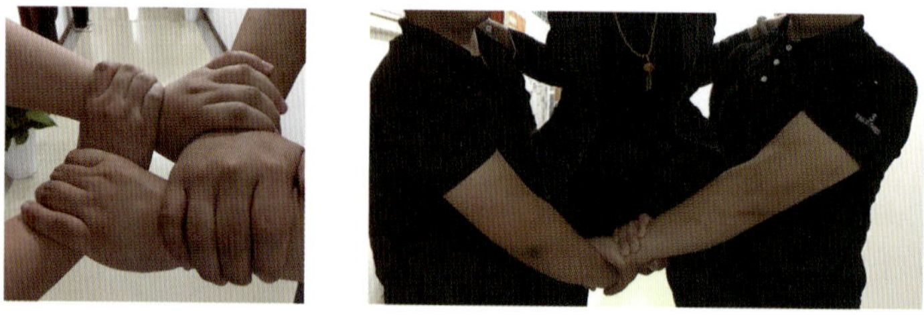

图6-2-17 标准式或椅式搬运

（2）穿臂搬运法：长者直坐，双前臂在前面交互相握。一照护者站在长者椅或床的后面，身体贴近他的背部，两手穿过长者腋窝伸至长者胸前，分别握住长者两前臂，另一照护者站在长者的侧面，双手分别置于长者双侧大、小腿之后，两人同时将长者抬起并搬到需要的位置（图6-2-18）。

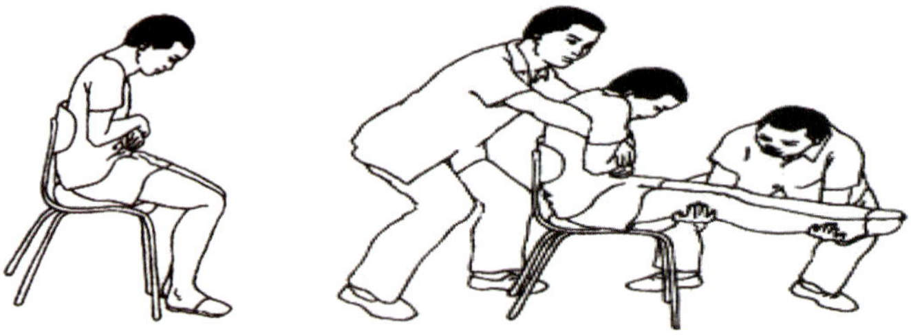

图6-2-18 穿臂搬运法

（3）徒手搬运法

1）一人法：适用于体重较轻的长者。最常用的是肩膝手抱法（图6-2-19）。照护者一手抱其背部，另一手托其大腿将长者抱起。若长者还有意识，可让其一手抱着照护者的颈部。但抱持法不适用于脊柱骨折、股骨干骨折和胸部损伤的长者。其他一人搬运方法还有扶行法、背驮法（图 6-2-20）、肩扛法（图 6-2-21）等。

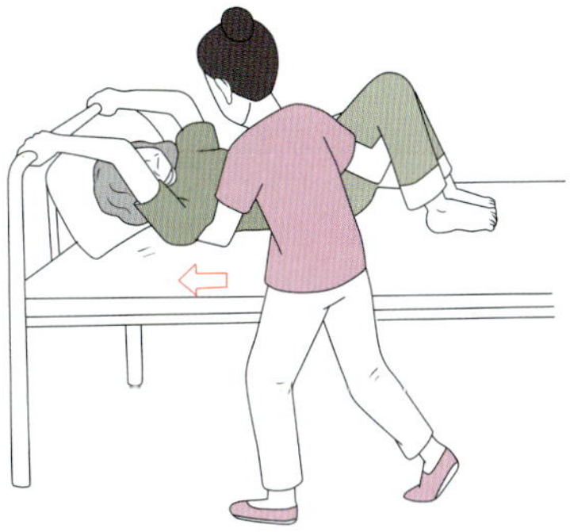

图6-2-19 肩膝手抱法

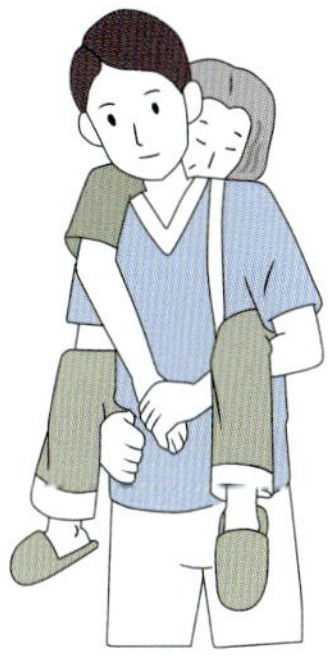

图6-2-20 背驮法

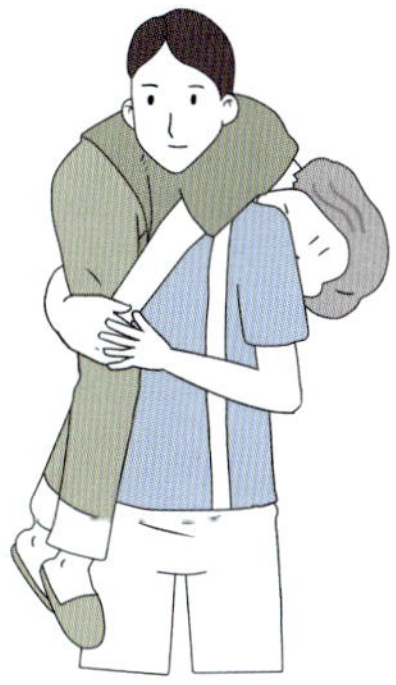

图6-2-21 肩扛法

2）二人法：适用于不能活动或体重较重的长者。最常用的方法是平托法（图 6-2-22），嘱长者双手抱在胸前，照护者同一侧站立，一人托住长者头颈部和腰部，另一人托住长者臀部和膝部，同时用力将长者托起进行转运。其他还有椅托式（图 6-2-23）、拉车式（图 6-2-24）和轿托式（图 6-2-25）。

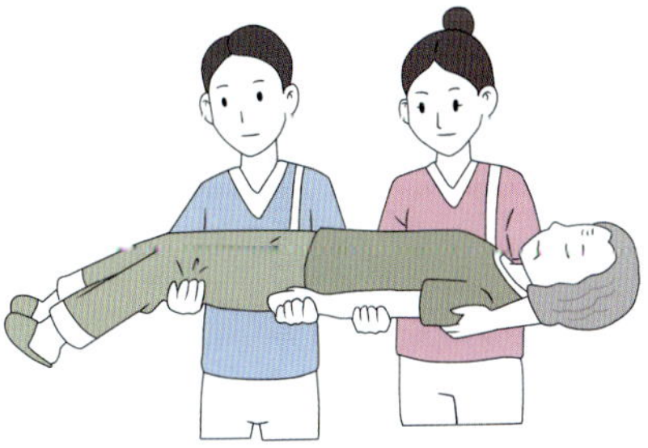

图6-2-22 平托法

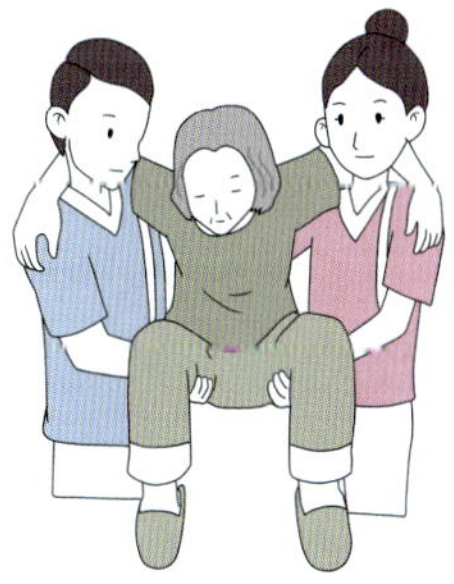

图6-2-23 椅托式

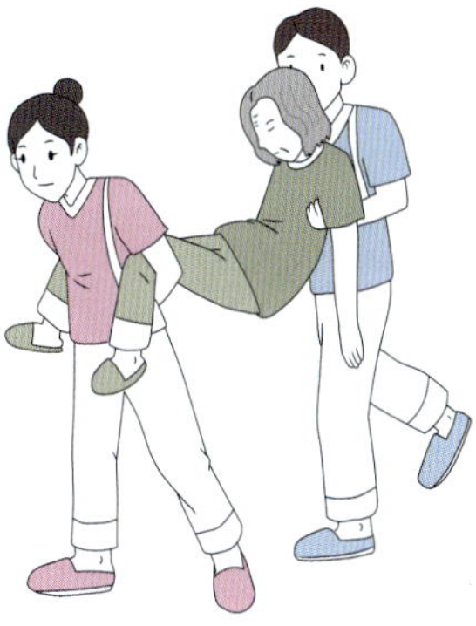

图6-2-24 拉车式

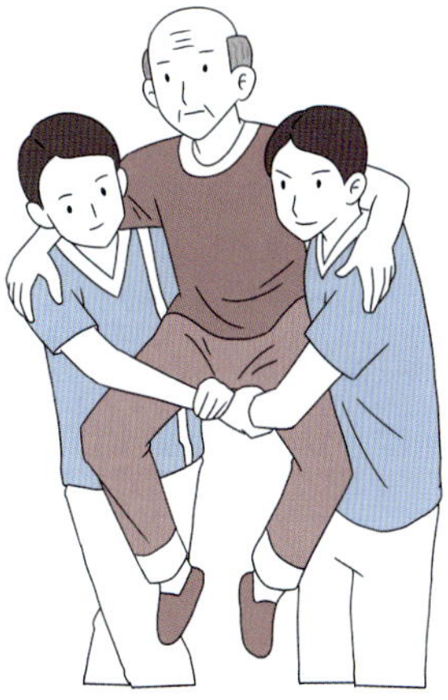

图6-2-25 轿托式

3）三人法：适用于不能自理和体重较重的长者。三位照护者甲乙丙面向长者站在同一侧，甲一手托住头颈部，一手托住胸背部；乙一手托住长者腰部，一手托臀部；丙一手托膝部，一手托住足部。三人扶托到位后，同时用力将长者搬运至指定地点（图 6-2-26）。

4）四人法：四人搬运法适用于怀疑颈椎骨折、腰椎骨折、病情较重的长者。搬运者甲扶托长者头颈部以固定，乙、丙、丁搬运者同排站立。乙一手托住长者肩背部，一手托住腰部；丙一手托住臀部，一手托住膝部；丁托住长者下肢和足。四人保持同一水平，防止长者身体弯曲（图 6-2-27）。

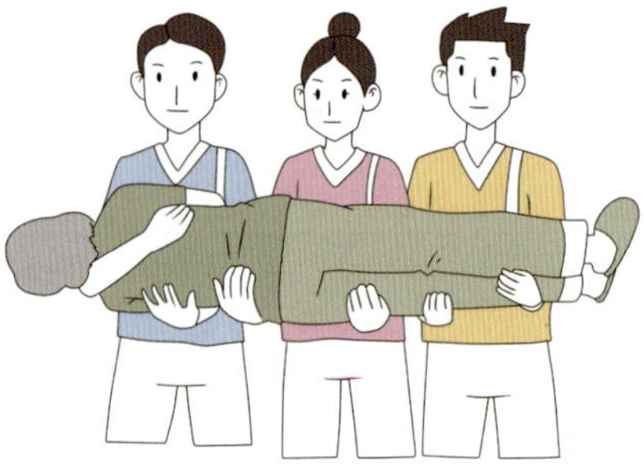

图6-2-26 三人法

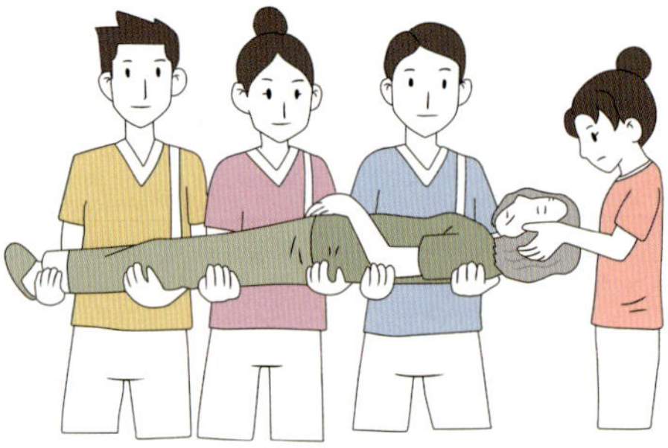

图6-2-27 四人法

2．机械搬运

机械搬运即借助器械的转移，是利用升降机提举并转运患者。有固定与移动升降机之分，除动力装置外，还有配套的吊带及坐套。

（1）常用升降机的种类：有移动式升降机、落地式固定升降机、上方固定式升降机等（图 6-2-28）。

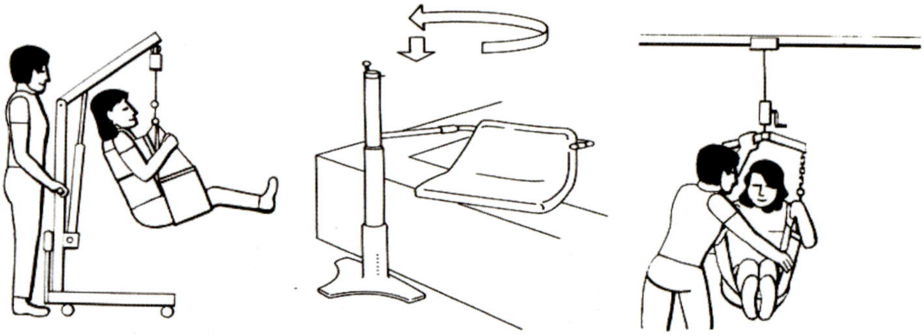

图6-2-28 升降机

（2）常用转运工具的使用

1）平车担架转移法：①把平车推至床边，移开床旁椅；②把平车的头端靠近床尾，呈钝角；③照护者的一只手臂从长者的颈肩部伸入到对侧腋下，另一只手臂伸入长者的大腿根部，请长者双臂交叉环绕照护者的颈后，并握紧双手，照护者用力托起长者，再移步轻轻地把长者放在平车上；④盖好毛毯，先盖脚端，再盖两侧，把近头端毛毯的两角向外翻折，露出头部。整理好床单位，再离开房间。

2）担架法：①抱持法，照护者一手抱其背部，另一手托其大腿将长者抱起，托至担架。若长者还有意识，可让其一手抱着照护者的颈部。但抱持法不适用于脊柱骨折、股骨干骨折和胸部损伤的伤者。②脊柱损伤者搬运法，对疑有脊柱骨折的长者，均应按脊柱骨折处理。脊柱受伤后不要随意翻身、扭曲，因为它可增加受伤脊柱的弯曲，使失去脊柱保护的脊髓受到挤压和牵拉损伤，必须由多名照护人员协同搬运。正确的搬运方法是先将长者双下肢伸直，上肢也要伸直，硬木板放在长者一侧。用于搬运长者的必须为硬木板、门板或黑板且不能覆盖过多的棉被、海绵等柔软物品。至少三名照护者水平托起长者躯干，由一人指挥整体行动，将长者平起平放移至木板上。

在搬运过程中动作要轻柔、协调，以防止躯干扭转。对颈椎受损的长者，搬运时要有专人扶持。

（五）转移（移位）的注意事项

1．根据需要，选择适当体位及转移的方式、方法、范围等。

2．转移前，向长者家属说明转移的要求和目的，取得家属的理解和配合。

3．转移中，应做到动作协调轻稳，不可拖拉，并鼓励长者尽可能发挥自己的残存能力，同时给予必要的指导和协助。

4．转移后，确保长者舒适、稳定和安全，并保持肢体的功能位。

5．尽量让长者独立完成体位转移，被动转移应作为最后选择的转移方式。

6．对残疾较重和认知障碍长者，不要勉强进行独立转移活动。

7．转移距离过远时，难以依靠一个人的帮助完成，可使用升降机。

8．平车使用注意事项

（1）照护者站在长者头侧推车，以便观察长者有无不适。

（2）推车时小轮在前，因为小轮转弯灵活，便于转换方向。

（3）推车不可过快，避免碰撞。

（4）上下坡时，长者头部应在高处一端，减少不适。

（5）运送骨折长者时，先在平车上垫木板，注意骨折部位的固定。

9．轮椅使用注意事项

（1）用轮椅移动长者运行过程中必须系好安全带，确保长者的安全、舒适、保暖，注意观察长者病情变化。

（2）推车注意平稳，匀速前进，避免车撞墙或门等，以防震动长者或损伤建筑物。

（3）推车上下坡时注意提醒长者身体向后坐稳。下坡时须倒行，控制速度，缓慢下坡。

（4）长者下轮椅时，拉紧双侧车闸固定车轮，翻起脚踏板，搀扶长者站离轮椅。

（5）轮椅使用后，先将左右脚踏板翻起，用两手抓住坐垫两端向上提起折叠好轮椅，存放在指定区域内。

三、转移的观察与记录

（一）转移时观察

1．观察内容

（1）生命体征：是否稳定，有无异常，特别是心率、血压。

（2）各种管道：管道是否脱落、移位、扭曲、受压。

（3）皮肤受压情况：是否有红肿或破损、更换卧位时间、床单位平整程度。

（4）病情状况：是否有异常，心理精神状态。

2．观察方法 ①体位转移前观察；②体位转移中观察；③体位转移后观察。

（二）转移记录

1．记录内容

（1）记录生命体征情况，如体温、呼吸、脉搏、血压值。

（2）记录各种管道状态，有否脱落、移位、扭曲、受压等状态。

（3）记录皮肤受压状态，皮肤有否红肿或破损、更换卧位间隔时间、床单位平整的状态等。

（4）记录病情状况，更换卧位后有否异常状态，精神、睡眠、心理情况。

（5）记录转移状态，转移方式、转移时间、过程均要写清楚。

2．记录模板

×××，男，72 岁。上午 10 时在康复区跑步机上锻炼时不慎跌倒，医生、护士到场，检查为右上肢肩周肿胀，活动受限，左手腕关节出血肿痛，即给予肩关节夹板和三角巾固定以及左手腕关节给予纱布覆盖止血包扎，而后救护车送至附近医院救治。整个过程长者始终神志清楚，对答如流，呼吸 18 次 / 分，心率 100 次 / 分，血压 150/90mmHg。于 10 时 45 分送到医院住院。

思考题

1. 常用的转移方法有哪几种？
2. 轮椅使用的注意事项有哪些？

案例分析与解答

小刘应该如何协助赵奶奶改变体位？

答：赵奶奶因疾病导致经常与轮椅为伴，因此小刘应该运用体位转移的辅助转移法，协助赵奶奶运用床—轮椅转移的方法，帮助赵奶奶活动，逐渐教会赵奶奶独立床—轮椅转移，促进赵奶奶残存功能的锻炼，使赵奶奶有尊严地生活。

第三节　常用护具与安全

正确应用护具是在老人照护中必须要掌握的技能，关系到长者的安危和尊严。本节主要介绍如何使用床档、扶手、呼叫器、约束带等照护服务辅助工具，使所照顾的长者能够得到安全和良好的照护。

技能目标

1. 会安全使用床档、扶手。
2. 会安全使用约束带和约束手套。
3. 教会长者安全使用呼叫器。

案例导入

王爷爷，82岁，患有轻度老年失智症。每天在房间看书，不愿出来活动，有些孤僻，女儿说在家对二便排泄有认知，基本不尿裤子。入住机构后，爷爷已经多次尿湿裤子。

1. 王爷爷的生活出现了什么状况？
2. 假如您是夜间值班人员，应如何应对？
3. 请您根据王爷爷的自理情况书写一份不超过200字的观察记录。

一、常用护具的相关知识

1．常用护具的概念　护具，即保护性器具，是用来限制或协助长者身体或机体某部位的活动，以达到维护长者安全或治疗效果的各种工具。照护人员学习护具的使用是为了选择适宜的护具辅助不能自理的长者活动，以确保长者安全。

2．常用护具种类

（1）床档：床档指床边缘的挡板，为防止长者坠床的工具。床档分多功能床档、半自动床档。

（2）约束带：是一种保护长者安全的装置，一般用于有自伤或坠床危险的长者，限制其身体的活动。约束带分为宽绷带，手部、肩部、膝部约束带。

（3）扶手：扶手指用来保持身体平衡或支撑身体的横木或把手，也称可供手扶之具。无障碍扶手，也称安全抓杆或安全扶手，主要使用在过道走廊两侧、卫生间等场所，是一种帮助长者和残疾人行走和上下台阶的公共设施。

（4）呼叫器：又称电子保姆、居家养老一键通、呼叫服务器，是一种新型的求助呼叫系统，长者使用时不需要记任何电话号码，十分方便长者。呼叫器不能单独使用，必须与接收器、控制中心、主机、特定接收器等共同使用。呼叫器的每一个按键都可设定特定的代码，一般为数字，比如长者房间号、床号等，代表特定的位置和呼叫信息，当这些代码信息最终传递给接收器后，可通过LED、LCD、声音等方式表达出来。常见呼叫器分为有线呼叫器和无线呼叫器两种。因有线呼叫器的安装必须布线，费时、费力，接收单位必须在固定地点，工作模式不灵活，维修、维护成本高等缺点，应用越来越少。无线呼叫器又称无线发射机，主要通过地面波、天波、空间波和散射波来传播，应用范围非常广泛，用于餐饮娱乐行业、医疗养老行业、制造行业等。

（5）支被架：即支撑被子的架子，一般用于肢体瘫痪或极度衰弱者，防止盖被压迫肢体而造成不适或影响肢体的功能位置，造成永久性的伤害如足下垂、足尖压疮等。

3．护具使用原则

（1）应向长者及家属说明使用护具的原因、目的和方法，以取得长者及家属的同意及配合，注意保护长者的自尊，严格掌握护具的使用指征，一般只能短期使用。

（2）预防被约束部位发生血液循环障碍或皮肤受损。

（3）约束时应注意维持长者的肢体处于功能位置。

（4）确定长者可以随时呼叫护士，呼叫器开关放在长者手可触及处。

（5）记录使用护具的原因、目的、时间，每次观察的结果，执行护理措施情况及解除约束的时间。护具使用不当可能影响长者休息，甚至导致长者受伤。

二、保护器具使用方法

（一）床档的使用方法

1．床档使用适用人群

（1）任何原因造成视觉障碍的长者。

（2）任何意识改变的长者。

（3）服用镇静剂长者。

（4）不自理或重病康复期长者。

（5）高龄长者。

2．床档使用方法

（1）多功能床档：使用时插入两侧床栏，不用放在床尾，还可作为心肺复苏板。

（2）半自动床档：用手按按钮，按需升降。

3．床档使用安全隐患

（1）开关按钮损坏，床档无法放下。

（2）长者从床档空隙坠下，导致跌倒。

（3）长者跨越床档，发生坠床。

（4）床档损坏无法使用。

4．床档使用注意事项

（1）照护师须向长者及家属解释使用床档的目的及必要性。

（2）对须用床档保护的长者，如果长者及家属拒绝使用，在照护记录单上注明，必要时由监护人签字。

5．床档使用维护

（1）维修部门至少每年对床和床档维护一次。

（2）对在使用中发生故障的床档，及时提出修理要求，并根据问题所在考虑长者是否需调床。

（二）扶手的使用方法

1．扶手使用人群　扶手适用于肌力衰退、骨关节病以及半自理长者和残疾人。

2．扶手使用方法　扶手专为残障人、老人、患者、孕妇等体弱病残人士设计使用。健侧手握住扶手，助力行走和上下楼梯。

3．扶手的维护　经常检查扶手的坚固和稳定性，若损坏，及时修理。

4．扶手使用注意事项

（1）扶手使用前要检查安装是否牢固、高度是否合格、材质是否光滑不刺手。

（2）使用时照护者一定要陪伴不能自理长者。

（三）约束带的使用方法

1．约束带使用人群

（1）有严重自伤、他伤行为的长者。

（2）各种不合作导致意外损伤的长者。

（3）失智、有走失倾向的长者。

2．约束带使用方法

（1）宽绷带约束：先用棉垫包裹手腕或踝部，再用宽绷带打成双套结，套在棉垫外稍拉紧，使不脱出（以不影响肢体血循环为度），然后将带子固定于床缘上。

（2）手脚约束带（图6-3-1、图6-3-2）：先将约束带对折系于长者手腕或者脚踝，固定的松紧度以能伸进两指为宜，以免影响血液循环，然后再固定在床栏上，并保持一定的功能活动范围，每2小时放松或更换一次约束的部位，并密切观察被约束部位。

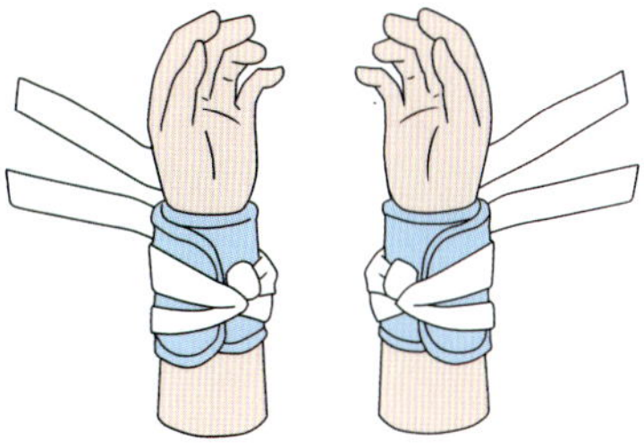

图6-3-1　手约束带

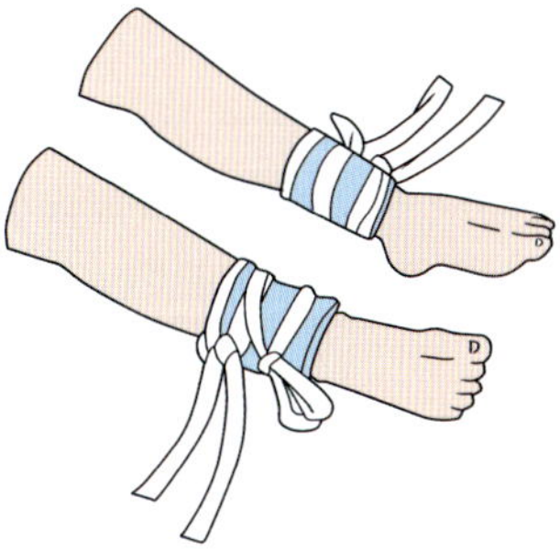

图6-3-2　脚约束带

（3）胸腹约束带（图 6-3-3）：长者取仰卧位，约束带对折系于长者胸前，松紧度适宜，以能伸进两指为宜，避免影响呼吸和血液循环，使用另外双侧的带子系于两侧床栏，松紧适宜，不能过紧，也不能过松，防止挣脱。

（4）筒式约束带：需限制长者坐起时可用筒式约束带固定。筒式约束带用布制成，宽 8 厘米、长 12 厘米。操作时，将长者两侧肩部套进袖筒，腋窝衬棉垫，两袖筒上的细带子在胸前打结固定，将下面两条较宽的长带系于床头。

（5）肩部约束法：两根肩部固定带分别固定在连接带的左右两侧，肩部固定带上设有约束孔，且约束孔位于连接带的下方。

（6）膝部约束法：常用于固定膝部，限制长者下肢活动。膝部约束带宽 10 厘米、长 280 厘米，用布制成。操作时，两膝衬棉垫，将约束带横放于两膝上，宽带下的两头带各缚住一侧膝关节，然后将宽带两端系于床缘。

（7）尼龙搭扣约束带：约束带由尼龙搭扣和宽布带构成，操作时，将约束带置于关节处，被约束部位衬棉垫，松紧度要适宜，对合尼龙搭扣后将带子系于床缘。可用于固定手腕、上臂、踝部、膝部。

（8）约束手套（图 6-3-4）：协助长者手伸平，轻轻放进约束手套，手心贴近约束手套的基板，五个手指自然张开，系好腕口系带，确认约束手套佩戴适宜，并定时放松和更换。

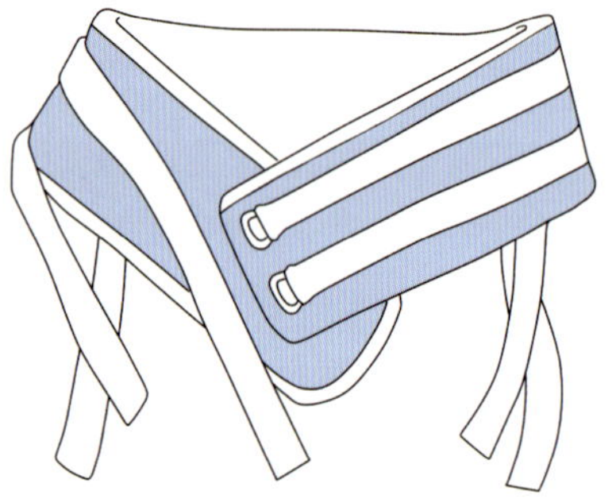

图6-3-3　胸腹约束带

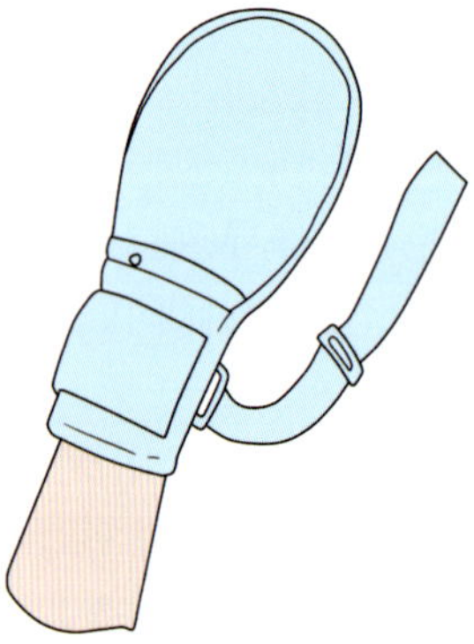

图6-3-4　约束手套

3．约束带使用安全隐患　①皮肤擦伤；②关节脱臼和骨折；③肢体血液循环障碍；④压疮、疼痛。

4．约束带使用注意事项

（1）用前应先向长者及家属解释清楚，签署知情同意书。

（2）保护性制动措施只宜短期应用，同时须注意长者的卧位舒适，每 2 小时更换体位。

（3）被约束的部位应放衬垫，约束带的松紧要以放进 2 指为度，并每 2 小时放松，以促进血液循环。

（4）约束时应将长者的肢体置于功能位置。

（5）观察肢体血运，查看约束带是否脱落或被松解，床单、被套是否干燥，冬天要注意保暖，夏天要注意防中暑。

（6）上约束带的患者要进行床旁交接班。

（四）呼叫器的使用方法

1．呼叫器使用人群　呼叫器特别适合空巢、少子家庭和养老服务机构的不能自理长者，出现紧急需求和帮助时使用。

2．呼叫器使用方法　一般为无线呼叫器，使用时通过专用呼叫器，按下红色按钮就可发送紧急求助信息，信息中心接到紧急求助呼叫后，根据求助号码即时给予求助者帮助。方便随身携带，轻轻一按，即可提供服务。

3．呼叫系统的优势

（1）提供便捷、及时的照护服务，随叫随到，老人的满意度增加。

（2）提高服务效率，使服务程序简化，减少人力浪费，提高工作效率。

（3）营造和谐的服务环境，不用大声呼叫或四处寻找照护人员。

（4）降低服务成本，使服务者节力、节时、节成本地提供服务。

4．呼叫系统常见的异常与应对　常见异常有呼叫不显示、信号接收差，致老人的需求不能及时满足。补救措施是定时维修检查，教会老人正确的使用方法，增强信号接收功能，掌握老人的生活节律。

（五）支被架的使用方法

1．支被架使用人群　支被架主要用于长者的肢体瘫痪时，防止盖被压迫肢体而造成不适和足下垂等，也可用于灼伤长者使用暴露疗法，有助于保暖。

2．支被架的使用方法　使用时让支被架罩在防止受压部位，盖好被子。

3．支被架使用注意事项

（1）正确使用支被架，应告知家属，征得同意。

（2）巡视观察，耐心沟通，如有不适及时处理。

（3）床边交班，内容包括状态、使用时间与效果。

三、护具使用照护

（一）护具使用的观察

1．观察内容　长者的意识、生命体征、骨骼肌肉、局部皮肤及血液循环、适应情况及使用频次等各方面情况。

2．观察方法　直接观察、巡视观察、询问观察。

（二）护具使用的记录

1．记录内容

（1）记录护具名称、应用的时间。

（2）记录护具的维护时间。

（3）记录护具的使用频率。

（4）评价护具的使用效果，做好记录并交班。

2．记录模板

××房间，×××，男，82 岁，晚 9 时上床睡觉。上半夜巡房 2 次，给予其床档保护，患者夜间 10 时按下床旁呼叫器，照护师至床旁协助去厕所。白班注意加强观察和看护。

思考题

1. 如何使用床档、扶手？
2. 如何安全使用约束带？
3. 如何安全使用助行器？

案例分析与解答

1. 王爷爷的生活出现了什么状况？

答：王爷爷有轻微失智，自理能力缺陷，需要照护者安全使用床档、扶手，必要时安全使用约束带。

2. 假如您是夜间值班人员，应如何应对？

答：（1）加强巡视，帮助王爷爷安全使用床档、扶手。

（2）教会爷爷使用呼叫器，做到及时巡视及处理。

3. 请您根据王爷爷的自理情况书写一份不超过 200 字的观察记录。

答：××房间，王××，男，82 岁，夜间帮助其安全使用床档、扶手，及时巡视，指导长者正确使用呼叫器，长者无不适主诉。白天注意加强观察和看护。

第四节　照护与安全

养老服务中的工作安全不仅涵盖长者的安全，也涵盖照护人员的安全。本节主要涉及照护人员在服务中的自身防护相关的知识，包括预防传染病、预防损伤、预防伤害的知识，学会保护自己是本节的核心内容。

技能目标

1. 会正确地洗手。
2. 会辨识照护力学的原则。
3. 会应用力学原则做基础照护。
4. 会使用各种防护用品。

案例导入

李爷爷今年78岁，居家养老，小王是某护理员。近日李爷爷不明原因发热，体温可达39℃以上，高热不降，并伴有腹泻，就医后医生诊断为“急性胃肠炎”，给予药物治疗，李爷爷生活无法自理。

1. 小王照护李爷爷时应该如何保护自己？

2. 小王照护李爷爷时需要注意些什么？

一、照护安全的相关知识

1．照护安全的概念　照护安全是养老服务中永恒的管理主题。照护安全是指在实施服务的全过程中，长者不发生法律和法定的规章制度允许范围以外的心理、机体结构或功能上的损害、障碍、缺陷或死亡，是保障长者生命安全的必备件，是提高照护服务水平的关键所在，是反映照护质量高低的重要标志。从广义的角度和现代照护管理的发展看，照护安全还应该包括照护人员的执业安全，即在服务过程中不发生允许范围与限度以外的不良因素的影响和损害。本节主要从照护人员的角度讨论照护安全。

2．照护安全的意义　照护安全是实现优质照护的关键，是防范和减少事故及纠纷的重要环节。要尽一切力量运用技术、教育、管理三大对策，从根本上有效地采取预防措施，防范事故，把事故消灭在萌芽状态下，确保长者和员工安全，创造一个安全、健康、高效的照护环境。

3．常见照护职业损伤的分类

(1) 易传染：养老服务中服务对象健康免疫力低下，难免发生病毒感染、细菌感染等呼吸道、消化道、皮肤疾病，如果预防不力，照护者极易被感染，如患病毒性感冒、肠炎、真菌感染等疾病。

(2) 易损伤：养老服务是一项任务繁重、供需矛盾突出的服务。养老服务队伍整体素质偏低，文化水平较低，年龄偏大，大多没有经过专业培训，护理技能和服务水平较低，而且人力配置严重不足。因此在服务的过程中，常导致肌肉拉伤、扭伤、烫伤等职业损伤。

(3) 易伤害：养老服务是一项复杂的与人打交道的服务，经常会受到来自服务对象及其亲属的伤害，如打人、辱骂等。①来自老年人的伤害：由于老年人身体功能逐渐衰退、长期慢性疾病对身心造成损害、老年认知障碍以及心理疾病等，情绪可能会变化多端，容易暴躁、易激惹，对照护人员进行语言和暴力攻击，有对照护工作不理解等现象。②来自家属的伤害：在照护服务工作中，由于家属对老年人的深切关爱，对照护工作现实与理想效果不匹配的落差感、误解，个别家属专横挑剔、无理取闹等，有时会以极端手段发泄出来，对照护人员进行语言中伤和暴力伤害，严重者会发生蓄意挑事、打架斗殴、毁坏物品的行为，对照护工作和老年人造成不良影响。

二、常见照护职业损伤的防护

（一）易传染的防护

1．基本技能——洗手方法

（1）一般按照以下步骤洗手即可有效清洁。①开水龙头或感应冲洗双手；②加入洗液或抹肥皂，用手搓出泡沫；③按七步洗手法进行，最少揉搓 15 秒钟；④用流动的水冲洗至少 15 秒钟，将双手彻底冲洗干净；⑤用干毛巾或擦手纸彻底擦干双手或以干手机吹干双手；⑥应以抹手巾包裹水龙头或在水龙头上泼水冲洗干净，再把水龙头关上。

（2）七步洗手法示意图（图 6-4-1）

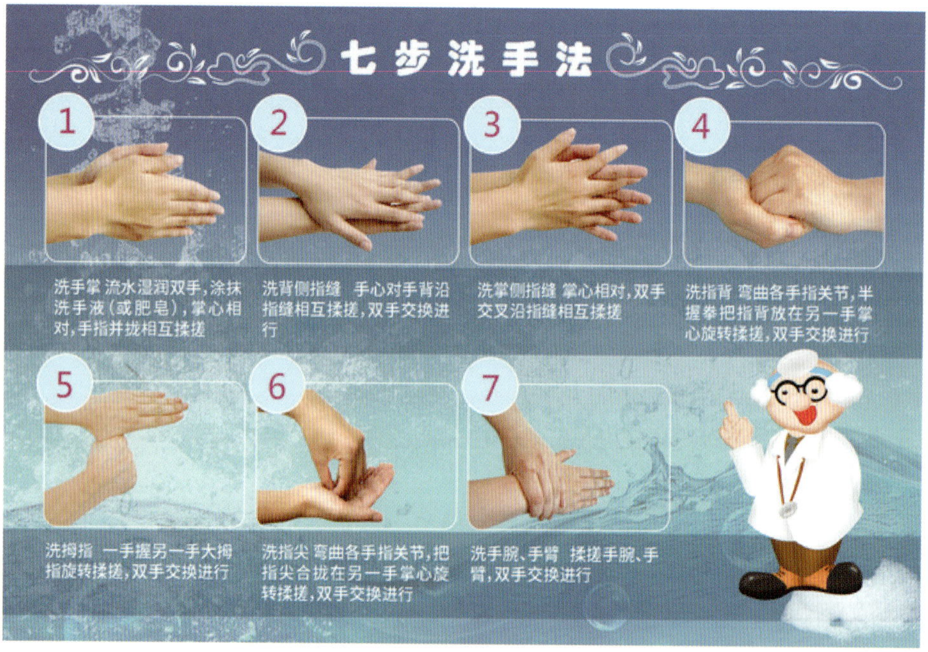

图6-4-1 七步洗手法

（3）洗手的时间：除了我们所熟知的“饭前便后”要洗手外，在养老服务中还有很多情况是必须要洗手的。①从公共场所回来，如医院、商场等，因为公共场所是各类细菌和病毒的“集散地”。②接触每位长者前后要洗手。③接触长者的体液、呕吐物、分泌物后要洗手。④接触钱币之后要洗手。

2．专业技能——防护用品的使用 防护用品是指保护照护者安全与健康所必备的一种防御性装备，对于减少职业危害起着相当重要的作用。

（1）工作服：包括帽、衣、裤、围裙、鞋套等，按要求着装利于自我防护。

（2）口罩：根据环境要求使用，如长者发热感冒、为长者分发餐饮食品等时。

（3）手套：直接接触照顾长者，如厕清洁阴部、助洁接触皮肤的操作时建议使用。

（二）易损伤的防护

养老服务人员由于工作繁重，更由于照护人员缺乏科学的自我防护技能，常常不正确地用力，造成椎间盘突出、腰背部疼痛、疲劳以及长者意外的问题。照护实践中应用力学原理的意义在于利用人体力学原理促进长者舒适，同时照护者提高工作效率，对减少疲劳损伤和节力的目的是非常关键的。

1．人体力学的概念　人体力学是运用力学原理研究维持和掌握身体的平衡，以及身体从一种姿势变成另一种姿势时如何有效协调的一门科学。正确的姿势有利于维持人体正常的生理功能，并且只需消耗较少的能量，就能发挥较大的工作效能。不正确的姿势易使人体肌肉产生紧张和疲劳，影响人体健康。

2．常用力学原理

（1）杠杆原理：杠杆原理是指在外力作用下使杠杆绕一固定点（支点）转动。人体活动主要是由骨骼、关节和肌肉，在神经和其他系统的配合下共同完成的。骨骼起着杠杆的作用，关节是运动的枢纽，肌肉是运动的动力。一般来讲杠杆分为三类：①平衡杆杆，支点位于力点和阻力点之间。例如人体头部在寰枕关节上进行仰头和低头的动作，就是平衡杠杆的运动。②省力杠杆，阻力点在支点和力点之间。杠杆运动幅度小，但效应大，所以省力，如人在提足跟时。③速度杠杆，力点在阻力点和支点之间，是人体最常见的杠杆运动，如用手臂举起重物时的肘关节运动。

（2）摩擦力：是指相互接触的两物体在接触面上发生的阻碍相对滑动的力。摩擦力的方向与运动的方向相反；摩擦力的大小与该力相同，并随力的增大而增加。

（3）平衡的原理：平衡的原理中，有几个重要的概念，即重心、重力线和支撑面。①重心，是重量的中心。人体重心的位置随着四肢和躯干的姿势而改变，当人直立时，重心在骨盆的骶骨上部靠前方。②重力线，是一条假想的通过重心的垂直线（自重心垂直于地面的线）。③支撑面，指人或物体与地面的接触面积（支持重力的面积）。平衡的基本原理是：重心低，支撑面大，重力线在支撑面以内时物体的稳定度大。

3．平衡与稳定　物体的重量与稳定度成正比，支撑面的大小与稳定度成正比，物体重心高度与稳定度成反比，重力线必须通过支撑面才能保持人或物的稳定。

（1）物体重心的高度与稳定度成反比：人体重心的位置随着躯干和四肢姿势的改变而改变，当人垂直双臂直立时，重心位于骨盆的第2骶椎前约7厘米处，如把手臂举过头顶，重心随之升高，当身体下蹲时，重心则下降，甚至吸气时膈肌下降，重心也会下降。

（2）支撑面的大小与稳定度成正比：支撑面是由人或物体与地面接触时的各支点的表面构成的，并且包括各支点之间的表面积，可以为站立、提重物或移动提供稳定性。

（3）重力线必须通过支撑面才能保持人或物体的稳定：重力线是重量的作用线，是自重心垂直于地面的线。

4．力学原理在照护工作中的应用

（1）利用杠杆作用：照护师操作时最好把重物分成相等的两部分由两手提拿；若重物由一只手臂提拿，另一只手臂可向外伸展以保持平衡。

（2）扩大支撑面：照护师在操作中，根据实际需要两脚前后或左右分开以扩大支撑面，取得平衡稳定的姿势。协助长者移动体位时，应尽量扩大支撑面。如长者侧卧时，应两臂屈肘，一手放于枕旁，另一手放于胸前，两腿前后分开，上腿弯曲在前，下腿稍伸直，以扩大支撑面，稳定老人的卧位。

（3）降低重心：在取位置低的物体或进行低平面的护理操作时，双下肢应随身体动作的方向前后或左右分开，同时屈膝屈髋，上身近似直立的下蹲姿势，可以降低重心，减少弯腰，减轻腰部负荷，背部也不易疲劳，又使重力线在扩大了的支撑面内，保持身体的稳定性。同时利用重心的移动完成操作，做到了节力。

（4）减少身体重力线的偏移：在提物品、抱起或抬起长者移动时应尽量将物体或长者靠近身体，以使重力线落在支撑面内，增加稳定性。

（5）尽量使用大肌肉或多肌群：进行操作时，能使用整只手时，避免只用手指进行操作；能使用躯干部和下肢肌肉力量时，尽量避免只使用上肢的力量。如端操作盘时，应五指分开托住操作盘，并与手臂一起用力，由于多肌群用力，故不易疲劳。

（6）用最小量的肌力做功：移动重物时应注意平衡，有节律并计划好所要移动的位置和方向，以直线方向移动，尽可能用推或拉代替提取。

（7）维持较大的支撑面：人体的支撑面为两脚之间的面积，支撑面越大，稳定性越大。所以，照护师在进行照护操作时，应两脚前后或左右分开，以扩大支撑面，利于保持身体的平衡。

（8）维持较低的重心：重心越低，稳定性越大。所以对于工作平面较低的技术操作，如铺床时，照护师应两脚前后或左右分开，屈髋屈膝，降低重心，增加稳定性。

（9）尽可能让重力线通过支撑面：照护师做翻身、擦浴等护理操作时，应尽量将长者身体靠近照护师，同时以下蹲代替弯腰工作，减少重力线偏移，有助于增加照护师的稳定性，减少腰部肌肉做功。

（三）易伤害的防护

1．熟知老年人“七知道”，包括姓名、年龄、爱好、照护重点、疾病及用药、精神心理、家庭情况等，提前做好评估，加强防范。

2．察言观色，做好情绪疏导和心理沟通，减少老年人不良情绪的影响。老年人一旦情绪激动，照护人员应暂时停止服务，注意密切观察老年人变化，必要时请求其他专业人员或者家属、社会工作者的支持和协助。

3．做好照护服务工作，“想老人之所想，做老人之所需”，提高服务水平和满意度。

4．在进行照护操作前与老年人做好沟通解释工作，尤其是新接触的长者和新上任对工作流程不熟悉的照护人员，争取长者配合，避免误会和矛盾的发生。

5．对于有认知或者心理障碍的老年人，尤其是有摔东西和打人倾向的老年人，房间和公共活动区域内应避免放置锐器（例如刀、叉、针、剪刀等）、玻璃制品、热水器、绳子等危险物品，防止自伤或他伤。

（四）易负伤的防护

1．加强锻炼，提高身体素质，尤其加强踝泵训练，以促进下肢血液循环。

2．保持正确的工作姿势，避免长时间保持一种体位。

3．科学使用劳动保护用具，减轻负重损伤。

4．养成良好的生活习惯，减轻职业疲惫感及心理损伤。

三、安全照护的观察与记录

（一）安全照护的观察

1．观察内容

（1）长者观察：咳嗽、发热、疼痛、跌倒、坠床、误吸、窒息、压疮、烫伤、约束带使用、居住环境及其他的安全内容。

（2）自身防护：不适、疲劳、心态、安全工具的使用。

2．观察方法

（1）使用相关量表评估及动态观察长者。

（2）动态观察照护者的防护状态。

（二）安全照护的记录

1．记录内容　出现安全问题应按照《不良事件报告单》要求如实登记。并重点交班，重点观察，实时动态记录。

2．记录模板

王奶奶，82岁，于10时上厕所时在卫生间摔倒，立即检查，奶奶神志清楚，主诉上完厕所站起来腿一软就摔了。查体除头部磕一2cm×1cm的肿块，无青紫，四肢无异常，只是奶奶心里很紧张。给予安抚，并与家属沟通，家属表示理解，不去医院检查。依据医嘱继续观察24小时。观察地面无杂物、无潮湿，已经拍照留存，已经填报《不良事件报告表》，希望下一班继续观察王奶奶的状态。

思考题

1．如何运用人体力学原理站立、行走、下蹲、持物、拾物？

2．举例说明力学原理在照护实践中的应用。

3．结合具体实例描述协助长者保持各种体位的方法。

案例分析与解答

1. 小王照护李爷爷时应该如何保护自己?

答：每次接触李爷爷前后应该做好手卫生，与李爷爷沟通交流时应戴好口罩，接触李爷爷排泄物时应戴好手套。为李爷爷做操作时要用力学原理用力及服务，防止负伤，也要防止爷爷跌倒与坠床。

2. 小王照护李爷爷时需要注意些什么?

答：首先应服务好李爷爷，各项工作主动做到位，观察到位，及时发现病情的变化，及时通知医生治疗。其次照护师应该具有防护意识，戴口罩、戴手套，保护好自身健康。

附：不良事件报告单

××× 老年公寓不良事件报告单

部门：　　　　　　上报日期：

长者一般资料： 姓名：________ 房间号：________ 健康管理档案号：________ 性别：□男 □女 年龄：________ 入住日期：____年____月____日 护理级别：□介护 3 □介护 2 □介护 1 □介助 3 □介助 2 □介助 1 □自理
不良事件发生时间：____年____月____日____时____分 发生地点：□房间 □走廊 □洗漱间 □照护站 □活动室 □门诊部 □餐厅 □户外 □其他 长者意识状态：发生前：□清醒 □嗜睡 □昏睡 □昏迷 □其他 发生后：□清醒 □嗜睡 □昏睡 □昏迷 □其他 当班人姓名：________ 工作年限：________ 班次：________ 责护：________
意外事件的类型： □跌倒 □行走 □站立 □上下床 □坠床 □坐椅 □活动 □坐轮椅 □沐浴 □如厕 □其他________________ □误吸 □唾液 □分泌物 □液体 □有毒物质 □食物 □胃内容物 □噎食 □窒息 □其他________________ □其他 □皮肤损伤 □烫伤 □走失 □自伤或自杀 □压疮 □识别错误 □约束意外 □暴力事件 □其他________________
长者基本情况（疾病史、服药史、精神状态）：

续表

长者意外事件报告经过： □立即通知 □照护人员 □护士 □医师 □照护长 □照护部主任 □院长 □家属 □其他人员________________ □立即处理 □观察生命体征 □医疗护理措施 □照护措施 □其他________________
意外事件造成的结果： □无影响 □无法判定影响 □有影响 □0 □Ⅰ □Ⅱ □Ⅲ □Ⅳ □Ⅴ □Ⅵ 具体描述________________ □照相 □有 □无
意外事件发生与处理经过：
原因分析（集体讨论）： 照护长__________
改进措施（集体讨论）： 照护长__________
照护部处理意见： 不良事件分类 □严重 □较重 □一般 □其他 意外事件分级 □0 □Ⅰ □Ⅱ □Ⅲ □Ⅳ □Ⅴ □Ⅵ 改进指导 □参与 □分析 □其他__________ □日期__________ 跟进措施 □检查 □已落实 □未落实 □日期__________ □督导 □已落实 □未落实 □日期__________

第七章　衣食住行　品质生活——生活照护

第一节　助洁照护

清洁是人类最基本的生理需要之一。清洁是指清除身体表面的微生物和污垢，防止微生物繁殖，促进血液循环，增强皮肤的抵抗能力，预防感染和并发症的发生。同时，清洁使人感觉舒适愉快，维持良好的自我形象。健康人具有保持身体清洁的能力，但当人年龄越来越大行动不便时，自我照护的能力下降，往往无法满足自身清洁的需要。因此，需要照护师给予指导及帮助长者做好清洁卫生工作，这是照护师的重要职责。本节将会带领大家认识助洁照护以及指导、协助、帮助老年人满足自身清洁需要的问题。

技能目标

1. 会指导与帮助长者进行口腔清洁（义齿摘戴护理）。
2. 会为长者进行头发清洁和梳理。
3. 会协助和指导长者进行面部清洁、仪容修饰。
4. 会为长者进行身体清洁（淋浴、擦浴）。
5. 会为长者进行阴部清洁。
6. 会指导长者进行足部清洁。
7. 会为长者更换衣服及整理、更换床单位。

案例导入

李奶奶，83岁，只有一个女儿，女儿因工作需要出国在外。李奶奶患白内障，双眼视物模糊，手术后自我照护的能力下降，无法满足自身清洁的需要。出院后入住市中心一家养老机构。

1. 李奶奶的自我照护能力出现了什么状况？
2. 请您识别李奶奶出现的状况与哪些因素有关。
3. 假如您是早班值班人员，应如何应对？
4. 请您根据李奶奶的情况书写一份不超过200字的观察记录。

一、助洁照护的相关知识

1．自我护理理论概念　Orem 提出的自我护理理论中将自我护理定义为“个人为了维持自己的生命、健康和舒适而进行的自我照顾行为和实践。自我护理是为了自己健康不断进行的努力”。她认为个人应对与其健康有关的自我护理负责，掌握必要的护理知识可帮助人们提高自我护理能力。

2．老年人自我护理的现状　老年人的自我照护能力是反映老年人健康状况的一个重要方面。老年人是脆弱的群体，随着年龄的增长和各器官功能的衰退性变化，常常存在多病共存、一病多症或一症多病的健康问题，在心理上易紧张、焦虑、恐惧等，致使其依赖性增强，使其家属对他们过度保护；老年人生病住院后经过一段时间的治疗，病情好转或缓解后又对医务人员产生依赖心理，这些综合因素严重干扰了老年人自我护理的主动性和积极性，使其自理能力普遍下降。每个人都有自我照护能力的需要，而自我照护能力的需要根据个人的健康状况及生长发育的阶段不同而不同；老年人的自我照护能力下降是复杂的，照护者应学会评估与分析。

3．老年人自我照护意识的建立　根据长者的助洁需要或能力不同而分别采取3种不同的措施。传统护理模式下，长者习惯于被动接受照顾，存在严重的依赖性。应用 Orem 自理护理模式，通过长者总体情况进行分析，按照护理程序，围绕照顾目标，与长者进行有效沟通，使长者了解自我护理的目的及意义，通过辅助教育使长者了解相关知识，激发其主观能动性，帮助长者克服自理方面的缺陷，消除长者依赖心理，同时不断提高自理能力。应适时给予老年人自我护理知识、技能的教育及监督指导，而不是使其被动接受照护。应针对老年人不同的心理特征加强疏导，增进与维护老年人的心理健康，使老年人保持乐观的精神和老有所用的心理，重新燃起老年人对生活的热爱，最大限度地激发老年人的独立性，训练老年人独立生活的信心和能力。

二、影响长者自我照护能力的因素

（一）客观因素

1．国家现状的影响　“未老先衰”“未备先老”导致老年人口多病生存，多种因素导致各项生活照护辅具的缺乏，影响着长者自我照护的能力。

2．计划生育国策的影响　计划生育致家庭规模逐渐变小，家庭结构发生巨大的变化。大量“四二一”“四二二”甚至“八四一二”结构的家庭，还有空巢、少子化家庭的出现，极大地冲击着传统的养老理念，使得长者（家庭）自我照护能力日益严峻。

（二）主观因素

1．长者的失能状况　是导致其产生医疗护理和生活护理需求的主要因素。由于多发慢性疾病，疗程长、致残率高，严重影响了老年人的生活自理能力，这在高龄老人中的表现尤为明显。

2．长者自立意识的缺乏　是影响自我照护能力的重要因素，尤其在病后，轻度失能的长者没有生活的勇气和信心，靠子女、靠保姆全方位地照顾，能干的事也不干。自立意识缺乏导致自我照护能力下降。

三、长者助洁照护

照护师应学会评估长者的清洁状况、清洁习惯及清洁能力，与长者共同探讨、设计助洁管理方案，掌握长者助洁标准，熟悉各种长者助洁技能及各种助洁仪器设备的使用，帮助长者满足清洁的需要，使其身心处于最佳状态。助洁照护包括口腔清洁、头发清洁与梳理、皮肤清洁、面部与足部清洁以及会阴部清洁等。

（一）指导长者进行口腔清洁（义齿摘戴护理）

人的口腔很容易滋生细菌，正常人可以借助自身的抵抗力、唾液中溶菌酶的杀菌作用以及日常的刷牙、漱口、饮水及进食等机械作用来抵抗口腔细菌的入侵。但是失能老人自身的抵抗力弱、唾液分泌少，所以更多借助于外力来保证口腔的健康。日常护理中应经常帮助老人清洁牙齿以减少细菌的滋生。

1．口腔清洁的方法

（1）让老人侧卧，用压舌板轻轻撑开颊部，以镊子夹取漱口液棉球，由内向外，沿牙齿的纵向擦净牙齿内外两侧，咬合面，舌、口腔黏膜，硬腭等处，洗毕，帮助老人漱口，擦干面部。

（2）若口腔黏膜有溃疡，可撒锡类散或青黛散。

（3）如有义齿（假牙），应帮助老人取下，用冷水刷洗，让老人漱口后戴上。

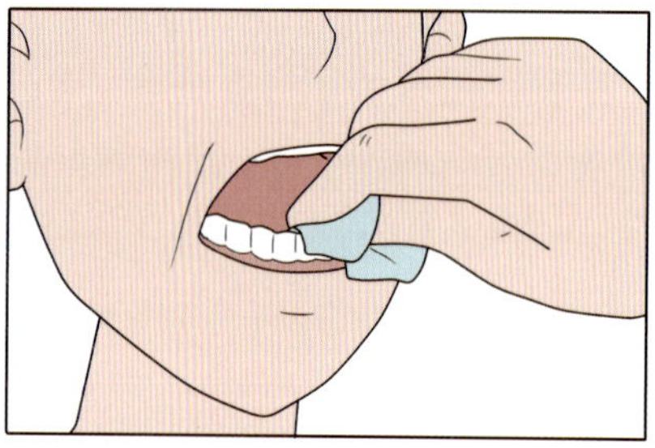

图7-1-1 义齿摘戴

2．指导长者摘戴义齿的方法及注意事项

（1）装戴时应以手指依正确的方向平稳地压到定位。初戴义齿会觉得口腔塞满东西及口水增多，还因空间变小，影响舌头灵活运动，造成发音困难，稍待时日，口内感觉神经及舌头即可适应。如果不适应感无法忍受甚至疼痛而至磨破了黏膜，应尽快回诊（图 7-1-1）。

（2）改变饮食习惯。活动义齿的缺点是咬合力降低一半以上，平日不要吃太硬的东西，大块食物须切成小片，用两侧后牙嚼食。

（3）保持口腔清洁。每次吃完东西及睡前一定要将义齿取出清洗，因为食物残渣会积藏在义齿与牙龈之间的空隙及义齿的牙缝中，若不清除会产生口腔疾病。口腔内的真牙及黏膜一样要清洗干净，尤其是邻接义齿的真牙部分更要注意清洁，因为此处最容易形成蛀牙。指导长者做好义齿清洁。白天佩戴，晚上取下。取下后放在有标记的冷水杯中，每日换水一次。义齿不可放于热水中和乙醇消毒剂中。义齿在餐后取下刷洗，取下义齿后用温水漱口（图 7-1-2）。

（4）软组织需要休息。晚上睡觉时不要戴义齿，让牙床及牙槽骨休息。每天至少取下义齿 6 ~ 8 小时，可用软毛牙刷轻刷或用湿布巾轻轻按摩缺牙区，可促进血液循环，让牙床更健康。

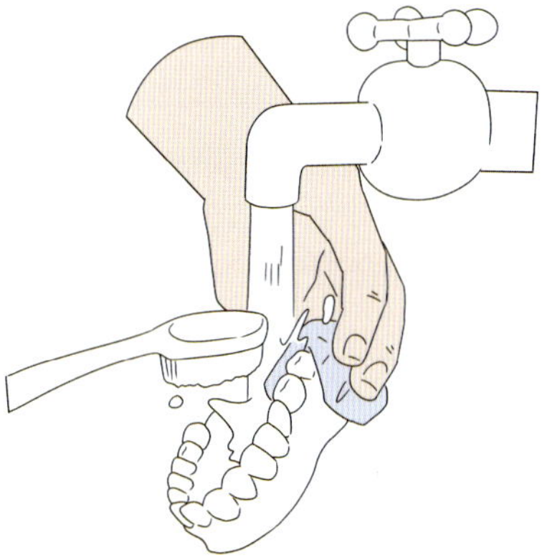

图7-1-2　义齿清洁

（二）为长者进行头发清洁、梳理

头皮是人体皮脂腺分泌最多的部位。皮脂、汗腺伴灰尘常黏附于毛发、头皮中形成污垢。不干净的头发可散发难闻的气味，还可诱发脱发、皮肤感染，滋生头虱、虮。清洁、整齐的头发除可以保护头皮外，还可促进毛囊的血液循环，预防感染，并能增加自信、维护自尊，维持良好的外观。对于自我完成头发清洁受限的老年人应予以帮助。

1．床上梳发

（1）备齐用物。

（2）了解长者头发状况，取舒适体位（仰卧位、半坐卧位）。

（3）将毛巾垫于枕头上或者围在老人颈部，避免断发掉在床上。

（4）协助长者头转向一侧，先将头发从中间梳向两边，左手握住一股头发，由发梢一段段梳到发根，长发或遇有打结时，可将头发一股股绕在示指上慢慢梳理，避免强行梳拉。

（5）长发梳理后可以扎成束或者编成辫，辫或束不能太紧，发型尽可能满足长者的要求和爱好。

（6）脱落的头发放于纸袋中处理好，整理床单位。

2．床上洗发

（1）备齐用物，调节室温至24℃左右。

（2）取舒适体位。一般采取仰卧位，移去枕头，将毛巾垫于枕头上或者围在老人颈部，松开衣领向内反折，必要时用不吸水棉球塞于耳道。

（3）应用洗头器

1）马蹄形卷洗发法（图7-1-3）：将马蹄形卷放于长者头下，后颈部枕于突起处（后枕部垫毛巾），头部在槽中，槽出口接污水盆。

2）洗头车洗发法：将洗头车置于床头侧面，协助长者斜角仰卧或者侧卧，将长者头部枕于洗头车的头托上，或将接水盆置于长者头下。

3）洗头盆洗发法（图7-1-4）：取洗头盆一个，盆底放一块毛巾，让长者的头部

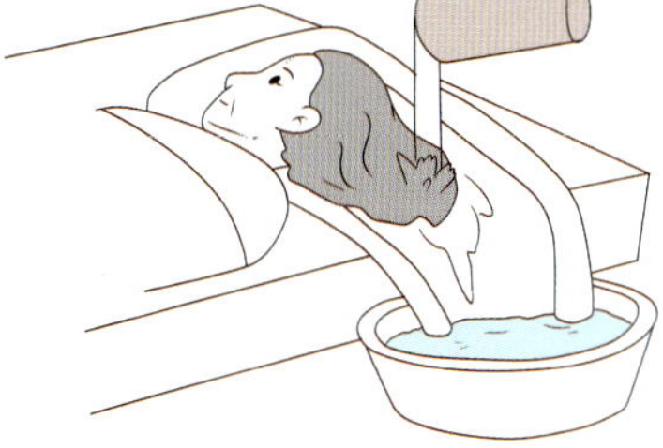

图7-1-3　马蹄形卷洗发

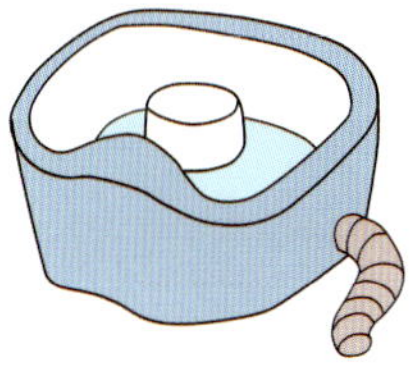

图7-1-4　洗头盆

枕于洗头盆中央突出部位，洗头盆下接污水桶。

4）马蹄形卷的制作方法（图 7-1-5）：取废用的浴巾或床单，卷成实心的圆柱状，两头均匀、平整，然后用胶布缠绕一圈，防止松开。对折成“U”形，开口 20 ~ 25 厘米，使用布条系在两端以固定形状，然后在外面套一个塑料的防水袋，自然形成一个凹槽的造型，并让污水顺着“U”形垫流出，避免打湿床铺。

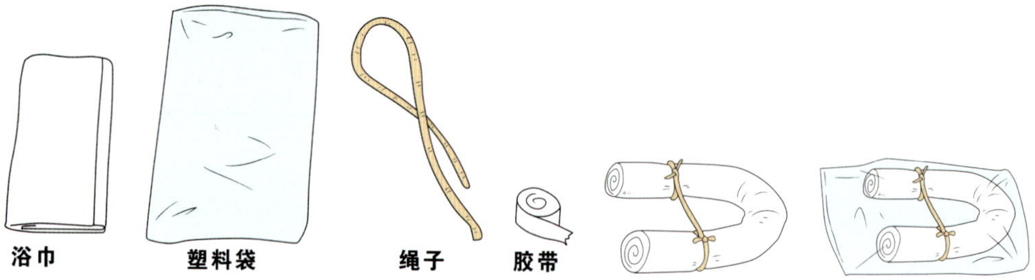

图7-1-5 马蹄形卷的制作方法

5）充气洗头槽洗发法（图 7-1-6）：使用前检查充气洗头槽有无漏气，取充气式洗头槽放于老人头下，洗头槽下垫毛巾或一次性中单。

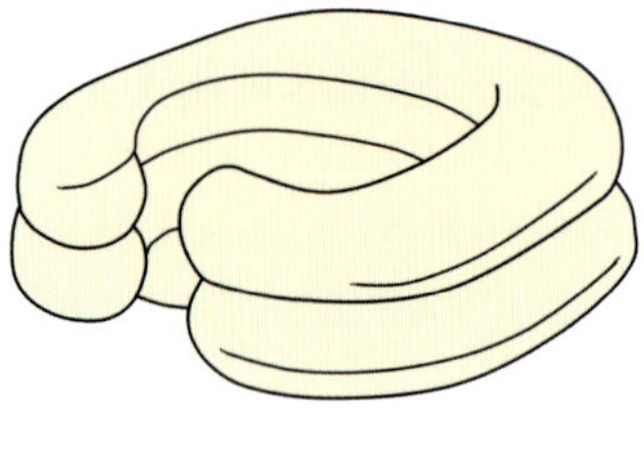

图7-1-6 充气洗头槽

（4）洗发：先试水温，沾湿头发，询问长者的自我感觉，确定水温合适后再用水壶倒水充分湿润头发；倒适量洗发剂于掌心，涂遍头发；用指尖或指腹部揉搓头皮和头发，方向由发际向头顶部；使用梳子除去落发，置于纸袋中；用温水冲洗头发，直到冲净为止（图 7-1-7）。

（5）洗发后，用毛巾擦净，再用干毛巾包住头发，一手托住头，另一手撤去马蹄形卷或洗头车，除去耳内棉球，擦干面部，酌情使用护肤霜。

（6）用大毛巾擦干或使用电吹风吹干头发（图 7-1-8），梳理成长者习惯的发型，撤去用物，整理床单位。

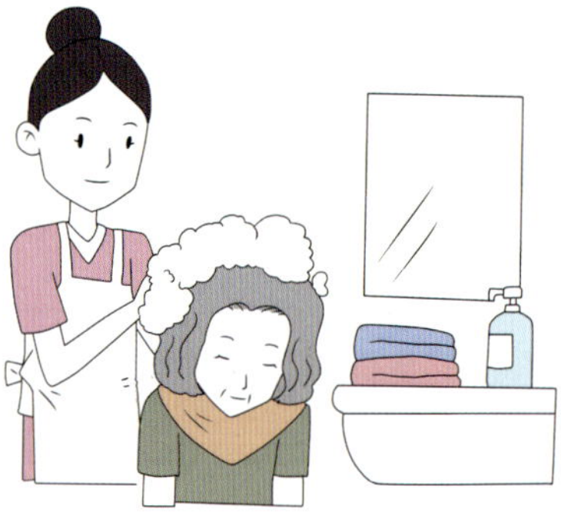

图7-1-7 洗发

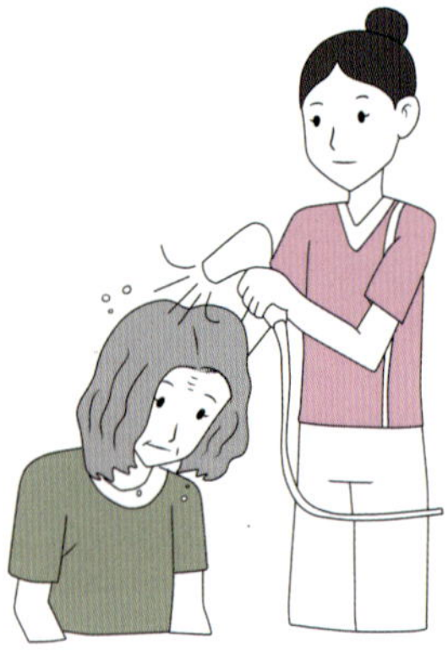

图7-1-8 吹发

3．注意事项

（1）梳发时避免强行梳拉头发。

（2）注意调节室温、水温，注意保暖，及时擦干头发，以免着凉。

（3）洗发过程中，揉搓力量适中，避免用指甲抓；冲水时应防止污水溅入眼、耳，并避免沾湿衣、被。

（4）洗发时间不宜太长，以免引起头部充血、疲劳等，造成不舒适。

（5）保持与长者的沟通，及时了解其感受。

（三）协助长者进行面部清洁

一般情况下，面部清洁安排在晨起、晚上临睡前。通过去除面部皮肤污垢，保持皮肤清洁，使具舒适，促进面部血液循环，满足长者身心需要。

1．面部清洁操作流程

（1）遵循节力、安全的原则。

（2）根据长者的生活自理能力及个人卫生习惯，选择实施面部清洁的时间。

（3）按需准备用物，协助长者取舒适卧位，关好门窗，调节室温。

（4）评估面部情况。

（5）盆内倒温水 2/3 满，测试水温 40 ～ 45℃。

（6）对于卧床的老人，铺毛巾于枕头上，左手托扶长者头顶部，先擦眼，由内眦向外眦擦拭（图 7-1-9、图 7-1-10），后擦拭一侧额部、颊部、鼻翼、人中、耳后、下颌直至颈部，同法擦另一侧（图 7-1-11）。

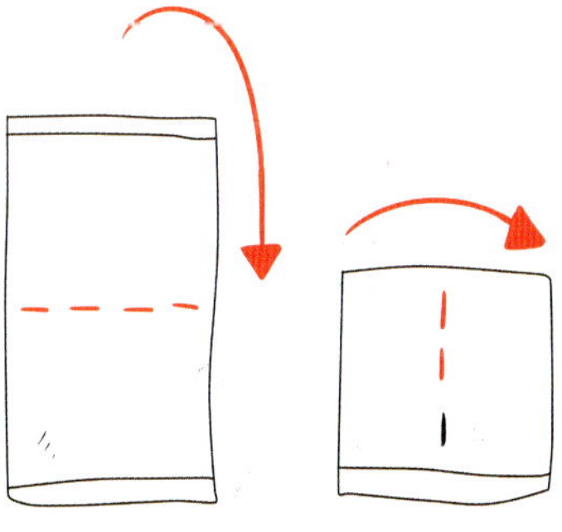

图7-1-9　小方巾折法

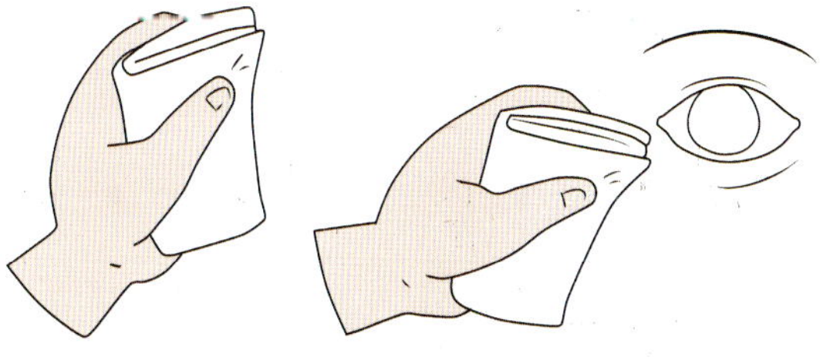

图7-1-10　眼睛清洁法

（7）擦干面部，尊重长者个人习惯，必要时涂润肤乳。

（8）撤去枕头上的毛巾，协助长者取舒适卧位。

（9）整理用物。

2．注意事项

（1）注意洗净耳后、耳郭等处。

（2）擦洗过程中动作轻柔，毛巾干湿适中，随时与长者沟通，了解其需求。

（3）时间一般不超过 10 分钟。

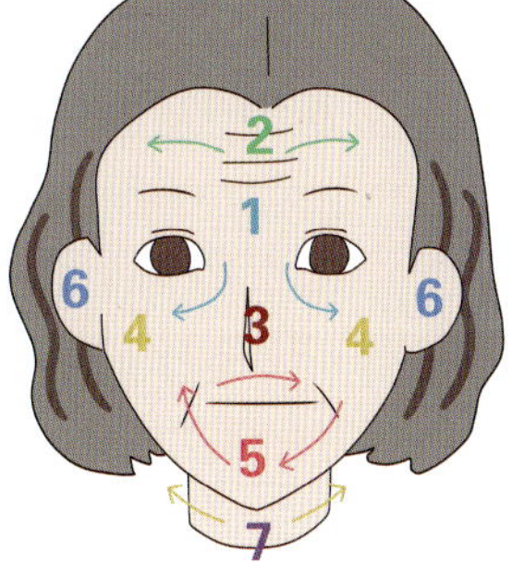

图7-1-11　面部清洁顺序

（四）为长者修饰仪容

在生活中人们的仪表非常重要，它反映出一个人的精神状态和礼仪素养，是人们交往中的“第一形象”。通过化妆修饰、发式造型、着装佩饰等手段，弥补和掩盖容貌、形体等方面的不足，并在视觉上把自身较美的一面展露、衬托和强调出来，使形象得以美化。

1．一般原则

（1）适体性原则：要求仪表修饰与个体自身的性别、年龄、容貌、肤色、身材、体型、个性、气质及职业身份等相适宜和相协调。

（2）TPO 原则：即要求仪表修饰因时间（time）、地点（place）、场合（occasion）的变化而相应变化，使仪表与时间、环境氛围、特定场合相协调。

（3）整体性原则：要求仪表修饰先着眼于人的整体，再考虑各个局部的修饰，促成修饰与人自身的诸多因素之间协调一致，使之浑然一体，营造出整体风采。

（4）适度性原则：要求仪表修饰无论是修饰程度，还是饰品数量和修饰技巧，都应把握分寸，自然适度。追求虽刻意雕琢而又不露痕迹的效果。

2．剃须流程

（1）向长者解释，争取长者配合。

（2）先清洁长者面部皮肤，再用热毛巾进行热敷（图 7-1-12）。

（3）涂抹剃须泡沫进行润滑（图 7-1-13）。

（4）从面部一侧向另一侧，从上到下，顺胡须生长方向剃须（图 7-1-14）。

（5）确认剃须干净后，用清水清洗干净，并涂抹润肤露。

（6）整理并清洁用物，洗手记录。

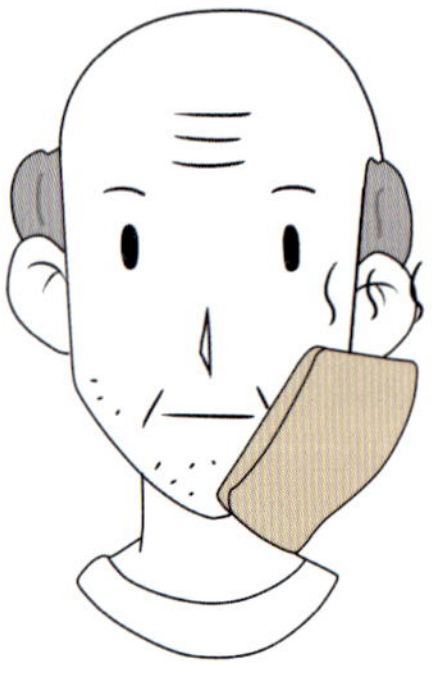

图7-1-12　毛巾热敷

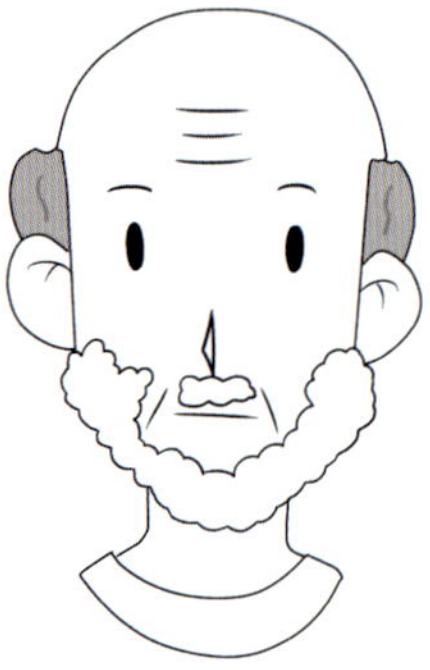

图7-1-13　涂抹泡沫

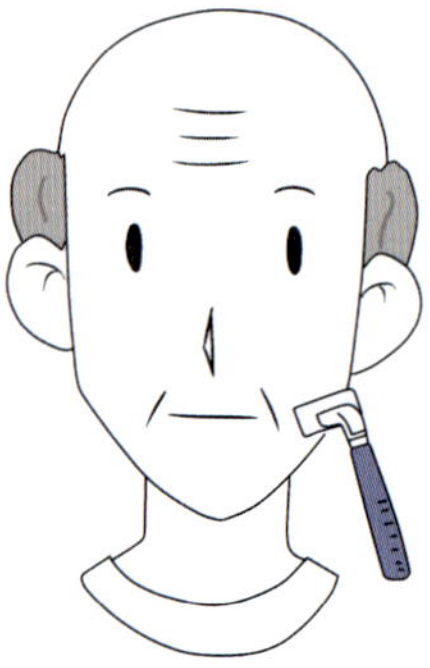

图7-1-14　剃须方法——顺着胡须生长方向剃须

3．仪容修饰注意事项

（1）仪容要干净：勤洗澡、勤洗脸，脖颈、手都要干干净净，并经常注意去除眼角、口角及鼻孔的分泌物。要换衣服，消除身体异味，有狐臭要搽药品或及早治疗。

（2）仪容应整洁：整洁，即整齐洁净、清爽。要使仪容整洁，重视持之以恒，这与自我形象的优劣关系极大。

（3）仪容应卫生：讲究卫生，是公民的义务。注意口腔卫生，早晚刷牙，饭后漱口，不能当着客人面嚼口香糖；指甲要常剪，头发按时理，不得蓬头垢面、体味熏人，这是每个人都应当自觉做好的。

（4）仪容应简约：仪容既要修饰，又忌讳标新立异，简练、朴素最好。

（5）仪容应端庄：仪容庄重大方，斯文雅气，不仅会给人以美感，而且易于使自己赢得他人的信任。相形之下，将仪容修饰得花里胡哨、轻浮怪诞，是得不偿失的。

（五）为长者进行身体清洁（淋浴、擦浴）

为老人定时洗澡对于促进长者的血液循环，清理身体上滋生的细菌很重要，洗澡还能疏解长者烦躁的情绪，促进其身心健康。

1．床上擦浴流程

（1）将毛巾清洗干净，并包裹在手上（图 7-1-15）。

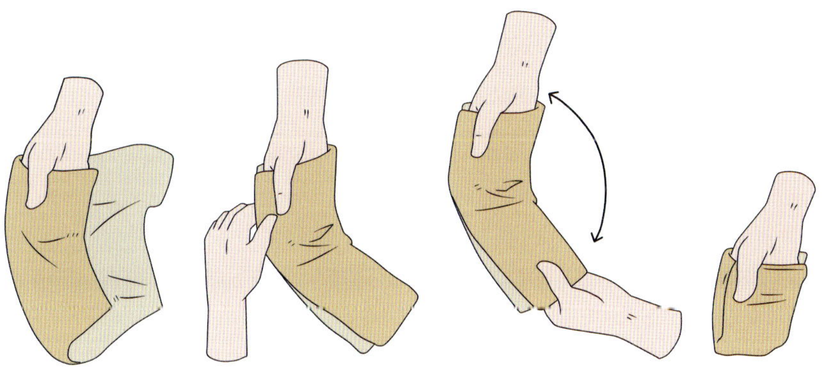

图7-1-15　毛巾包裹法

（2）松开领口，给老人洗眼、鼻、脸、耳、颈部等处，注意洗净耳后。

（3）脱去老人上衣（先脱健侧，后脱患侧），擦洗两臂。注意洗净腋窝部。帮助老人侧卧，面向护理者，将脸盆放于床侧的大毛巾上，为老人洗净双手。

（4）解开老人裤带，擦洗胸腹部，注意乳房下及脐部（图 7-1-16），帮助老人翻身，擦洗背及臀部（图 7-1-17）。

（5）脱去长裤，擦洗两腿、两侧腹股沟。将盆移于足下，床上垫大毛巾，洗净双足。

（6）最后清洁会阴，穿好裤子。

（7）洗澡后需要清洗更换床单等物品，以保持老人在清洁的环境中。

2．淋浴和盆浴操作流程

（1）准备好沐浴用物，浴室内有扶手、信号铃，地面、浴盆内有防滑垫（图 7-1-18）。

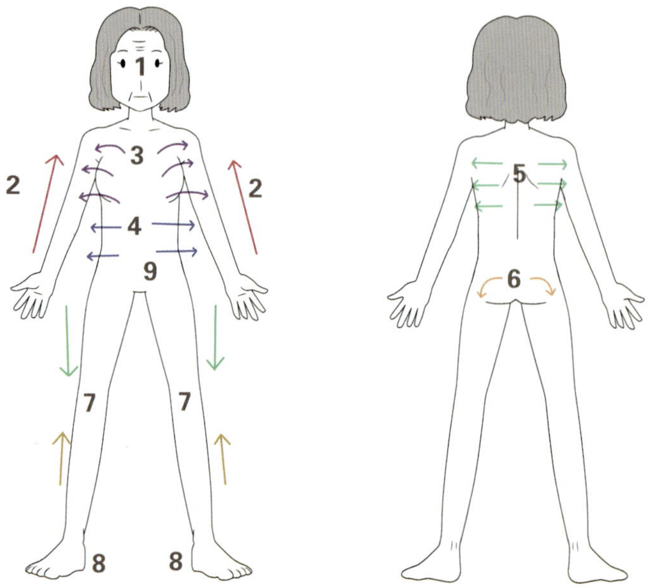

图7-1-16 全身擦浴顺序及方法（正面）

图7-1-17 全身擦浴顺序及方法（背面）

（2）调节适宜的室温，在 24℃左右，水温 38 ~ 42℃。

（3）照护人员不要离浴室太远，长者入浴时间太久应询问。

（4）盆浴时水位不可以超过心脏水平。浴盆中浸泡时间不可超过 20 分钟（图 7-1-19、图 7-1-20）。

（5）浴后观察长者皮肤情况并注意保暖。

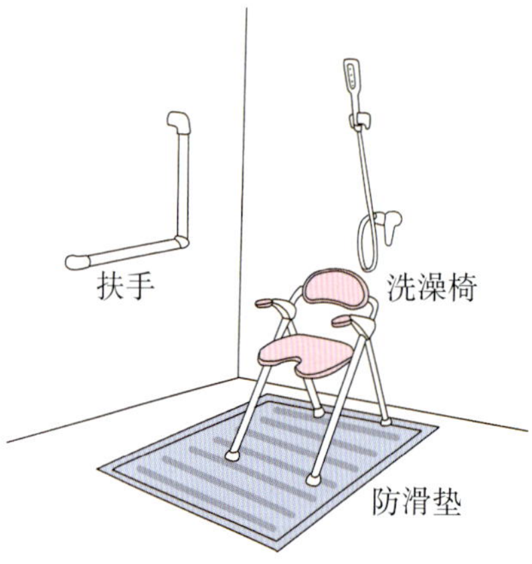

图7-1-18 浴室环境

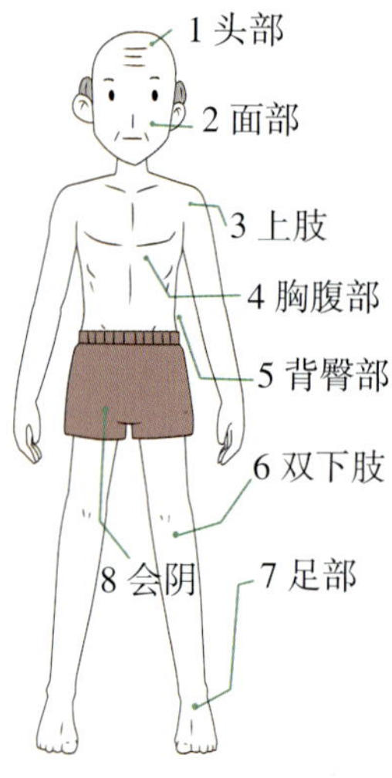

图7-1-19 淋浴顺序

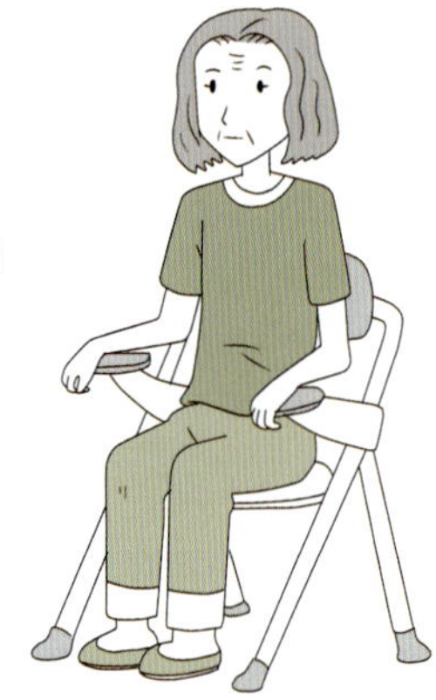

图7-1-20 淋浴坐位

3．注意事项

（1）为长者洗澡要做到“四稳”，即洗澡椅要稳、水温要稳定、地面防滑要平稳、洗后长者站起要稳。

（2）为长者洗澡要做到“三不”，即长者洗澡不锁门、洗澡时间不宜长（15 ~ 20分钟）、洗澡水不宜热（38 ~ 42℃）。

（3）为长者洗澡要做到防感冒，注意洗澡间温度 24 ~ 26℃；洗澡后饮一杯温热水，既保暖，又补充水分。

（4）长者洗澡应了解的禁忌：①老年人饭前血糖偏低，所以饭前不宜洗澡。②饭后或饱餐后，洗澡可使消化道的血液供应减少，不利于食物消化，甚至会虚脱、昏倒。故应在饭后 1 ~ 2 小时再洗澡。③大量运动或劳动后应休息片刻再洗澡。④如果饮酒后洗澡，可能发生低血糖昏迷。⑤发热时最好不洗澡。

（5）全身清洁、擦浴关键点分别见图 7-1-21、图 7-1-22。

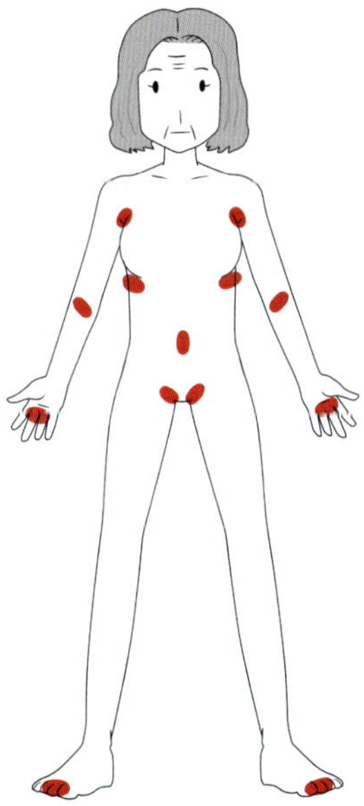

图7-1-21　全身清洁关键点（正面）

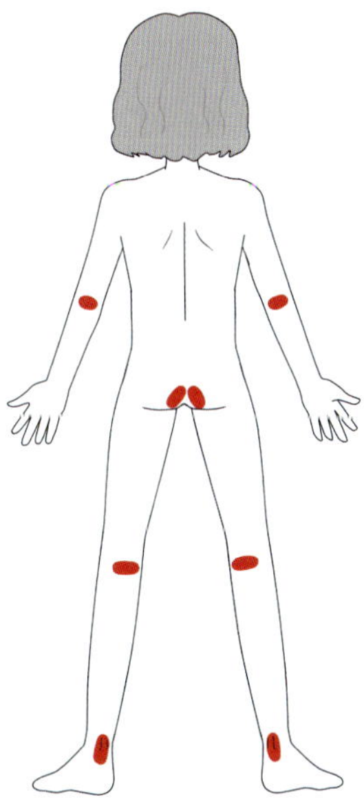

图7-1-22　全身擦浴关键点（背面）

（六）为长者进行会阴部清洁

会阴部清洁包括清洁会阴部及其周围皮肤。会阴部由于其特殊的生理结构，以及其温暖、潮湿、通气较差、阴毛较密利于微生物生长繁殖等特点，成为病原微生物侵入人体的主要途径。每天进行会阴部清洁对促进长者舒适、去除阴部异味、预防和减少感染十分必要。

1．会阴部清洁流程

（1）协助长者取仰卧位，将盖被折于会阴部以下，将浴巾盖于长者胸部，暴露会阴部，臀部下面垫好塑料中单。

（2）男性：清洗阴茎部位及大腿上部，然后轻轻提起阴茎，由尿道口向外环形清洗阴茎龟头部，更换毛巾，反复擦洗，直至擦净阴茎龟头部；沿着阴茎体由上向下擦洗，特别注意阴茎下皮肤；小心提起阴囊，擦洗阴囊下皮肤皱褶处。

（3）女性：清洗并擦干大腿上部，一手轻轻合上阴唇，另一手擦洗阴唇外黏膜部分，从会阴部向肛门方向轻轻擦洗各个部位，彻底擦净阴唇、阴蒂及阴道口周围部分。随后将便盆置于臀下，一手持装有温水的量杯，另一手持夹有棉球的大镊子，边冲水边擦洗会阴部，从会阴部冲洗至肛门部，冲洗后，将会阴部擦干。

（4）撤去便盆，协助长者取舒适卧位。

（5）注意观察会阴部皮肤情况，遇到二便失禁者，可在肛门和阴部涂凡士林或氧化锌软膏。

2．注意事项

（1）注意操作中减少暴露，注意保暖，保护长者隐私。

（2）进行会阴部擦洗时，每擦洗一处需变换毛巾部位。

（七）指导长者进行足部清洁

保持足部清洁，可促进血液循环，增加长者舒适。

1．足部清洁流程

（1）评估长者足部皮肤有无异常。

（2）备齐用物，环境整洁安静、安全舒适、温度适宜（图 7-1-23、图 7-1-24）。

（3）协助长者取舒适位，卷起裤腿至膝部。

（4）将双脚浸于足盆，清洗揉搓双脚，酌情使用浴皂（图 7-1-25）。

（5）洗毕，撤去足盆。

（6）双脚用大毛巾擦干，按需涂润肤乳，根据需要为长者修剪趾甲。

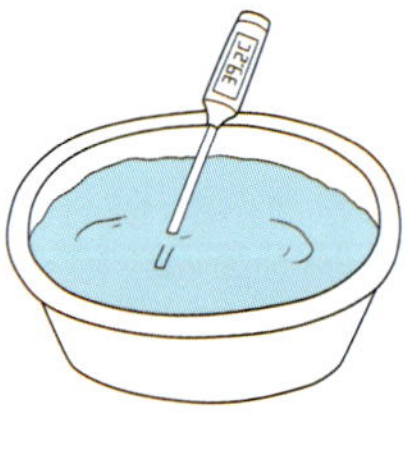

图7-1-23　水温测量

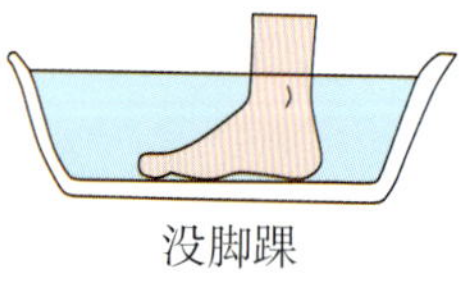

图7-1-24　水量

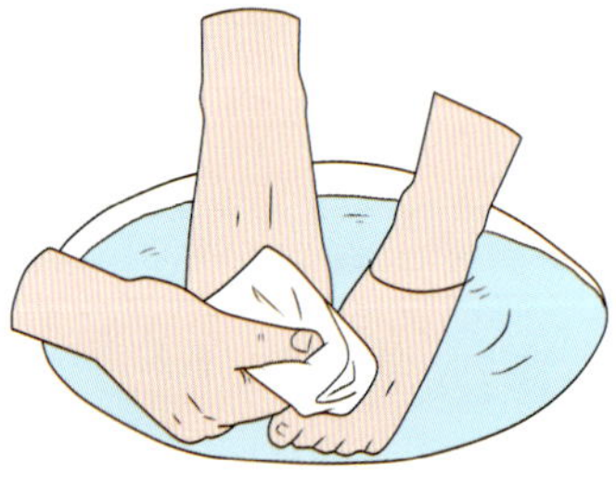

图7-1-25　足部清洗

2．注意事项

（1）注意操作中减少暴露，注意保暖，保护隐私。

（2）水温 40 ～ 45℃（糖尿病足除外）。

（3）与长者及时沟通，预防不适。

（八）为长者更换衣服

衣服的作用是保护皮肤，抵御外界带来的刺激。根据温度变化适当地增减衣物，可以保持体温。穿衣可以表现一个人的个性和精神面貌，结合季节、天气、活动目的、心情等，让老年人穿上自己喜欢的衣服，使老年人的生活更加丰富多彩，可以满足老年人的精神需要。帮助老年人换衣，不仅要根据老年人的身体状况，还要尊重老年人本人的意思，尽量让老年人自己选择喜爱的衣服，让其得到精神上的满足，这一点也是十分重要的。

1．穿脱衣流程原则　先穿患侧，再穿健侧；先脱健侧，再脱患侧。

2．穿脱套头上衣流程

（1）穿套头上衣：长者取坐位，将套头上衣正面朝下，背面朝上，衣襟接近身体，衣领朝前，平铺于双膝之上，用健侧手抓住背侧衣襟，将患侧上肢从同侧袖口穿出，将袖口拉至肘部以上，健侧上肢从健侧袖口穿出，用健侧手抓住衣服背面，向前低头弯腰，将头部自领口穿出，用侧健手将衣服各个部位整理好。

（2）脱套头上衣：长者取坐位，先将衣服尽量向上拉，再用健侧手抓住衣服后领向上拉，从背部将衣服退出头部，再退出健侧手，最后退出患侧手。

3．穿脱前开口上衣流程

（1）穿前开口上衣：长者取坐位，将上衣外面朝下，里面朝上，衣领朝前，平铺于双膝之上，将患侧袖口垂放于两腿之间，用健侧手抓住衣领，将患侧上肢从袖口穿出，衣领拉至患侧肩部，再用健侧手在颈后抓住衣领，将上衣另一侧衣袖从身后拉向健侧，健手插入衣袖内，用健手将衣服各个部位整理好，系纽扣（图 7-1-26）。不少偏瘫长者感到单手系纽扣有困难，解决办法是将纽扣改为魔术带、尼龙搭扣，或利用纽扣辅助器。卧位时，先协助长者穿好患侧衣袖，然后翻身侧卧穿好健侧（图 7-1-27）。

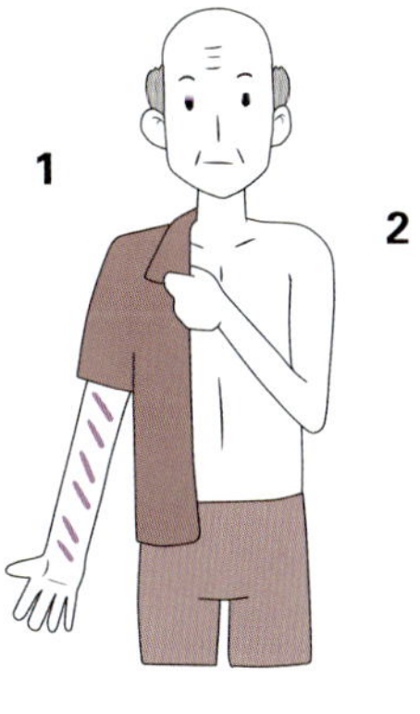

图7-1-26　坐位穿前开口上衣

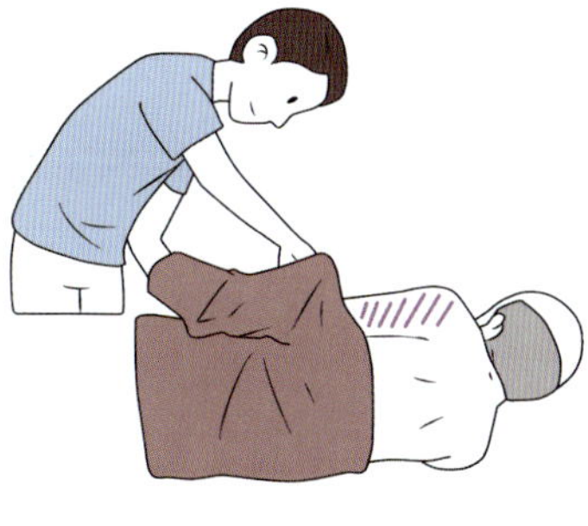

图7-1-27　卧位穿前开口上衣

（2）脱前开口上衣：长者取坐位，用健侧手抓住患侧衣领，将患侧衣服从肩部脱下，使患侧肩膀露出，将健侧上肢退出衣袖，然后用健侧手将患侧衣袖拉出。也可以像脱套头上衣那样脱前开口上衣。

4．穿脱长裤流程

（1）床上穿脱长裤流程：长者坐于床上，用健侧手把裤管套进患侧腿，将裤管拉高，露出脚掌，并尽量上提，然后健侧腿穿上裤腿，躺下，交替抬起左右臀部，

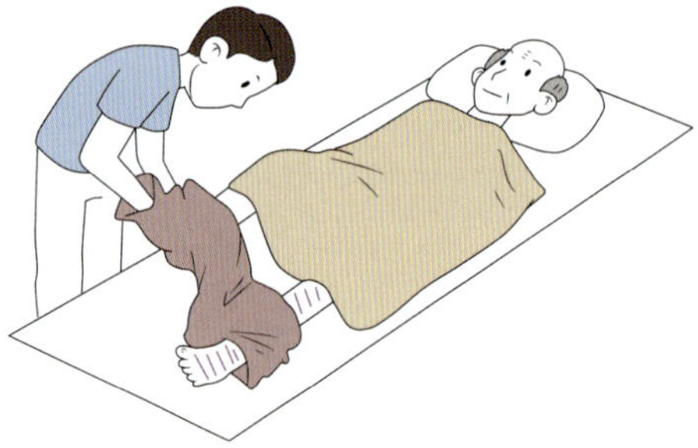

图7-1-28 卧位穿裤

逐渐将裤子提至腰部，最后拉上拉链，系好纽扣和皮带（图 7-1-28）。偏瘫患者为了穿脱方便，可以穿不需要系扣子和皮带的腰部带松紧的裤子。这种穿裤子的方法用于无法站立的长者。脱裤子的方法与穿法顺序相反。

（2）坐立位穿脱长裤流程：长者坐在椅子上或是床边，健侧手放于患侧腘窝处，抬起患侧下肢放在健侧腿上（如同跷二郎腿），用健侧手先穿患侧裤腿，尽量上提，放下患侧腿，将健侧下肢穿进另一侧裤腿，站起来将裤子继续向上拉至腰部，最后拉上拉链，系好纽扣和皮带。这种穿裤子的方法用于能独自站立的患者。脱裤子的方法与穿法顺序相反。

5．更换衣服注意事项

（1）注意长者身体活动程度，在关节活动范围允许的情况下进行帮助。

（2）衣物要注重吸湿性、保温性、衣型是否便于穿脱、尺寸等。

（3）结合季节、天气、活动内容等让老年人选择衣服。

（4）长者身体上有汗渍或污垢时，要擦拭干净再更换衣物。

（5）有身体障碍的长者，要按照从健侧脱下、从患侧穿上的顺序进行（脱健穿患）。

（6）选用带拉链的衣服代替纽扣式的衣服，容易让长者自行穿脱。

（九）为长者整理、更换床单位

经常性地整理床铺，清除床上的细菌和污垢，以保持床铺的清洁，对于失能长者的身心健康有很大的帮助。

1．为卧床长者整理床单位流程

（1）放平老人，帮助老人侧卧在床之一边，背向照护师，将枕头与老人一起移向对侧。

（2）使用床刷立面清扫枕头。

（3）协助老人翻身至对侧，用床刷的一侧（图 7-1-29），从床头至床尾扫净床单上的渣屑，应注意将枕下及老人身下各层彻底扫净，然后将床单拉平铺好，协助老人翻身卧于扫净之一侧。转至对侧，使用床刷的另一侧，同法逐层清扫，并拉平床单铺好（图 7-1-30、图 7-1-31）。

（4）盖好棉被，拉平，使老人舒适平卧。

2．为卧床长者更换床单位流程

（1）先将清洁床品从上到下按照床单、被罩、枕套的顺序摆放在凳子上（图 7-1-32）。

（2）先协助长者背向照护师翻身侧卧，松开一侧床单，掖至长者身下。

（3）取清洁床单，先铺好近侧床铺，遵循先铺床头、后铺床尾的原则。

（4）然后协助长者平卧，至另一侧取出脏的床单，铺好清洁床单（图 7-1-33）。

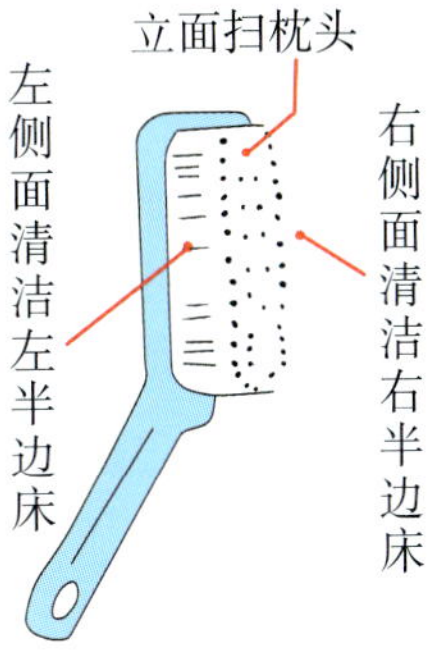

图7-1-29　扫床刷各面

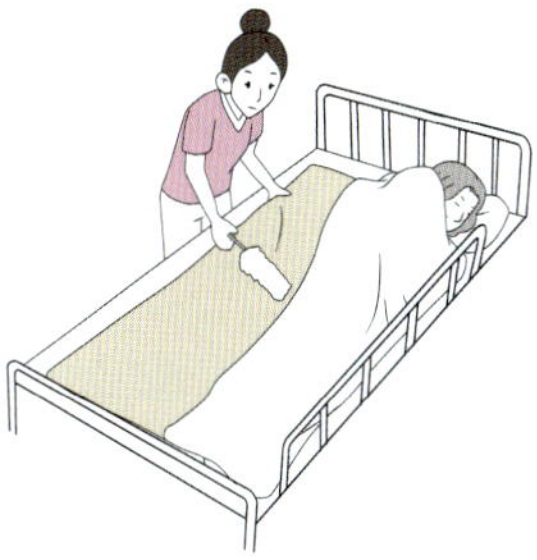

图7-1-30　清洁床铺

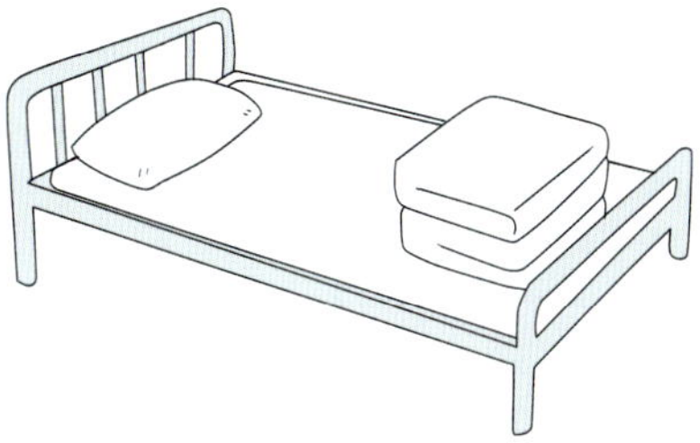

图7-1-31　清洁床铺示范

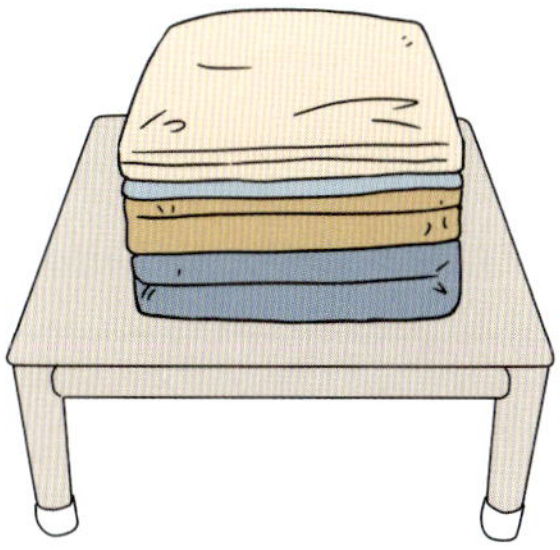

图7-1-32　床品摆放

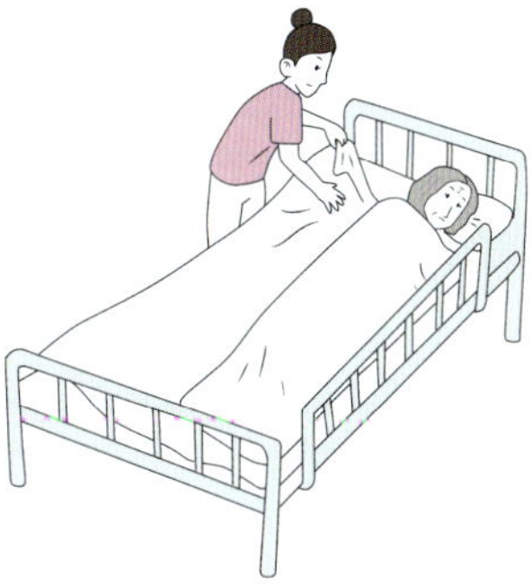

图7-1-33　更换床单

（5）松开盖被，解开被尾系带，手伸进被罩内取出被芯，并“S”形折叠放于床尾。

（6）取清洁被罩，展开铺于脏被罩之上。

（7）打开被尾，将被芯送入清洁被罩内，四角充实，外观平整，系好系带，取出脏被罩（图 7-1-34）。

（8）轻抬长者头部，取出枕头，在床位更换好枕套后，开口背向门放到长者头下（图 7-1-35）。

（9）整理床单位，清洁送洗脏的床单、被罩、枕套。

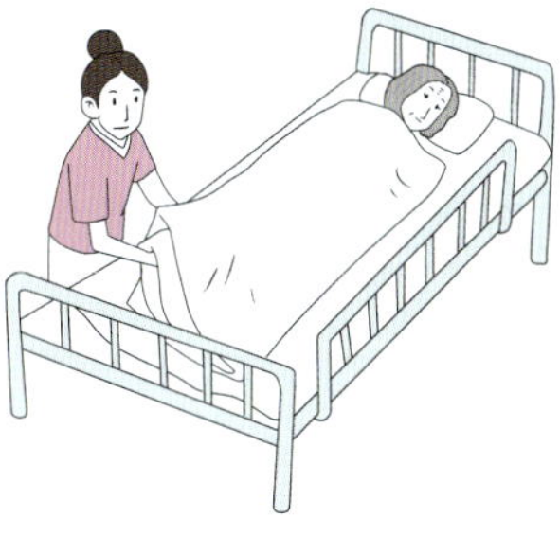

图7-1-34　更换被罩

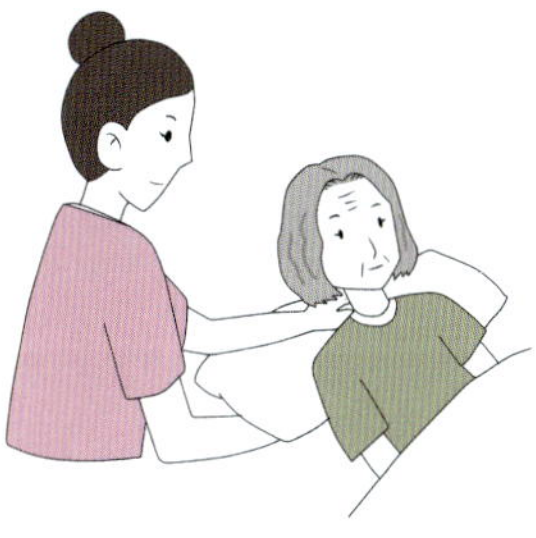

图7-1-35　更换枕套

3．整理、更换床单位注意事项

（1）操作过程动作轻稳，遵循节力原则。

（2）注意和长者的沟通，保证其安全、舒适，防止坠床。

四、观察与记录

（一）观察

1．观察内容

（1）观察长者情绪状态，是否适应助洁方式。

（2）观察长者身体状况，有否异常。

（3）观察助洁后长者衣着是否合体、保暖，鞋子是否舒适。

（4）观察长者皮肤情况，指（趾）甲长短、清洁。

（5）观察长者衣服、被褥有否潮湿或污迹。

2．观察方法

（1）巡查法：注意巡视地面、桌面清洁无污渍，无特殊气味，清洁措施符合规范。

（2）观察法：长者衣着、皮肤、床单位整洁，无异味，无压疮；长者心情愉悦。

（3）问询法：知晓长者身心状况，及时了解长者需求。

（二）记录

1．记录内容

（1）长者基本信息及助洁评估结果。

（2）长者助洁个性化方案及需求。

（3）长者助洁照护项目实施情况。

（4）长者助洁实施评价及反馈。

2．记录模板

××房间，赵××，男，××岁，脑卒中康复期，左侧肢体不利，行走困难；自我照护的能力下降，无法满足自身清洁的需要。睡前需协助面部、足部、会阴部清洁，义齿摘下清洁。因焦虑，几日睡眠不佳，老人睡前每日服用地西泮（安定）2.5毫克。

根据赵爷爷自理能力，协助完成上述助洁照料，于9：00pm安静左侧卧位入睡，夜间应注意加强观察和看护。明日晨依长者需要更换衣服，已备好。

思考题

1. 影响长者自我照护能力的客观因素有哪些？
2. 怎样指导长者掌握义齿的摘戴方法？
3. 指导长者进行足部清洁的注意事项有哪些？

案例分析与解答

1. 李奶奶的自我照护能力出现了什么状况?

答：李奶奶出现了因白内障导致视物障碍，日常自我照护能力下降的症状。李奶奶因白内障导致视物不清、头晕，属于白内障的表现。

2. 请您识别李奶奶出现的状况与哪些因素有关。

答:（1）入住新的养老机构还没有适应新环境，室内物品摆放不够熟悉，因视物障碍，影响老人自我照护能力，助洁照护的服务需求大。

（2）李奶奶虽然年龄大了，但平日身体无其他不适，从发现视物障碍，白内障手术治疗后，常常会出现烦躁、焦虑不安等，影响了睡眠。

3. 假如您是早班值班人员，应如何应对?

答:（1）首先注意室内物品摆放，尽可能放置有序，尽快帮助李奶奶熟悉环境。

（2）给予晨间助洁服务，给予面部清洁、头发清洁、足部清洁等。

4. 请您根据李奶奶的情况书写一份不超过 200 字的观察记录。

答：×× 房间，李 ××，女，83 岁，白内障术后行动不便，自我照护的能力下降，无法满足自身清洁的需要。睡前协助面部、足部、会阴部清洁，义齿摘下清洁。因焦虑，几日睡眠不佳，老人睡前服用安眠药 1 粒。白天注意加强观察和看护。

第二节 助餐照护

食物是满足人体生存基本需求的物质，食物中的维生素、蛋白质、水、脂肪等营养元素是维持和促进健康的基础。而随着老年人身体功能衰退，以及各种慢性疾病，其消化吸收能力降低，抵抗力下降，身体健康受到影响。

本节主要介绍老年人营养需求与特点、正确摆放进食体位及进食水的方法、正确观察和记录进食状态以及长者特殊膳食、管饲喂食技术等内容。

技能目标

1. 能知道老年人营养需求与特点。
2. 会协助长者正确摆放进食体位。
3. 会协助不能自理长者进食、进水。
4. 会记录和观察长者进食、水的种类、量。
5. 会给长者发放特殊膳食。
6. 能掌握管饲喂食技术。

案例导入

某照料中心202房间老人白奶奶，82岁，有高血压、心脏病史10年，脑出血后卧床不能自理，意识状态差，不能经口喂食，遵医嘱经鼻胃管（给予）低盐饮食，一天5次，其他无异常。

1. 为白奶奶喂食时应该摆放什么样的进食体位？
2. 应该怎么样观察和记录白奶奶进食、水的种类和量？
3. 发放特殊膳食的方法是什么？
4. 管饲喂食技术的操作注意事项有哪些？

一、老年人饮食的相关知识

（一）老年人营养需求

1．营养的概念　营养是人体不断从外界摄取食物，经过消化、吸收、代谢和利用食物中身体需要的物质来维持生命活动的过程。人体需要的营养素约有50种，主要分为七大类——蛋白质、脂类、糖类、维生素、无机盐、水和膳食纤维，其中蛋白质、脂类和糖类是供给人体能量的三大物质。七大营养素主要来自九大类食物：谷类、蛋类、奶类、根茎类、肉类、鱼虾和贝类、豆类、干果类、蔬菜和瓜果。

2．营养素的作用

（1）营养素是构成细胞组织和器官的重要成分，用于细胞组织的再生、更新和修复。

（2）营养素作为能源物质，供给人体生命活动所需要的能量。

（3）营养素参与物质代谢及生理功能的调控，使人的生命活动正常进行。

3．七大类营养素

（1）蛋白质：蛋白质是一切生命的物质基础，是机体细胞的重要组成部分，是人体必需的三大供能营养素之一。蛋白质占人体体重的16%～20%，成年人60千克体重中有蛋白质9.6～12千克，每天应摄入蛋白质60～90克。老年人蛋白质摄入不足，会引起老年慢性营养不良综合征、贫血和肌肉衰减等疾病。

因此老年人食谱不能过于清淡，应三餐均匀摄入适量的鱼、肉、蛋、奶、大豆制品等，尤其是优质蛋白质的摄入应占总蛋白质摄入量的50%以上。优质蛋白质是指食物蛋白质的氨基酸模式接近人体蛋白质的氨基酸模式，这种蛋白质容易被人体消化、吸收利用，例如动物蛋白质中的蛋、肉、鱼、奶等以及大豆蛋白粉。

（2）脂类：脂类包括油脂（三酰甘油）和类脂（磷脂、固醇类），是人体含热量最高的营养物质，是细胞构成、转化和生长必不可少的物质。主要功能有：提供热量；保护内脏；维持体温；协助脂溶性维生素的吸收和利用；维持细胞膜和脑神经功能。

虽然脂肪有多方面的功能，但是它在体内的含量是有一定限度的，中国营养学会推荐老年人的脂肪摄入量应占全天总能量的20% ~ 30%，即在全日食物中所有脂肪，包括食物内和烹调用的油料总计在50克之内。脂类多食不易消化，会导致肥胖，使血脂和血清胆固醇升高，对心血管、肝等均不利。

老年人选择膳食脂肪时，不仅要注意“量”，更要注意“质”，尽量摄入含不饱和脂肪酸较多的食物，如深海鱼、红花籽油、茶油、橄榄油、葵花籽油、玉米油和大豆油等。

（3）糖类：糖类旧称碳水化合物，是人体热能的主要来源，也是构成机体的重要物质。食物中的糖类分为两类：一类是人可以吸收利用的有效糖类，如单糖、双糖、多糖，另一类是不能消化吸收的无效糖类，如纤维素，但是人体必需的物质。

糖类主要来自谷类、薯类、水果、蔬菜和糖等，老年人由于体力活动减少，消耗能量减少，内分泌功能下降，胰腺分泌胰岛素减少，糖耐量降低，易发生高血糖。因此老年人膳食中糖类含量应低于青年人，为300 ~ 400克，应占总能量的60% ~ 70%。

（4）维生素：维生素是维持人体生命活动必需的一类有机物质，也是保持人体健康的重要活性物质。维生素分为脂溶性和水溶性两大类，脂溶性维生素有维生素A、维生素D、维生素E、维生素K，水溶性维生素主要有B族维生素、维生素C。

维生素对人体健康非常重要，从食物中获得的维生素，比从化学制品中获得的更容易被人体消化和吸收，食物多样化是保证足量维生素的重要因素。

（5）无机盐：无机盐即无机化合物中的盐类，是存在于人体内和食物中的矿物质营养素。人体已发现的无机盐有20多种，包括常量元素和微量元素，常量元素包括钙、磷、钠、钾、氯、镁、硫七种；微量元素如铁、铜、锌、硒等。

无机盐的主要功能有：细胞和组织的构成成分；参与并维持生物体的代谢活动；维持生物体内的酸碱平衡；维持细胞渗透压。人体在运动期间，由于大量排汗，导致盐分随汗液丢失，必须及时补充，才能预防肌肉痉挛，缓解身体疲劳。

老年人对钙的吸收和储存能力下降，容易发生骨质疏松，因此要保证钙的摄入量，每日至少摄入600毫克；对于钠盐，老年人应适当限制，每日控制在5 ~ 6克为宜，不得超过8克；钾的供给量每日3 ~ 5克即可满足身体需要。

（6）水：水是“生命之源”，是所有生物赖以生存的重要条件。水占人体体重的60% ~ 70%，人体每天需要的饮水量在2000毫升左右，环境温度高、活动比较多的情况下，需要及时补充水分。

水的主要作用有：帮助消化、运输营养、排泄废物、润滑关节、平衡体温、维护细胞。

（7）膳食纤维：膳食纤维又称粗纤维，营养含量较少，不易消化吸收，能控制体重，对肥胖、高血脂、糖尿病等起到一定的预防和治疗作用。

在老年人饮食中，膳食纤维对促进人体消化和排泄具有重要作用。随着年龄的增长，胃肠黏膜细胞数目减少，消化功能减弱，肠肌肉的紧张性降低，因而中老年人易发生便秘。而富含膳食纤维的食物，如粗粮、蔬菜、水果、豆类及藻类等，不仅利于通便，而且具有防治高血压、动脉粥样硬化、胆结石、糖尿病及恶性肿瘤的作用。有口腔疾病或者消化功能减弱的老年人，可将蔬菜切细或煮软，以降低对肠黏膜的刺激，促进消化吸收。

（二）老年人平衡膳食需求

1．中国居民平衡膳食宝塔（图 7-2-1）

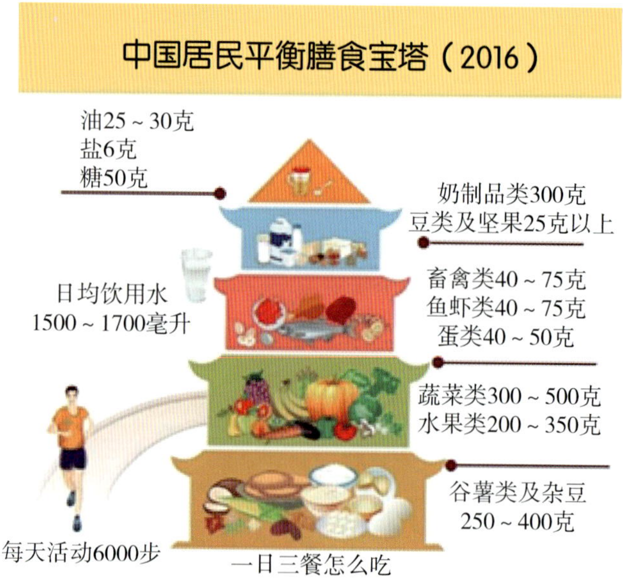

图7-2-1 中国居民平衡膳食宝塔

中国居民平衡膳食宝塔由中国营养协会推出，根据《中国居民膳食指南》制订。平衡膳食宝塔共分五层，包含每天应吃的食物种类，宝塔各层位置和范围代表了各类食物在膳食中的地位和占比。

（1）谷薯类食物位于底层，每天应摄入 250 ～ 400 克。

（2）蔬菜和水果位于第二层，蔬菜类（图 7-2-2）每天应摄入 300 ～ 500 克，水果类应每天摄入 200 ～ 350 克。

（3）畜禽、鱼虾、蛋类等动物性食物位于第三层，每天应摄入 120 ～ 200 克（畜禽 40 ～ 75 克、鱼虾 40 ～ 75 克、蛋类 40 ～ 50 克）。

（4）奶制品和豆类位于第四层，每天摄入奶制品为 300 克，豆类及坚果类为 25 克以上。

（5）位于最顶层的是油、盐、糖类，油类摄入 25 ～ 30 克，盐不超过 6 克（图 7-2-3），糖类 50 克。

中国居民平衡膳食餐盘（图 7-2-4）分成谷薯类、鱼肉蛋豆类、蔬菜类、水果类四部分。蔬菜和谷薯物所占的面积最大，占总重量的 27% ～ 35%。提供蛋白质的动物性食品所占面积最少，约占总膳食重量的 15%。餐盘旁牛奶杯提示了奶制品的重要性。

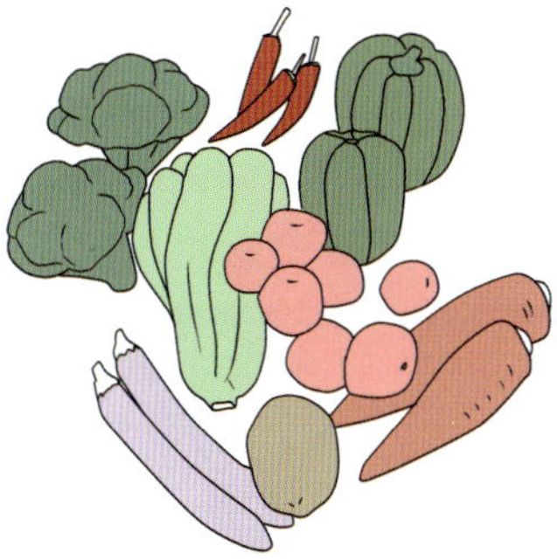

图7-2-2　蔬菜类

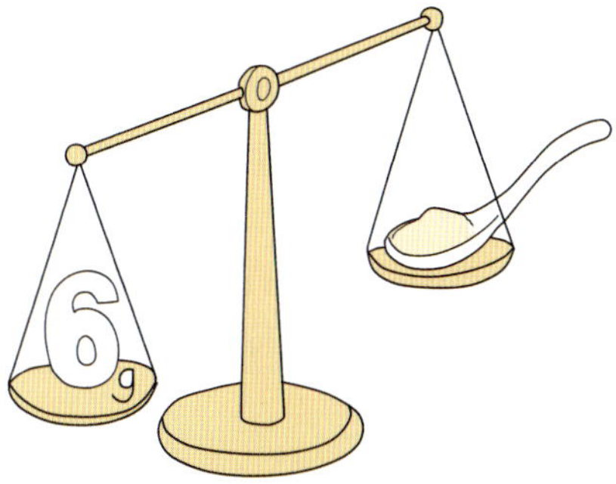

图7-2-3　每日食盐摄入量

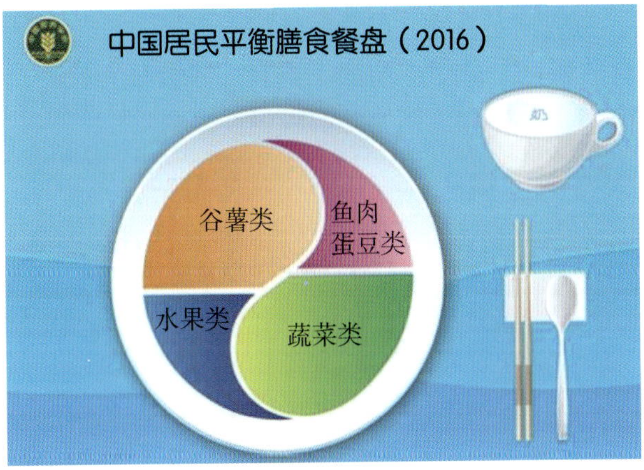

图7-2-4　中国居民平衡膳食餐盘

2．老年人对热量摄入的需求　中国营养学会推荐85岁老年男性的每日能量需要量平均为1900千卡（kcal），老年女性的每日能量需要量平均为1500千卡（注：1千卡是1千克水由15℃升高1℃所需要的热量）。

对于老年个体而言，生活模式和生活习惯不同，对能量的需求量都会有所差别。能量摄入过多，会导致肥胖，增加心脑血管疾病、糖尿病等患病风险；能量摄入不足，会导致消瘦或营养不良。

二、老年人饮食的特点

（一）老化对营养状况的影响

1．生理功能衰退　老年人身体老化，尤其是消化系统老化，包括牙齿的缺失、唾液和胃酸分泌减少、咀嚼能力下降、嗅觉和味觉减退、胃肠道运转功能降低、排便能力下降等，对老年人营养的消化和吸收能力降低，影响老年人营养物质的摄入。

2．肢体活动减少　由于老年人肌肉和关节的退化，运动系统功能降低，肢体活动受限，能量消耗减少，同时也影响老年人消化吸收功能。

3．社会行为变化　随着年龄的增长和老年人社会角色的转变，尤其独居、丧偶、空巢、经济拮据、认知障碍的老年人，容易产生孤独、焦虑、抑郁等情绪和心境变化，对老年人的膳食影响比较大。

4．疾病和药物的影响　老年人普遍存在不同程度、不同类别的多种慢性综合疾病，并伴有服用多种药物，这些对食物的摄取和吸收都会产生影响。比如药物干扰食物营养吸收，导致多种不良反应，影响食欲或干扰吸收；各种慢性疾病比较明显地限制食物种类和营养素的选择。

（二）老年人饮食特点

《中国老年人膳食指南》（2016 版）关于适合老年人特点的内容主要概括为以下几个方面：

1．少量多餐细软，预防营养缺乏；主动足量饮水，积极户外活动；延缓肌肉衰减，维持适宜体重；摄入充足食物，鼓励陪伴进餐。

2．老年人饮食的特点是软烂、清淡、温宜。即饭菜宜软烂，营养丰富易消化；口味清淡，少食多餐要新鲜；温度适宜，品种多样少刺激。

三、老年人饮食的种类

老年人饮食主要有普通饮食、特殊饮食之分。

（一）普通饮食

1．普通饮食　普通饮食营养全面，热量充足，品种多样化，新鲜可口，适用于饮食不受限制，咀嚼、消化功能较好，可以正常经口进食的老年人。

2．碎食　将正常食物加工剁碎或者使用碎食机处理后，食物为碎末状，适用于咀嚼能力稍差、不能吞咽大块食物的老年人。

3．软质饮食　软质饮食适用于咀嚼能力较差、消化不良、低热、疾病恢复期的老年人。以软烂食物为主，如面条、软米饭、蛋糕、豆腐、面包、馄饨等。

4．半流质饮食　半流质饮食呈半流质状，比较稀、软、烂，易消化，易咀嚼，含粗纤维少，无强烈刺激且营养丰富，如小米粥、馄饨、蛋羹、豆腐脑等。适用于发热、咀嚼能力差、吞咽困难的老年人。

5．流质饮食　流质饮食用于极度衰弱、进食困难或者经鼻导管进食的老年人。食物呈液体状态，比半流质饮食更容易吞咽和消化，如豆浆、牛奶、果汁、菜汁等。此类食物所含热量及营养不足，不能长期单独食用，需根据老年人身体需要配合蛋白粉等补充人体所需营养。每日进食应在 6 ～ 8 次。

（二）特殊饮食

特殊饮食主要指要素饮食与治疗性饮食，是指在基本饮食的基础上，根据老年人病情的需要，适当调整总热能和某些营养素而达到治疗目的的一种饮食。

1．治疗性饮食

（1）低盐饮食：每日食盐摄入量不超过 2 克，但不包括食物中的含盐量。适用于高血压、冠心病、肾病、肝硬化腹水等疾病。

（2）无糖饮食：无糖饮食属于低热量饮食，使血糖的升高速度比较慢，要求固体或液体食物中含糖量不高于0.5%。主要适用于糖尿病以及肥胖的老年人。

（3）低脂饮食：饮食少油，禁食肥肉、奶油、蛋黄、动物脑、煎炸等食物，脂肪总量应控制在40克/天。适用于肝胆疾病、动脉粥样硬化、高脂血症、冠心病、肥胖、腹泻等老年人。

（4）低胆固醇饮食：摄入的胆固醇总量应小于300毫克/天，适用于高胆固醇血症、动脉粥样硬化、冠心病、高血压等老年人，限制蛋黄、动物内脏、动物油的摄入。

（5）低嘌呤饮食：减少嘌呤的合成，避免进食过多鱼类、动物内脏、豆类食物，适合于痛风以及肾功能障碍的老年人。

2．要素饮食　要素饮食又称化学配制膳，是自然食物中精化的要素，是氨基酸、葡萄糖、脂肪、矿物质和维生素的混合物。可以提供人体必需的各种营养素，不需消化液的消化，即可在小肠的上段直接吸收。剂型有粉剂、混悬液或粉剂与脂肪乳剂分装的制品。适用于高代谢、严重腹泻、消化吸收不良、营养不良、严重消瘦的老年人。

（1）营养支持要素膳：含有多种必需营养素，是氨基酸、葡萄糖、脂肪、矿物质和维生素的混合物，营养成分齐全，分为低脂肪要素膳和高脂肪要素膳。低脂肪要素膳：糖类80%～90%，脂肪0.9%～2%，蛋白质8%～17%；高脂肪要素膳：糖类61%～74%，脂肪9%～11%，蛋白质8%～11%。

（2）特殊治疗要素膳：肝衰竭——糖类70%，脂肪20%，蛋白质10%；肾衰竭——糖类75%，脂肪21%，蛋白质4%；创伤用——糖类68%，脂肪10%，蛋白质22%。

3．匀浆膳饮食　匀浆膳是根据人体的营养需要及饮食特点，精选优质蛋白粉、大豆蛋白、奶粉、鱼、肉等高蛋白营养食品制成，配以大米、新鲜蔬菜粉、植物油等自然食材，营养成分齐全、均衡、易消化，口感好，配制方便。适用于高龄无牙齿、各种慢性疾病、体弱多病、咀嚼功能障碍但消化功能较好的老年人。

四、长者就餐照护

（一）为就餐长者摆放正确的进食体位

照护人员在协助老年人进餐过程中，根据老年人需求选择合适的食物种类、摆放正确的进食体位、应用合适的进餐方式，对于促进营养吸收、维持老年人健康有重要的作用。

1．常见进食体位　根据老年人身体情况、饮食习惯及吞咽功能障碍的程度，选择适合老年人进食的体位，这样能够帮助老年人进食，同时减少呛咳、噎食、误吸等意外的发生。常见的进食体位主要有坐位、半卧位、侧卧位。

（1）坐位：照护人员协助老人坐起，躯体直立，上身前倾，颈部微微弯曲，将靠垫或软枕垫于老人后背和膝下，保证坐位安全舒适（图7-2-5、图7-2-6）。

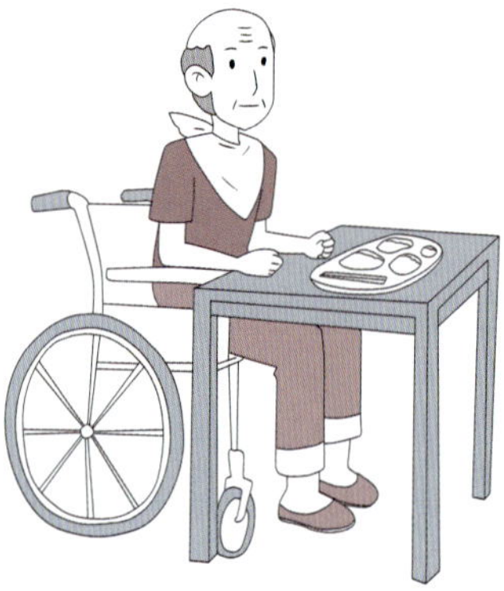

图7-2-5 轮椅坐位进食

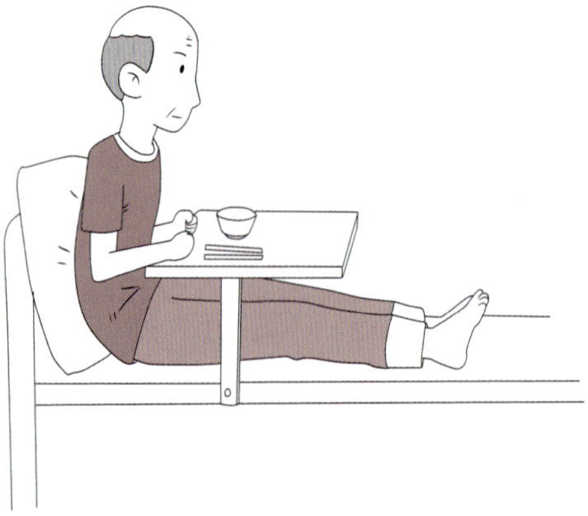

图7-2-6 床上坐位进食

（2）半卧位：床头抬高 30°～45°，或者使用软枕将老人后背支撑起来，身体两侧及膝下垫软枕以保持平衡，上身前倾，颈部微微弯曲。适用于完全不能自理的老年人。

（3）侧卧位：将床头抬高 15°～30°，协助老年人翻身向右侧卧，后背垫软枕，或者仰卧位头偏向一侧（面瘫老人头偏向健侧），协助其进食。

2．为卧床长者进食摆放半卧位操作流程

（1）操作准备

1）物品准备：软枕 4 个，毛巾，水盆，围裙。

2）环境准备：干净整洁，温湿度适宜，无异味。

3）护理员准备：仪表端庄，服装整洁，洗净双手。

4）长者准备：意识情况，自理程度，可配合操作。

（2）操作流程：①向老年人解释说明进餐时间和食物，询问老人是否如厕，有无特殊需求。②将床头抬高 30°～45°，在身体两侧和膝下垫软枕，支撑身体平衡。③协助老年人戴好围裙，洗净双手，准备就餐。

3．注意事项

（1）协助老年人摆放体位时动作轻稳，保障安全。

（2）老年人体位舒适、安全。

（二）为不能自主进食、水长者喂食技术

1．操作准备

（1）物品准备：一碗粥，一杯温开水，勺子，围裙，纸巾，过床桌，吸管。

（2）环境准备：干净整洁，温湿度适宜，无异味。

（3）老年人准备：协助如厕、洗手、有食欲。

（4）护理员准备：服装整洁，洗净双手。

2．操作流程

（1）向老人解释说明进食时间、进食食物以及量，询问老年人是否如厕。

（2）协助老人取坐位，戴好围裙。

（3）喂食水：坐在长者的健侧位，检查食物和水的温度在 38～45℃；先喂水 2

口，再喂食；每次喂食一口，食物量为勺子的 1/3（图 7-2-7），在舌后 1/3 处下压（图 7-2-8），倒出食物后勺迅速撤出，确认老人完全咽下后再喂食第二口；必要时可使用吸管喂水。

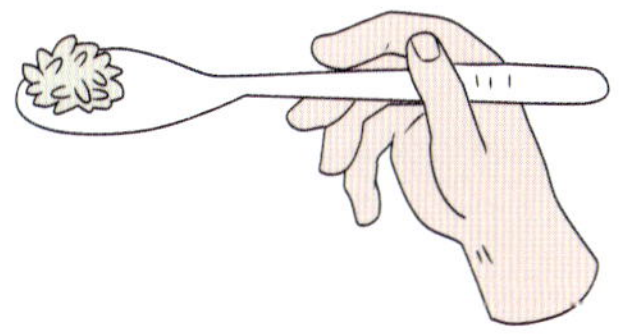
图7-2-7　每勺喂食量

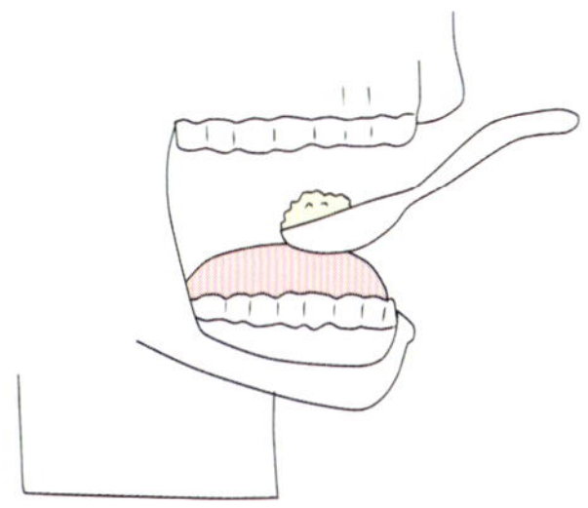
图7-2-8　勺子的位置

（4）协助老人进餐后漱口，用毛巾擦干口角水迹。

（5）嘱老人进餐后应保持体位 30 分钟后再平卧休息。

（6）整理清洁用物、床单位，打招呼离开。

3．注意事项

（1）水和食物温湿度适宜，避免烫伤。

（2）进食、进水后不宜立即平卧，防止食物反流。

（3）如发生噎食、呛咳等现象，应立即急救处理并通知医护人员或家属。

（4）进食、进水过程中尽量避免与老年人说话。

（5）饭菜、固体和液体应分开轮流喂食。

（6）照护人员协助老人进食时，应从正前方送食，方便老人嗅到、看到，增加食欲。

（7）尽量避免给老年人进食圆形、黏性、容易引起噎食的食物，比如鸡蛋黄、汤圆、糯米糕等。

（8）食物中有骨头、鱼刺时，应帮助老年人挑出。

（9）对于视力障碍、有偏盲的老年人，护理员应将食物按钟表的方向摆放，告知老年人食物的种类、量。

（三）为不能吞咽长者管饲喂食技术

管饲喂食是把胃管通过鼻腔或口腔送到患者胃中，通过胃管向胃内打食物，主要适用于意识障碍、痴呆不能经口进食的老年人；因脑血管意外导致经口进食有困难的老年人，进食后出现严重呛咳的老年人；其他原因引起进食困难，导致严重营养不良，水、电解质紊乱，酸碱平衡失调的老年人。

1．操作准备

（1）物品准备：毛巾、50 毫升注射器（图 7-2-9）、匀浆膳 200 毫升、水 50 毫升（2 杯）、治疗盘。

（2）环境准备：干净整洁、温湿度适宜。

（3）老年人准备：卧床。

（4）照护师准备：仪表端庄、着装整洁、洗净双手。

2．操作流程

（1）携物至床旁，核对，解释。

（2）床头抬高 30 ～ 45℃。

（3）铺巾，检查鼻饲管固定是否良好，刻度是否合适

（4）用注射器回抽胃液，检查胃管是否在胃内，胃液是否澄清、无异常（图 7-2-10）。

（5）抽取 20 毫升温开水，注射器管壁在手臂内侧测试温度适宜，冲洗胃管。

（6）抽取 50 毫升匀浆膳，测试温度适宜，分四次注入，速度 14 ～ 16ml/min（图 7-2-11）。

（7）抽取 30 毫升温开水，测试温度适宜，冲洗胃管。

（8）撤巾，嘱老人保持卧位 30 分钟。

（9）30 分钟后询问老人有无异常，放平床头，整理床单位。

（10）整理用物，清洁消毒（注射器、水杯等流水冲洗，开水浸泡消毒晾干备用，毛巾清洗晾干备用）。

（11）洗手、记录。

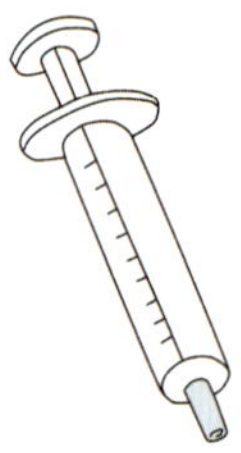

图7-2-9　注射器

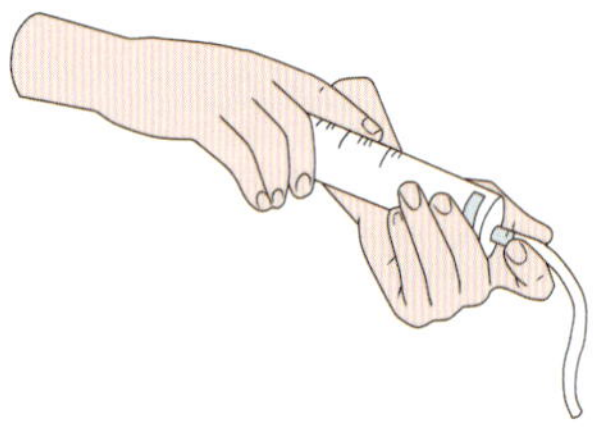

图7-2-10　手握注射器的方法

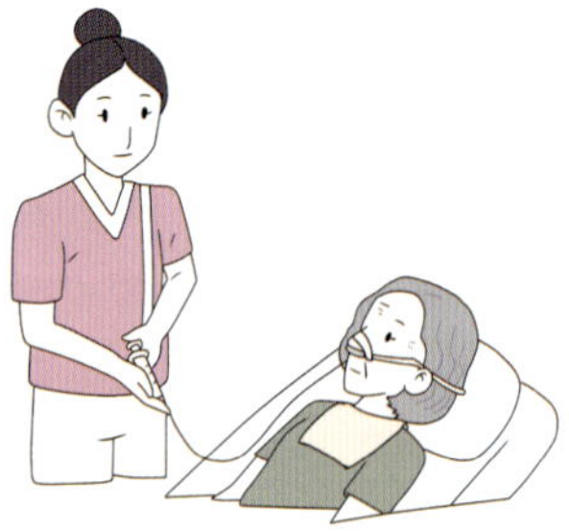

图7-2-11　管饲喂食

3．注意事项

（1）注射速度适宜，不可过快。

（2）检查胃液颜色或性质有异常时，及时通知医护人员。

（3）注射过程中随时观察老人反应，询问老人感受。

（4）注意观察老年人胃管固定处皮肤有无破损等异常。

（5）老年人鼻饲过程中如果有恶心、呕吐等异常，应立即停止鼻饲。

（6）长期卧床的老年人应做好口腔清洁和护理。

（7）鼻饲饮食前后 30 分钟禁止进行吸痰，避免引起老年人食物反流或误吸。

（8）喂食结束后，鼻导管要妥善固定，避免脱出。

（四）发放特殊饮食的操作流程

1．操作准备

（1）物品准备：糖尿病饮食、饮食单、笔。

(2) 环境准备：干净整洁、温湿度适宜、无异味。

(3) 长者准备：意识清楚，可配合操作。

(4) 照护师准备：服装整洁，洗净双手。

2．操作流程

(1) 根据饮食单核对老年人房间号、姓名、饮食种类和量。

(2) 拿取食物放在老年人餐桌上（图 7-2-12）。

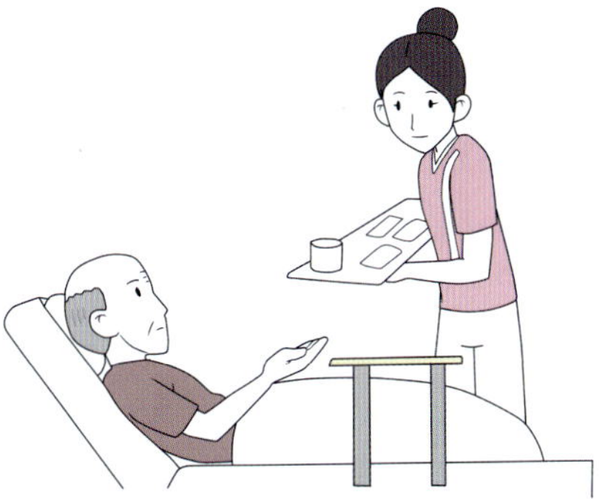

图7-2-12　发放特殊饮食

(3) 告知老年人食物内容和量。

(4) 确认老年人无特殊需求后离开。

(5) 洗手、记录。

3．注意事项

(1) 认真核对饮食单，确认无误。

(2) 保证治疗饮食清洁无污染。

(3) 发放饮食注意食物温度适宜，不可过凉或过热。

(4) 记录准确。

五、长者进食照护和记录

(一) 长者进食照护

1．就餐照护的内容

(1) 进食环境。

(2) 长者自理情况（需要辅助进食的程度）。

(3) 长者意识、精神情绪。

(4) 饮食量的观察。

(5) 饮食种类的观察。

(6) 进食速度。

(7) 进食时和进食后表现。

2．常见进食异常状况观察

(1) 噎食：噎食是指在进食过程中，突然发生不能说话或严重呛咳，出现痛苦的表现，并用手指口腔或咽部，口唇颜面发绀，呼吸困难（吸气性、梗阻性）。老年人在进食时出现以上情况时，应首先考虑噎食的可能，当机立断采取急救措施。

(2) 误吸：误吸是指老年人口鼻咽部的分泌物、食物以及胃内反流物吸入呼吸道，导致剧烈咳嗽的症状。一般有嗜睡状态、服用镇静药、认知障碍、脑血管病、长期卧床和长期鼻饲的老年人容易发生误吸现象。

(3) 吞咽困难：吞咽困难是指食物从口腔经消化道送至胃的过程中，受阻而产生梗阻停滞的感觉。常自诉有“粘住”“停住”“卡住”“下不去”等感觉，并用手指食物停留部位。

（二）就餐照护的记录

1．就餐照护记录内容　①进食种类；②进食时间；③进食量；④进食状态；⑤进食情绪。

2．就餐照护记录模板

202 房间，白奶奶，82 岁。今日长者情绪稳定，精神状态良好，照护师于 8：00 经鼻饲胃管为长者喂低盐流质饮食 200 毫升、水 50 毫升，每 2 小时喂食一次，共 5 次，总进食量 1000 毫升，总进水量 250 毫升，总入量 1250 毫升。长者进食状态良好，进食过程中未有食物反流、呕吐呛咳等不良情况出现。

思考题

1. 协助老年人进餐的体位主要有哪些？
2. 老年人饮食特点主要有哪几个方面？
3. 老年人常见饮食种类有哪些？
4. 老年人特殊膳食有哪些？
5. 请阐述鼻饲饮食的注意事项。

案例分析与解答

1. 为白奶奶喂食时应该摆放什么样的进食体位？

答：床头抬高 30° ～ 45° ，半卧位。

2. 应该怎么样观察和记录白奶奶进食、水的种类和量？

答：（1）观察进食体位、长者需要辅助的程度。

（2）观察老人饮食的种类、速度、量。

（3）进食中有无噎食、呛咳等异常现象。

（4）记录所观察内容，并标明日期、时间。

3. 发放特殊膳食的方法是什么？

答：（1）先根据饮食单核对老人房间号、姓名、饮食种类。

（2）拿取食物放在老人餐桌上。

（3）告知老人食物内容和量。

（4）确认老年人无特殊需求后离开。

（5）洗手、记录。

4. 管饲喂食技术的操作注意事项有哪些？

答：①为鼻饲老年人准备流食以一餐量为准，鼻饲量每次不可超过 200 毫升；②鼻饲喂食时速度应慢，速度保持在 14 ～ 16ml/min，避免过快引起老人恶心呕吐；③鼻饲胃药时药物要充分研细、溶解后注入，防止胃管堵塞；④鼻饲用物必须保持清洁，定时消毒，预防消化道感染。

第三节　排泄照料

排泄是机体新陈代谢过程中产生的终产物排出体外的生理过程，是维持身体内环境稳定平衡的必要条件。老年人随着身体器官的全面老化和功能衰退，易发生生活能力下降、疾病等，均可导致老年人排泄功能障碍。本节主要介绍老年人异常排泄的观察与应对方法；如何协助如厕及合理使用排泄工具，从而提升老年人排泄时的舒适感和尊严；如何采集二便标本，协助老年人疾病诊断，以便制订合理的治疗方案。

技能目标

1. 会识别老年人异常排泄的表现。
2. 会协助老年人如厕的方法。
3. 会使用排泄工具助力老年人排泄。
4. 会使用开塞露协助老年人排便。
5. 会更换尿袋及尿液观察。
6. 会正确采集老年人二便标本。
7. 会记录老年人排泄物及异常排泄。

案例导入

李爷爷，84岁，2014年脑梗死后，右侧肢体活动障碍，语言表达困难，不能自行行走。2日前老人出现尿频、尿急，日间排尿8次，夜间尿湿床单2～4次，不愿与其他老人交往。今日午时，老人情绪烦躁，表情痛苦，通过手势了解到老人要上卫生间，轮椅转送途中，李爷爷已经控制不住，尿液浸湿裤子，老人情绪更加焦躁不安。照护人员及时将李爷爷异常排尿的情况上报医生并遵医嘱次日晨留取尿标本。

1. 李爷爷的排尿出现了什么状况？
2. 根据李爷爷的状况，如何选择最适宜的排泄工具？
3. 如果您是照护师，如何照护？
4. 照护师如何执行留取尿标本的医嘱？
5. 请您根据李爷爷的排泄情况书写一份不超过200字的观察记录。

结合上述案例我们了解到，尿失禁的老年人常伴有焦虑、社交恐惧症，因此，二便排泄异常对老年人的心理、生理及社会交往往造成严重的影响。

一、正常排泄物的性状、颜色

（一）正常粪便的性状、颜色、量

排便是人体基本生理需求，老年人每日排便 1 ~ 2 次或每 2 ~ 3 天排便一次，平均排便量 100 ~ 300 克。粪便柔软成形，呈黄褐色，含极少量黏液，有时伴有未消化的食物残渣。

（二）正常尿液的性状、颜色、量

在正常情况下，排尿受意识控制，无痛苦，可自主随意进行。老年人每日排尿 4 ~ 6 次，夜间 0 ~ 2 次，每次尿量 200 ~ 400 毫升，24 小时尿量为 1000 ~ 2000 毫升。正常尿液外观呈淡黄色至深褐色，澄清透明，放置后可转为混浊并出现氨味。

二、异常排泄物的观察

（一）异常粪便的观察

1．排便次数　通常每天排便超过 3 次或每周少于 2 次，为排便异常。

2．形状及软硬度　便秘时粪便坚硬，呈栗子样。消化不良或肠炎时可为稀便或水样便。肠道部分梗阻，粪便呈扁条状或带状。

3．颜色　白陶土色粪便提示有胆道梗阻；柏油样便提示有上消化道出血；暗红色粪便提示有下消化道出血；果酱样便见于肠套叠；粪便表面有鲜血见于痔疮或肛裂；白色米泔水样便见于霍乱、副霍乱。

4．气味　严重腹泻老年人因未消化的蛋白质和腐败菌作用，粪便呈碱性反应，气味为恶臭味；下消化道溃疡或恶性肿瘤的老年人粪便呈腐败味；上消化道出血的柏油样便呈腥臭味；消化不良、乳糖类未充分消化或吸收脂肪酸产生气体，粪便呈酸败味。

5．内容物　被肠道寄生虫感染的老年人粪便中可查见蛔虫、蛲虫、绦虫节片等。

（二）异常尿液的观察

1．尿量

（1）多尿：24 小时内排出的尿量多于 2500 毫升。

（2）少尿：24 小时内排出的尿量少于 400 毫升或每小时排出的尿量少于 17 毫升。

（3）无尿：24 小时排出的尿液少于 100 毫升。

2．颜色　肉眼血尿，尿液呈洗肉水样，常见于急性泌尿系感染、膀胱肿瘤、输尿管结石；血红蛋白尿，尿液呈浓茶色或酱油色；胆红素尿，尿液呈深黄色。

3．气味　糖尿病酮症酸中毒时，尿液呈烂苹果味。

三、排泄异常的表现

排泄是保证机体健康的重要条件。老年人随着年龄的增长，机体调节功能发生一系列退行性改变。便秘、尿潴留、二便失禁等是影响老年人健康的常见问题。

（一）排便异常的表现

1．便秘　便秘是指正常的排便型态改变，排便次数减少，每周少于2次。排便困难，粪便过干过硬。触诊腹部较硬且紧张，有时可触及包块，肛诊可触及粪块。

2．粪便嵌顿　老年人有排便冲动，腹部胀痛，直肠肛门疼痛，肛门处有少量液化的粪便渗出，但不能排出粪便。

3．腹泻　腹痛、肠痉挛、疲乏、恶心、呕吐、肠鸣音活跃、有急于排便的需要和难以控制的感觉。频繁排出稀薄、不成形的粪便甚至是水样便。

4．排便失禁　排便失禁是指肛门括约肌不受意识控制而不自主排便。

5．肠胀气　肠胀气表现为腹部膨隆，叩诊呈鼓音，腹胀，痉挛性疼痛，呃逆，肛门排气过多。当肠胀气压迫膈肌和胸腔时，可出现气急和呼吸困难。

（二）排尿异常的表现

1．尿失禁　尿失禁指老年人的排尿失去控制，使尿液不自主地经尿道流出或排出。尿失禁按照症状可分为充溢性尿失禁、无阻力性尿失禁、反射性尿失禁、急迫性尿失禁及压力性尿失禁5类。

（1）充溢性尿失禁：充溢性尿失禁是由于下尿路有较严重的机械性（如前列腺增生）或功能性梗阻引起尿潴留，当膀胱内压上升到一定程度并超过尿道阻力时，尿液不断地自尿道中滴出。老年人的膀胱呈膨胀状态。

（2）无阻力性尿失禁：无阻力性尿失禁是由于尿道阻力完全丧失，膀胱内不能储存尿液，老年人在站立时尿液全部由尿道流出。

（3）反射性尿失禁：反射性尿失禁是由完全的上运动神经元病变引起，排尿依靠脊髓反射，老年人不自主地间歇排尿（间歇性尿失禁），排尿没有感觉。

（4）急迫性尿失禁：急迫性尿失禁可由部分性上运动神经元病变或急性膀胱炎等强烈的局部刺激引起，老年人有十分严重的尿频、尿急症状。由于逼尿肌强烈的无抑制性收缩而发生尿失禁。

（5）压力性尿失禁：压力性尿失禁是当腹压增加（如咳嗽、打喷嚏、上楼梯或跑步）时即有尿液自尿道流出。

2．尿潴留　尿液存留在膀胱内不能排出称为尿潴留。老年人表现为下腹部胀满、疼痛、不能自主排尿，用手触摸下腹部膨隆，有囊样包块。

四、排泄异常的护理

（一）便秘的护理

1．心理护理　了解老年人心态和排便习惯，评估便秘原因。

2．排便环境　创造隐蔽、安静、无异味的独立空间，必要时用屏风遮挡，缓解老年人紧张情绪。

3．腹部按摩　每天起床前和入睡前进行腹部环形按摩，可刺激肠蠕动，帮助排便。

4．口服缓泻剂　遵医嘱口服缓泻剂，如蓖麻油、植物油、硫酸镁等。

5．使用简易通便剂　正确使用简易通便剂，如开塞露、甘油栓等。

6．以上方法均无效时，遵医嘱给予灌肠。

7．健康教育

（1）合理安排膳食，多食富含纤维素食物，适当增加饮水量。

（2）鼓励老年人适当运动。

（3）养成定时排便的习惯。

（二）粪便嵌顿的护理

1．做好心理护理，缓解老年人焦虑情绪，评估粪便嵌顿的原因。

2．创造隐秘的排便环境，注意保暖。

3．早期可使用栓剂、口服缓泻剂来润肠通便，也可灌肠，必要时进行人工取便。

4．注意保持肛门及臀部皮肤清洁干燥。

5．进行健康教育，及时解决便秘的问题。

（三）腹泻的护理

1．做好心理护理，评估腹泻原因。

2．注意补充水、电解质，必要时遵医嘱给予止泻剂、口服补液盐或静脉输液。

3．做好饮食护理，给予清淡的流质或半流质食物，鼓励老年人多饮水，避免摄入辛辣、油腻及高纤维食物。

4．注意保持肛门及臀部皮肤清洁干燥，必要时肛周涂抹软膏保护，预防压疮的发生。

5．密切观察排便的性质、次数、气味等，必要时留取便标本。

（四）排便失禁的护理

1．做好心理护理，缓解焦虑、恐惧情绪，评估排便失禁的原因。

2．保持皮肤清洁干燥，肛周涂抹软膏保护，预防压疮及感染的发生。

3．帮助老年人重建控制排便的能力，定时给予接便器，教会老年人进行盆底肌收缩锻炼。

4．保持床单位、衣物清洁，及时更换污湿衣裤、被单，定时开窗通风，保持空气清新。

5．观察并记录排便的性质、次数等，必要时遵医嘱补充水及电解质。

（五）肠胀气的护理

1．做好心理护理，缓解焦虑、不安情绪，去除肠胀气的原因。

2．轻微胀气时，可行腹部热敷、按摩或针刺疗法。

3．严重胀气时，给予药物治疗或肛管排气。

4．鼓励老年人适当活动。

5．做好健康教育，指导老年人养成细嚼慢咽的饮食习惯。

（六）尿失禁的护理

1．做好心理护理，使其树立信心，积极配合治疗护理。

2．保持局部皮肤清洁干燥，减少异味，定时按摩受压部位，防止压疮发生。

3．选择适宜的纸尿裤、接尿器等，降低排泄时的不便和痛苦。

4．根据老年人身体情况进行膀胱功能训练，重建排尿功能。

5．鼓励老年人多喝水，避免尿路感染。

（七）尿潴留的护理

1．做好心理护理，安慰老年人，缓解紧张、焦虑情绪。

2．调整老年人体位和姿势，使之有利于排尿。

3．使用诱导排尿，如听流水声，或用温水冲洗会阴。

4．可按摩老年人腹部，或热毛巾热敷腹部，促进排尿。

5．上述措施均无效时，可根据医嘱采用导尿术。

（八）留置导尿的护理

1．每日进行尿道口及外阴清洁，如发现局部皮肤红肿、破溃等情况应及时请示医护人员。

2．保持导尿管通畅，避免受压、扭曲、反折、阻塞而导致引流不畅。

3．尿袋（图 7-3-1）应定时更换，更换时应避免感染，引流管末端高度要低于老年人会阴的高度（除外抗逆流尿袋）（图 7-3-2）。

4．妥善固定尿袋，密切观察尿管有无脱出、漏尿情况，发现问题及时上报医护人员。

5．密切观察尿液性质、颜色及尿量。

6．鼓励老年人多饮水，稀释尿液，避免尿路感染。

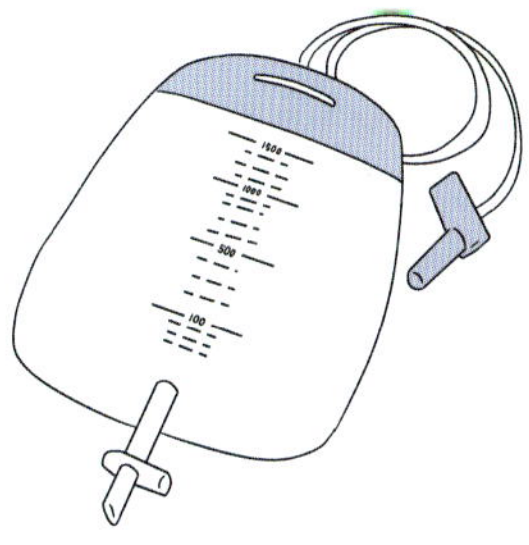

图7-3-1　尿袋

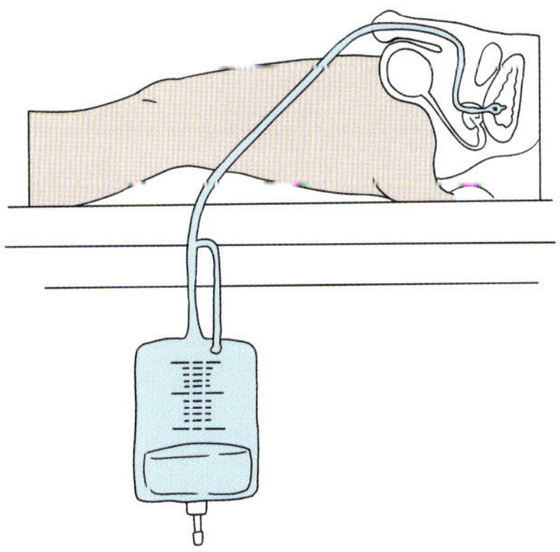

图7-3-2　导尿示意图

五、协助老年人如厕流程

1．照护员轻敲房门三下进入居室，询问老年人是否排尿便。

2．检查居室及卫生间地面是否整洁干燥，有无扶手设施，卫生纸是否放置于触手可及处，检查卫生间照明。

3．关闭门窗，调节卧室温湿度，夏季室温以 25 ℃ 为宜，相对湿度在 40% ～ 50%；冬季室温保持在 18 ～ 22℃为宜，相对湿度在 50% ～ 60%。

4．根据老年人身体情况，选择最适宜的协助方式，采用轮椅转运（图 7-3-3）或搀扶老年人等方式。

5．对于失智、行走迟缓、视力不好、上肢活动受限的老年人，照护员要做好提醒和看护指导。

6．无法自行前往卫生间的老年人，照护员搀扶或轮椅转运至卫生间，协助其转身面向照护人员，老人双手扶住马桶两侧的扶手，照护人员一手搂抱老人腋下或腰部，另一手协助老年人脱裤，双手环抱老人腋下，缓慢坐于马桶上（图 7-3-4），双手扶稳扶手进行排便。便后老人自己擦净肛门或由照护人员协助擦净，老人借助扶手支撑身体起立，自己穿（或照护人员协助）裤子，冲水（图 7-3-5）。

7．协助老年人洗手，搀扶或轮椅转运至床上。

8．开窗通风 15 分钟后关闭，嘱老年人休息，退出房间。

9．照护员洗手，做好记录。

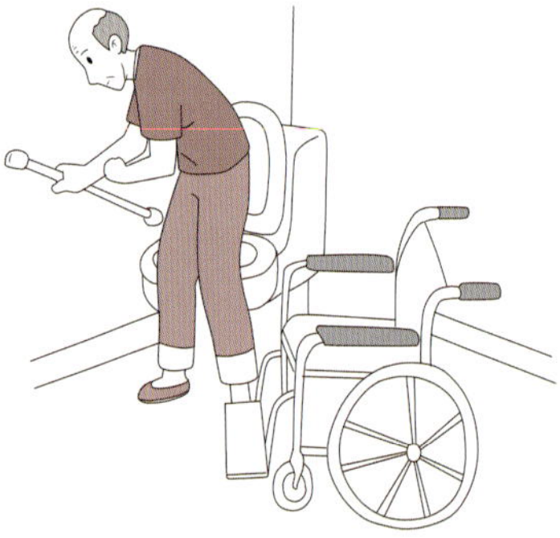

图7-3-3　轮椅转运如厕

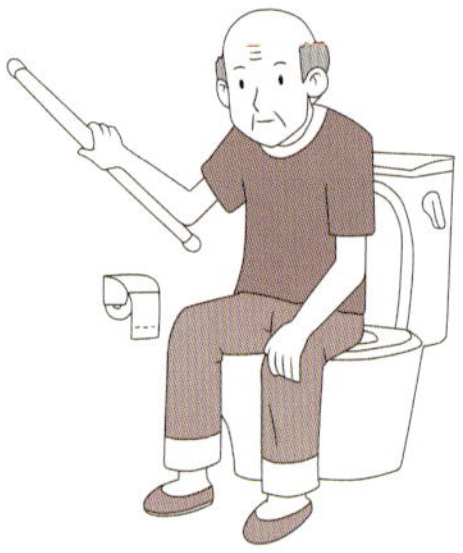

图7-3-4　如厕坐位

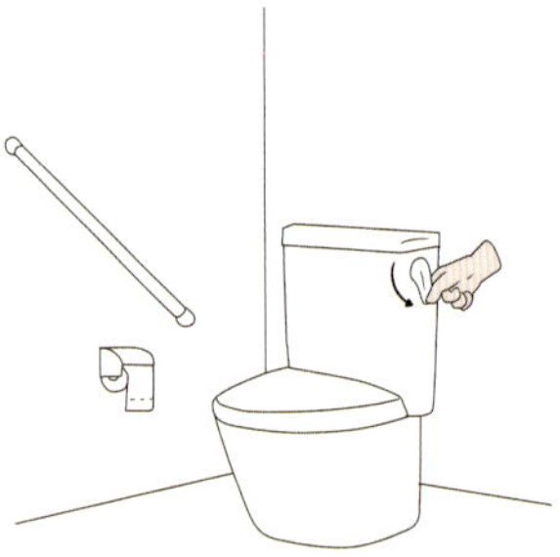

图7-3-5　盖盖冲水

六、排泄工具的分类与操作流程

（一）排泄工具的种类与适用范围

1．接便器　常见的接便器（图 7-3-6）采用塑料材质，操作轻便，易于清洗，可采用消毒液浸泡消毒。适用于卧床及行动不便的老年人。

2．接尿器　接尿器（图 7-3-7、图 7-3-8）大多采用塑料材质，质轻价廉，操作方便，便于更换，适用于卧床、虚弱及行动不便的老年人。

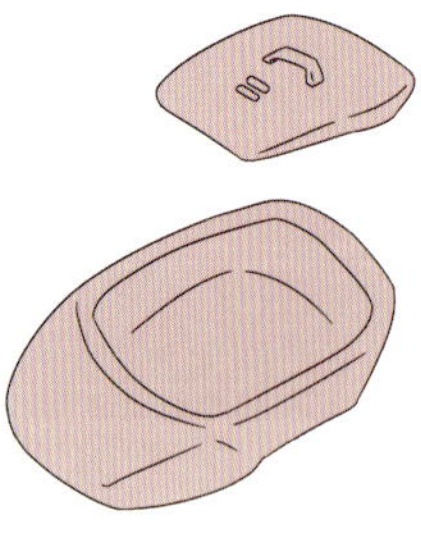

图7-3-6　接便器

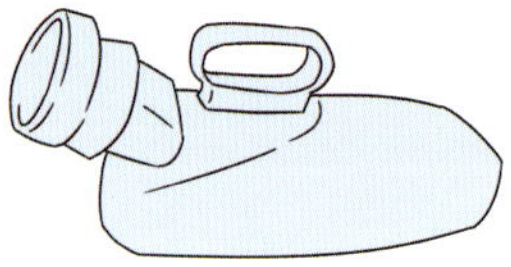

图7-3-7　男式接尿器

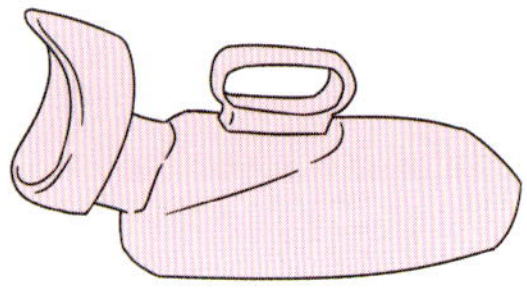

图7-3-8　女式接尿器

3. 尿垫　常见的尿垫多为一次性使用，通气性及吸湿性强，适用于卧床，或伴有认知障碍、意识不清和尿失禁的老年人。

4. 纸尿裤　纸尿裤为一次性用品，不必清洗，质感柔软，防漏，吸湿性强。适用于认知障碍、意识不清或尿失禁的老年人。

（二）排泄工具的使用流程

1. 帮助卧床老年人使用接便器

（1）戴上围裙，准备接便器、尿垫、卫生纸、擦拭毛巾、水盆、温水、手套。

（2）轻敲房门三下进入居室，询问有无便意，提醒老年人定时排便。

（3）关闭门窗，调节室内温湿度，夏季室温以 25 ℃为宜，相对湿度在 40% ～ 50%；冬季室温保持在 18 ～ 22℃为宜，相对湿度在 50% ～ 60%。

（4）协助老年人取仰卧位，将下身盖被折向远侧，协助脱裤至膝部，屈膝抬臀，照护员一手托臀部，另一手铺尿垫于臀下，同法放置接便器。为防止排尿时溅湿盖被，可在会阴部覆盖一次性护理垫，盖好被子，进行排便（图 7-3-9）。

（5）排便后，照护员一手扶稳接便器，另一手协助老人侧卧，取出接便器放于地下，取卫生纸擦净肛门，必要时擦洗肛门及会阴部并擦干，撤去尿垫，协助穿好裤子，整理床单位，必要时协助老人洗手。

（6）协助老年人取舒适体位，嘱卧床休息，将常用物品放于老年人便于取用的位置，例如水杯、呼叫器、纸巾等。

（7）开窗通风 15 分钟后关闭，携接便器退出房间。

（8）观察粪便，冲洗消毒接便器，晾干备用。

（9）做好老年人排便记录。

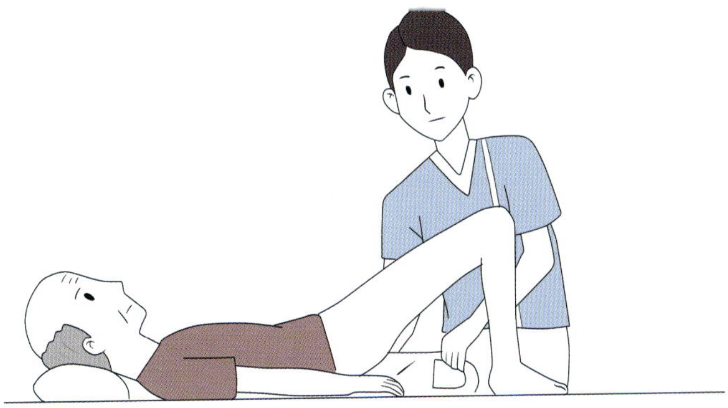

图7-3-9　接便器的使用

2. 帮助卧床老年人使用接尿器

（1）戴上围裙，准备接尿器、尿垫、卫生纸、擦拭毛巾、水盆、温水。

（2）轻敲房门三下进入居室，询问有无尿意，提醒老年人定时排尿。

（3）关闭门窗，调节室内温湿度，夏季室温以 25 ℃为宜，相对湿度在 40% ～ 50%；冬季室温保持在 18 ～ 22℃为宜，相对湿度在 50% ～ 60%。

（4）协助女性老年人取仰卧位，将下身盖被折向远侧，协助脱裤至膝部，屈膝抬臀，照护员一手托臀部，另一手铺尿垫于臀下，双腿屈膝，呈“八”字分开，接尿器外口紧贴女性的阴部，防止尿液漏出，盖好被子，进行排尿。

（5）协助男性老年人采取侧卧位，面向照护员，双膝并拢，将阴茎放入接尿口，照护员握住接尿器把手，盖好被子进行排尿。也可根据老人的身体情况和习惯，采取仰卧或半坐位。

（6）老年人排尿后，撤下接尿器，用卫生纸擦干会阴部，必要时清洗或擦拭会阴部，撤去尿垫，协助穿好裤子，整理床单位，必要时协助老人洗手。

（7）协助老年人取舒适体位，嘱卧床休息，将常用物品，例如水杯、呼叫器、纸巾等放于老年人便于取用的位置。

（8）开窗通风 15 分钟后关闭，携接尿器退出房间。

（9）观察尿液，冲洗消毒接尿器，晾干备用。

（10）做好老年人排尿记录。

3．帮助卧床老年人更换尿垫

（1）戴上围裙，准备一次性尿垫、卫生纸、擦拭毛巾、水盆、温水。

（2）轻敲房门三下进入居室，查看并说明更换一次性尿垫，取得老年人合作。

（3）关闭门窗，调节室内温湿度，夏季室温以 25 ℃为宜，相对湿度在 40% ～ 50%；冬季室温保持在 18 ～ 22℃为宜，相对湿度在 50% ～ 60%。

（4）将用品放置于床旁，双手扶住老年人肩部及髋部，翻转身体呈侧卧位，将污染尿垫向侧卧方向折叠。取温湿毛巾擦拭会阴部，并观察会阴部及臀部皮肤情况，将清洁尿垫一半平铺，一半卷折。翻转身体呈仰卧位，撤下污染尿垫放入专用污物桶，整理拉平清洁尿垫，盖好被子。

（5）协助老年人取舒适体位，整理床单位，嘱卧床休息，将常用物品，例如水杯、呼叫器、纸巾等放于老年人便于取用的位置。

（6）开窗通风 15 分钟后关闭，退出房间。

（7）清洗消毒毛巾、水盆，晾干备用。

（8）做好老年人尿垫更换记录。

4．帮助卧床老年人更换纸尿裤

（1）戴上围裙，准备一次性纸尿裤、卫生纸、擦拭毛巾、水盆、温水、手套。

（2）轻敲房门三下进入居室，查看并说明更换一次性纸尿裤，取得老年人合作。

（3）关闭门窗，调节室内温湿度，夏季室温以 25 ℃为宜，相对湿度在 40% ～ 50%；冬季室温保持在 18 ～ 22℃为宜，相对湿度在 50% ～ 60%。

（4）将用品放置于床旁，协助老年人取平卧位，解开纸尿裤粘扣，纸尿裤前片从两腿间后撤，照护员戴上手套，擦拭并查看会阴部，双手扶住肩部及髋部翻转身体呈侧卧位。将污染纸尿裤内面对折于臀下，用卫生纸擦拭肛门，再用温湿毛巾擦拭臀部及肛门并查看皮肤情况。脱下手套，将清洁纸尿裤平铺于臀下，向下展开前片，翻转身体至仰卧位，撤下污染纸尿裤放入专用污物桶，整理拉平身下清洁纸尿裤，从两腿间向上兜起纸尿裤前片，整理纸尿裤大腿内侧边缘，将前片两翼向两侧拉紧，后片粘扣粘贴于前片的粘贴区，整理纸尿裤，盖好被子（图 7-3-10）。

（5）协助老年人取舒适体位，整理床单位，嘱卧床休息，将常用物品，例如水杯、呼叫器、纸巾等放于老年人便于取用的位置。

（6）开窗通风 15 分钟后关闭，退出房间。

（7）清洗消毒毛巾、水盆，晾干备用。

（8）做好老年人纸尿裤更换记录。

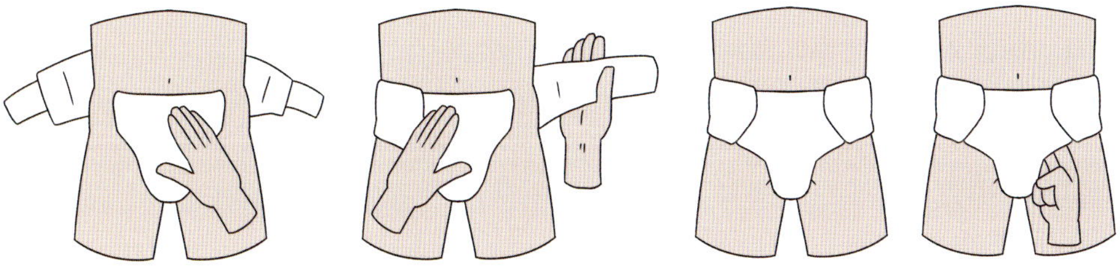

图7-3-10　穿纸尿裤方法

（三）协助老年人排泄的注意事项

1．使用排泄工具前应检查是否洁净完好、尺寸合适。

2．操作动作应轻柔，不可拖、拉、拽，以免损伤皮肤。

3．协助排泄时，避免长时间暴露身体，顾及隐私，注意保暖。

4．注意皮肤观察，防止发生尿布疹和压疮，必要时用湿热毛巾擦拭或清洗会阴部，保持局部清洁干燥。

5．整理用物时，排泄工具要清洗消毒，晾干备用，一次性用品（如尿垫、纸尿裤）应集中回收处理。

七、排泄异常时常用的护理技术操作流程

（一）开塞露通便法

1．戴上围裙，准备开塞露、卫生纸、接便器、一次性尿垫、手套等。

2．轻敲房门三下进入居室，向老年人说明操作方法，消除恐惧、紧张心理，以取得老年人合作。

3．关闭门窗，注意遮挡，调节室内温湿度。

4．将用品放置于床旁，协助老年人脱裤至膝部，取左侧卧位，臀部靠近床边，臀下垫一次性尿垫。

5．打开开塞露（图 7-3-11），挤出少量药液，润滑开塞露细管，左手分开臀部，露出肛门，右手用开塞露润滑肛门口，再将细管轻轻地插入肛门，嘱老人深吸气，挤出全部药液在直肠内，然后退出开塞露药管，用卫生纸包裹至医疗垃圾桶内，为老人擦净肛门或用卫生纸按压肛门 5 分钟，嘱老人保持体位 10 分钟后再行排便。

6．轻度便秘者一般保留 5 ～ 10 分钟即会起效，便秘严重者保留时间应更长一些，一般不应超出 30 分钟。

7．老年人主诉有便意时，协助排便，排便后清洁肛门及周围皮肤。

8．整理床单位，协助老年人取舒适体位，开窗通风。

9．常用物品，例如拐杖、水杯、点心、速效救心丸、呼叫器等放置于老年人床头便于取用的位置。

10．关闭门窗，询问老年人是否还有需求，以便及时满足。

11．退出居室，整理用物，洗手并记录开塞露使用及排便的情况。

（二）人工排便法

1．照护人员向老年人解释，说明情况，争取配合，关闭门窗。

2．松开盖被，协助长者背向照护人员侧卧，臀下铺一次性中单。

3．照护人员一手戴手套，另一手取纸巾若干，取适量润滑油涂抹戴手套的示指。

4．照护人员一手分开老年人臀裂，露出肛门，嘱老年人深呼吸放松，另一手轻轻沿直肠壁插入直肠。

5．指尖触到粪便后，再向里伸入 2 ~ 3 厘米，手指呈钩状将粪便勾住抠出（图 7-3-12），直到直肠内粪便全部被抠出（图 7-3-13）。

6．摘手套，用纸巾清洁肛门，撤去中单。

7．整理床单位，开窗通风。

8．照护人员洗手，记录。

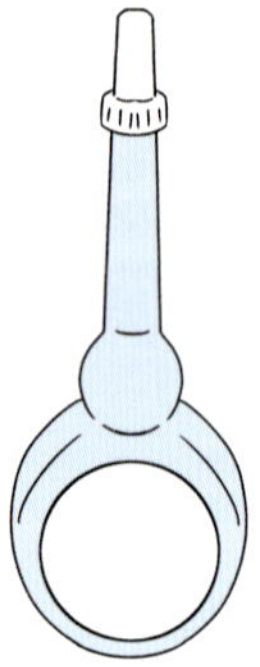

图7-3-11 开塞露

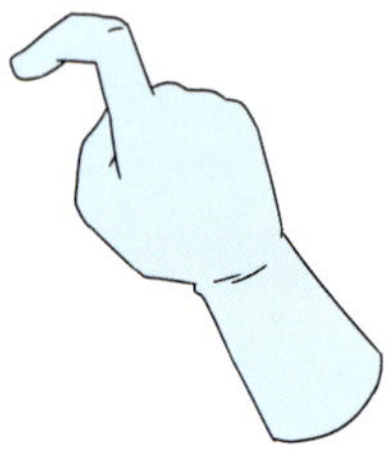

图7-3-12 人工排便手指形状

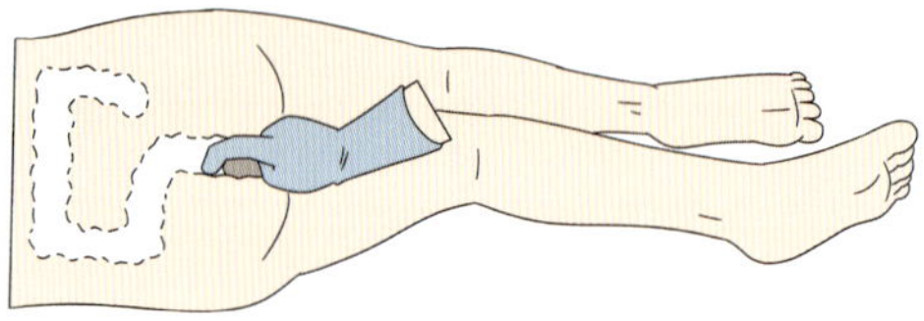

图7-3-13 人工排便方法

（三）集尿袋更换法

1．戴上围裙，准备集尿袋、聚维酮碘（碘伏）、棉签、止血钳、手套等（图 7-3-14）。

2．轻敲房门三下进入居室，向老年人说明操作方法，以取得老年人合作。

3．关闭门窗，注意遮挡，调节室内温湿度。

4．将用品放置于床旁，评估留置导尿管有无滑脱、引流是否通畅。

5．查看尿液颜色、性状和尿量（查看尿量时视线应与刻度保持水平），发现异常情况及时上报医护人员。

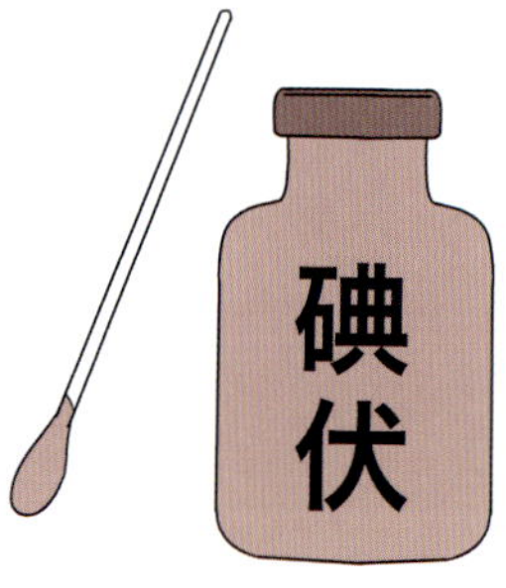

图7-3-14 消毒液、棉签

6．打开集尿袋放尿端口，排空尿袋内余尿，关闭放尿端口，夹闭集尿袋引流导管开关。

7．撕开备好的集尿袋外包装袋，内面朝上平铺于留置尿管和集尿袋连接处下面。

8．戴手套，止血钳夹住留置尿管端口上 3 ~ 5 厘米处，分离留置尿管和集尿袋，将取下的集尿袋卷起放置于医疗垃圾桶内。

9．用碘伏消毒导尿管端口及外周，检查并旋紧新集尿袋的放尿端口，打开新集尿袋引流管端口，并插入导尿管内。

10．松开止血钳，观察尿液的引流情况，如引流通畅，夹闭集尿袋引流导管开关，每 2 小时放尿一次；用别针将集尿袋固定于床旁。

11．脱手套，洗手，整理床单位，开窗通风。

12．关闭门窗，将常用物品，例如拐杖、水杯、点心、速效救心丸、呼叫器等放置于老年人床头便于取用的位置。

13．向老年人告知注意事项，退出房间。

14．按医疗垃圾处理用物，洗手，做好更换记录。

八、标本采集操作流程

（一）采集便标本

1．戴上围裙，准备接便器、贴标签的便标本盒、化验单、棉签等。

2．轻敲房门三下进入居室，向老年人说明采集标本的目的、要求和方法，以取得老年人合作。

3．关闭门窗，注意遮挡，调节室内温湿度。

4．对于自理老人，将便标本盒交给老人，详细讲解留取方法。排便后，用棉签取少量异常粪便，如黏液样、柏油样便，放入标本盒，盖好盖子，交照护员及时送检。

5．对于不自理老人，协助老年人使用接便器排便，按要求留取异常粪便于标本盒内，放置妥当，清洁肛门，撤下便器，整理衣裤，标本送检。

6．整理床单位，开窗通风。

7．关闭门窗，询问有无需求，及时满足，将常用物品放置于老年人床头便于取用的位置。

8．退出房间，整理用物，清洗消毒便器，晾干备用，并洗手，做好记录。

（二）采集尿标本

1．准备接尿器、贴标签的尿标本瓶、尿杯、化验单等，及时告知老年人次日晨留取尿标本。

2．次日晨轻敲房门三下进入居室，向老年人说明采集标本的目的、要求和方法，以取得老年人合作。

3．关闭门窗，注意遮挡，调节室内温湿度。

4．对于自理老人，将尿杯和尿标本管交给老人，排尿前先清洁会阴部，见尿后用尿杯接取 30 毫升尿液，再将尿液倒进尿标本管内，交照护员及时送检。

5．对于不自理老人，协助老年人清洁会阴部，女性老人臀下垫便器，见尿后用尿杯留取30毫升并倒入尿标本管内，排尿后撤下便器，整理衣裤。男性老人使用接尿器接取尿液，尿道口与接尿器外口之间保持3～5厘米距离，见尿液流出后用尿杯接取30毫升并放置于一旁，待老人排尿完毕后，撤下接尿器，整理衣裤，再将尿液导入标本管内送检。

6．整理床单位，开窗通风。

7．关闭门窗，询问有无需求，及时满足，将常用物品放置于老年人床头便于取用的位置。

8．退出房间，整理用物，清洗消毒便器，晾干备用，并洗手，做好记录。

九、老年人排泄观察内容与记录

（一）老年人排泄观察的内容

1．排泄情况　排尿/便习惯、周期、频次，排泄量、会阴部皮肤等。

2．观察夜间排尿/便情况　有无尿频、少尿、腹泻，床单位是否干净整洁。

3．观察异常排泄症状　有无排尿/便困难、二便失禁、腹痛腹胀，观察排泄物颜色、量、气味有无异常。

4．观察排泄过程精神行为　意识是否清醒；有无恶心、呕吐及呼吸困难；情绪是否焦虑紧张，有无大汗。

（二）老年人排泄观察方法

1．直接观察法　协助老年人如厕时，照护员直接观察老年人完成排泄时身体、心理、排泄物的情况，这种方法结果可靠。

2．沟通交流法　通过与老年人沟通交流，了解其排泄情况，这种方法实施简单，但欠缺准确性，因为老年人往往描述不清或隐瞒排泄情况，不能真实有效地进行客观评价。

（三）老年人排泄记录书写

1．记录内容

（1）记录老年人排泄时间、频次、皮肤情况。

（2）记录老年人排泄时的精神状态与行为。

（3）记录排泄物的颜色、气味、量。

（4）记录异常排泄情况。

（5）记录排泄工具的使用及协助如厕方式。

2．记录模板

××房间，×××，男，80岁，老人情绪平稳，上午10时使用接便器协助床上排便一次，老人无排便困难，粪便呈黄褐色，软便，成形，约250克，擦净肛门，并用温热毛巾擦拭会阴部及臀部，皮肤无红疹、压疮。老人摄食量少，下午未参加常规康乐活动。请白班加强观察和看护，注意老人饮食变化及每日活动量，做好健康宣教，防止发生便秘。

思考题

1. 老年人正常粪便的性质、颜色、量如何？
2. 尿失禁的分类有哪些？
3. 怎样为尿失禁老人提供照料服务？
4. 协助老年人排泄时应注意什么？
5. 留置导尿时应观察哪些内容？
6. 老年人排泄记录的内容有哪些？

案例分析与解答

1. 李爷爷的排尿出现了什么状况？

答：李爷爷出现了尿失禁的表现。由于李爷爷尿频、尿急，属于急迫性尿失禁。

2. 根据李爷爷的状况，如何选择最适宜的排泄工具？

答：根据李爷爷的身心状况（活动障碍、社交恐惧），且为了不影响老人睡眠，在经济水平可支付的状态下，短期内可选择佩戴纸尿裤以提升老人生活质量。

3. 如果您是照护师，如何照护？

答：（1）做好心理护理，鼓励老人参加社交活动。

（2）做好健康宣教，鼓励李爷爷多饮水，保持摄入液体每日在 2000 ~ 2500 毫升，避免增加尿路感染机会。睡前应限制饮水，以减少夜间尿量。

（3）制订膀胱功能训练计划，指导李爷爷每日做阴部肌肉收缩和放松锻炼。

（4）观察李爷爷排尿反应，建立排尿时间表，协助定时排尿，以帮助其恢复控制功能。

（5）保持皮肤清洁干燥，避免长期潮湿，勤换衣裤、尿垫、床单。做好皮肤护理，可涂适量油膏保护。

4. 照护师如何执行留取尿标本的医嘱？

答：（1）提前准备接尿器、贴标签的尿标本瓶、尿杯、化验单等，告知李爷爷次日晨留取尿标本。

（2）向李爷爷说明采集标本的目的、要求和方法，以取得合作。

（3）次日晨采集尿标本时关闭门窗，注意遮挡，保护老人隐私。

（4）使用接尿器接取尿液，见尿液流出后用尿杯接取 30 毫升，并做好老人排尿护理。

（5）将尿液倒入标本管内及时送检。

（6）清洗消毒便器，做好记录。

5. 请您根据李爷爷的排泄情况书写一份不超过 200 字的观察记录。

答：×× 房间，李 ××，男，84 岁，右侧肢体活动障碍。老人 2 日前出现尿频、尿急，日间排尿 8 次，夜间尿湿床单 2 ~ 4 次，老人情绪烦躁、睡眠质量差，不愿参加集体活动。根据老人身心情况，给予佩戴纸尿裤，降低老人排尿时不便与痛苦，同时将老人异常排尿情况上报医生。请夜班注意观察老人会阴部皮肤，避免潮湿，同时观察老人情绪变化，做好心理护理，并于次日晨留取尿标本。

第四节 睡眠照料

睡眠是人体基本的生理需要。睡眠可以帮助长者消除疲劳，保护大脑神经细胞的生理功能，保持神经系统的平衡，延缓衰老，保持身体健康。随着年龄的增长，长者的睡眠能力和质量会越来越差，如何应对？本节主要介绍长者睡眠障碍的概念、影响长者睡眠的相关因素以及如何布置长者适宜的睡眠环境、助力长者睡眠的方法及措施，使所照顾的长者能获得睡眠质量的改善。

技能目标

1. 会观察长者睡眠障碍的症状及分类。
2. 会识别长者睡眠障碍的客观因素与后果。
3. 会为长者布置适宜的睡眠环境。
4. 会记录长者睡眠的状态。

案例导入

王爷爷，85 岁，丧偶，于夏季入住市中心一家养老机构，室温 30℃，湿度 80%，夜间入睡困难，睡眠时间不足 3 小时，多梦，易醒，每晚必须服用安眠药才能入睡。白天长者精神萎靡，食欲不振，时而烦躁不安。

1. 王爷爷的睡眠出现了什么状况？
2. 请您识别王爷爷出现的状况与哪些因素有关。
3. 假如您是夜间值班人员，应如何应对？
4. 请您根据王爷爷的睡眠情况书写一份不超过 200 字的观察记录。

一、长者睡眠障碍

睡眠障碍主要是指失去正常睡眠时间和规律，睡眠质量异常。常表现为以下特点：

1．入睡和维持睡眠困难　由于受环境、疾病、心理等各方面因素的影响，长者常有入睡困难（入睡时间超过 30 分钟）和不能维持睡眠（夜间觉醒次数大于等于 2 次或凌晨早起），表现为睡眠潜伏期延长，有效睡眠时间缩短，比如失眠或者昼夜节律紊乱。

2．睡眠呼吸暂停　主要包括阻塞性睡眠呼吸暂停、中枢性睡眠呼吸暂停和混合型睡眠呼吸暂停。睡眠呼吸暂停是长者最常见的睡眠呼吸障碍，占睡眠疾患的 70%，且随着年龄的增加而发病率增加，男性发病率较女性高。

3．嗜睡　主要原因有脑部疾病（脑萎缩、脑动脉硬化、脑血管病、脑肿瘤等）、全身病变（肺部感染、心力衰竭、甲状腺功能低下等）、药物因素（镇静剂、安眠药、感冒药、止咳药等）以及环境因素等。

二、影响长者睡眠的因素

（一）主观因素

1．作息时间不规律　很多人在白天睡觉，或者白天睡太多，到了晚上自然会睡不着，导致失眠。

2．心理压力大　长者更多是由于疾病的痛苦，不能适时释放压力，处于焦虑的状态，或者在睡前神经紧绷、没有丝毫松懈，必然会导致失眠。

3．性格忧郁　长者对任何事都比较敏感，生活中的一点小事，都会耿耿于怀，天生猜疑，整日郁郁寡欢，通常夜里也会思虑较多，会难以入眠，严重的会患抑郁症。

4．情绪过于激动　长者睡觉前久久都沉浸在激动的情绪里，就会导致失眠。

（二）客观因素

1．温度和湿度　长者居室温湿度应适宜，温度一般冬季 18 ～ 22℃，夏季 24 ～ 26℃，湿度以 50% ～ 60% 为宜。

2．光线和房间颜色　光线柔和，夜间有适当照明，防止长者起夜时发生跌倒摔伤等现象。长者房间布置颜色清新淡雅，以暖色调为主，避免引起长者兴奋或焦虑。

3．气味　保持室内空气清新，无异味，根据天气情况进行通风换气，增加舒适感。

4．床单位　床铺整洁舒适，布料柔软，床垫软硬合适，高低适宜，保持清洁，避免在床上放置过多杂物。

5．安静　安静的环境是睡眠的基本条件之一，嘈杂的环境容易导致老年人失眠，因此长者居室窗户尽量不要靠近街道，照护人员夜间减少走动，尽量做到四轻，即关门轻、说话轻、操作轻、走路轻。

三、长者失眠的照护

长者长期失眠或者睡眠不足，就会加速神经细胞的衰老和死亡。保持环境舒适、安静是保证长者睡眠质量的前提，以下方法和措施可以帮助应对长者睡眠障碍。

（一）为睡眠障碍的长者布置睡眠环境

环境是影响长者睡眠的直接因素，睡眠环境不适或者改变常常导致长者失眠，因此，根据长者需要，帮助长者做好睡前的环境准备，为长者营造舒适的睡眠环境，对于改善长者睡眠具有重要意义。

1．创造宁静、整洁、舒适的卧室环境

（1）宁静：无嘈杂声音、关闭门窗、拉窗帘，灯光柔和。

（2）整洁：各种卧具清洁、无杂物，桌椅摆放有序、无异味。

（3）舒适：根据季节变化准备被褥、枕头，床铺无渣屑，床垫软硬度适宜，展开被褥，松软适中，整理枕头至蓬松、高度适宜。

2．给予温湿度适宜的睡眠环境

（1）北方：夏季室温以 23 ~ 26℃为宜，平均室温 25℃，相对湿度控制在 40% ~ 50% 比较舒适；冬季室温 18 ~ 22℃，相对湿度控制在 60% ~ 70%。

（2）南方：夏天室温在 28℃，冬天室温 18℃，湿度 60% 最舒服。

（二）为睡眠障碍的长者做好睡前准备

为失眠的长者做好睡前准备十分重要。要在晚餐开始时就筹划为长者入睡做准备，长者身心就能自然地进入“睡眠模式”。

1．晚餐应清淡不宜过饱，并且应在睡前 2 小时前完成。

2．忌饮大量含兴奋剂的饮料，如咖啡、茶、可乐饮料等，这些对大脑可产生兴奋作用。

3．睡前进行放松疗法，保持情绪稳定，做一些松弛身心的活动，如读一些消遣性的报刊、听听轻音乐等。

4．睡前准备，如排便（为卧床长者更换纸尿裤及辅助便具）、清洁洗漱，避免能引起兴奋的活动。

5．用 40 ~ 45℃温水泡脚 20 分钟，有助于睡眠。

6．采用舒适的睡姿，最佳睡眠姿势为右侧卧位，既可避免心脏受压，又有利于血液循环。

（三）为长者准备睡眠的操作流程

1．入睡前准备操作流程

（1）照护人员轻敲房门后进入长者房间，告知长者准备休息。

（2）照护人员协助长者关闭门窗，拉窗帘。

（3）调节卧室温湿度，夏季室温以 25℃为宜，相对湿度在 40% ~ 50%；冬季室温保持在 18 ~ 22℃为宜，相对湿度在 50% ~ 60%（图 7-4-1）。

（4）检查床铺无渣屑，床垫软硬度适宜，展开被褥，松软适中，整理枕头至蓬松、高度适宜（图 7-4-2）。

（5）协助长者排便（为卧床长者更换纸尿裤及辅助便具）、洗漱、泡脚后上床就寝，盖好被。

（6）常用物品放置于长者床头便于取用的位置，例如拐杖、水杯、点心、速效救心丸、呼叫器等（图 7-4-3）。

（7）询问长者是否还有需求，及时满足。

（8）开启夜灯，关闭大灯。

（9）说“晚安”，关门退出。

（10）记录入睡前状况。

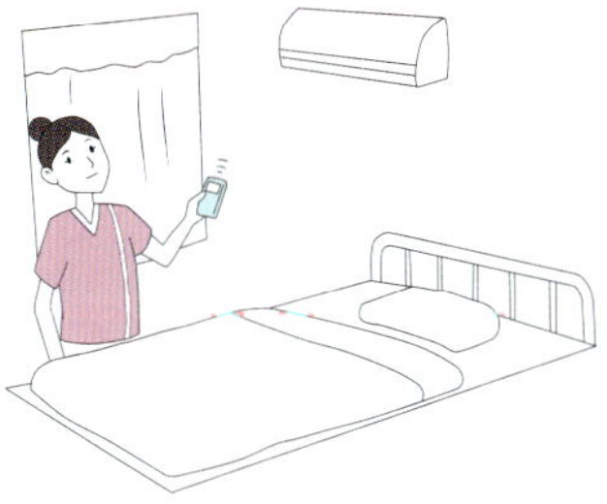

图7-4-1　调节室温

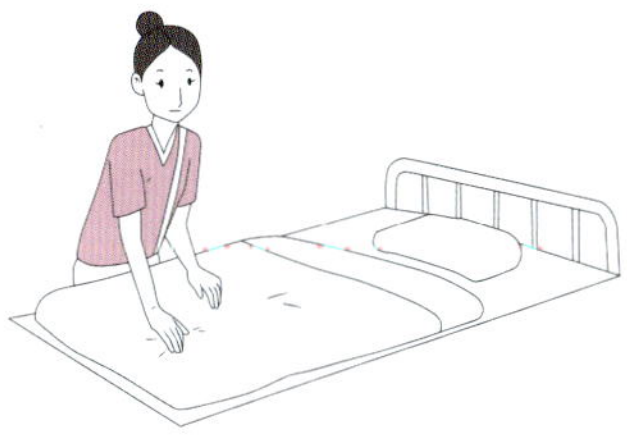

图7-4-2　检查床铺

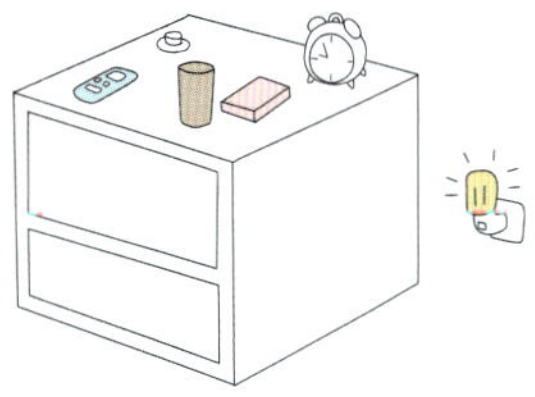

图7-4-3　准备物品

2．入睡前准备的注意事项

（1）糖尿病的长者夜间床头放置糖块或点心，防止夜间低血糖；冠心病的长者床头放置急救药物。

（2）床到卫生间的通路通畅无杂物、无水渍，以防跌倒。

（3）有不适或出现意外时立即呼叫照护人员寻求帮助。

四、长者睡眠观察与记录

（一）睡眠分期及特征

根据睡眠过程中脑电表现、眼球运动情况、肌肉张力的变化，将睡眠分为两种不同的时相，即非快速眼动睡眠和快速眼动睡眠。

非快速眼动睡眠：其特点是从夜间入睡开始，随着睡眠加深而进展。在这个阶段中，人的呼吸变浅、变慢而均匀，心率变慢，血压下降，全身肌肉松弛，无明显的眼球运动。这个阶段中还可以分为 4 期：入睡期、浅睡期、中度睡眠期、深度睡眠期。

快速眼动睡眠：进入睡眠约 90 分钟后，人体进入快速动眼，其特征是眼球快速转动。在这个阶段，人体感觉功能进一步减退，肌肉更加松弛，肌腱反射消失。

非快速眼动睡眠主要是大脑皮质的休息，快速眼动睡眠主要是全身性的休息。

（二）长者睡眠观察内容与方法

1．长者睡眠观察的内容

（1）睡眠情况：睡眠和觉醒周期及频次、睡眠质量、睡醒后精神状态等。

（2）观察夜间症状：有否多梦、盗汗、梦游、疼痛、夜尿频次多等。

（3）观察异常睡眠症状：有否入睡困难、间断睡眠、昼夜颠倒、睡眠呼吸暂停、夜间阵发性呼吸困难、嗜睡等。

（4）观察睡前行为：有否剧烈运动、情绪激动、饱餐或饥饿，服药、喝茶、咖啡或饮酒，白天睡眠过多、疾病、精神心理等。

2．长者睡眠观察的方法

（1）夜间巡房观察法：首先具体设定巡房的时间，按时进行睡眠巡视。其次巡房时轻推门进入床边，用手电余光观察长者呼吸的频率和节律以及睡眠状态。

（2）晨起沟通观察法：晨起问早，如“奶奶昨晚睡得怎样？”观察长者回答情况，从中了解精神状态，可反映睡眠质量状况。

（3）晨起洗漱观察法：协助长者洗漱时继续观察老人心神疲乏状态，从中了解睡眠质量状况。

（三）长者睡眠记录

1．记录内容

（1）记录长者入睡的时间。

（2）记录长者经常采取的睡姿，尽量取右侧卧位。

（3）记录长者呼吸状态及呼吸频率、有无呼吸暂停。

（4）评价长者的睡眠质量、呼吸状态，做好记录并交班。

2．记录模板

××房间，×××，女，82岁，晚9时上床睡觉。上半夜巡房1次，呼吸12次/分，节律齐，入睡可。下半夜觉醒3次，再次入睡困难，睡眠质量差、多梦，间断睡眠约5小时。晨起精神状态差，感觉疲乏。白班注意加强观察和看护。

3．注意事项

（1）夜间查房注意操作轻、走路轻，避免惊扰老年人。

（2）观察老年人睡眠情况要点明确，记录准确，字迹清晰。

（3）及时发现和应对老年人夜间睡眠过程中出现的不良症状，并上报处理。

（4）对有睡眠障碍的长者一定要注意监测生命体征变化。

思考题

1. 影响长者睡眠的客观因素有哪些？
2. 怎样为长者布置舒适的睡眠环境？
3. 长者睡眠障碍主要表现在哪些方面？
4. 长者睡眠的观察要点是什么？

案例分析与解答

1. 王爷爷的睡眠出现了什么状况？

答：王爷爷出现了睡眠障碍（失眠）的症状。由于王爷爷有入睡困难、睡眠时间短，并且多梦易醒，属于睡眠障碍中失眠的症状。

2. 请您识别王爷爷出现的状况与哪些因素有关。

答:(1)入住新的养老机构还没有适应新环境;市中心环境嘈杂,夜间不够安静,影响老人睡眠等。

(2)卧室环境不适宜,室温30℃,湿度80%,会出现闷热烦躁、焦虑不安,导致入睡和维持睡眠困难。

3. 假如您是夜间值班人员,应如何应对?

答:(1)首先把室温调整为25℃,相对湿度调至40% ~ 50%。

(2)给予擦汗、换衣,整理床单位,使其干爽舒适。

(3)安抚长者,使其放松心情。

4. 请您根据王爷爷睡眠情况书写一份不超过200字的观察记录。

答:×× 房间,王 ××,男,85 岁,夜间间断睡眠3小时,起夜4次,再次入睡困难,晨起精神状态差,进餐量少,老人睡前服用安眠药1粒,效果不理想。白天注意加强观察和看护。

第八章　运动相伴　延续精彩——康复照护

第一节　康乐活动

随着老年人身体活动能力的下降，康乐活动对于老年人提高生活品质、丰富日常生活具有重要的作用。康乐活动的丰富多彩，不仅利于老年人找到自己喜爱的活动形式，有效调节身心平衡，减轻不良情绪的影响，且其低成本、易操作的特性，也为照护师顺利开展工作、提高照护服务质量提供了便利。本节主要阐述康乐活动的种类、康乐活动方案的制订、康乐活动的观察等内容。

技能目标

1. 会操作常见手工活动。
2. 会组织娱乐游戏活动。
3. 会进行手指操、保健操。
4. 会制订长者康乐活动方案。
5. 会观察与记录康乐活动内容。

案例导入

赵奶奶，78岁，三个子女均在美国工作，于去年夏季入住某养老机构。老人患有冠心病、高血压，性格内向多虑，不喜欢与别人交往，肢体活动能力尚可，但不喜欢进行身体锻炼，也不愿意外出晒太阳，因此老人的活动范围很小，基本上全天都待在房间。

1. 根据案例介绍，赵奶奶存在什么样的问题？

2. 如果你是赵奶奶的责任照护师，你将怎样应用自己的康乐知识，帮助赵奶奶解决她遇到的问题？

3. 根据赵奶奶的情况，她适合参加哪些康乐活动？

康乐活动对于减轻失独老年人的孤独感，帮助他们重回乐观自信的生活具有重要的意义，也可减轻照护师的工作负担，利于他们顺利开展照护服务工作。

一、康乐活动概述

1．康乐活动的定义　康乐活动是指针对老年人的心理、生理特点，在相关工作人员的组织、协助和指导下，通过语言交流、肢体活动和老人支援服务等形式开展的各类活动，以满足老年人生理和心理需要，陶冶情操，促进健康，提高生活品质。

2．康乐活动的分类

（1）学习型：读书报杂志、各类培训课程、自修等。

（2）消遣型：看电视、听广播、电脑上网、手机微信、棋牌麻将等。

（3）怡情型：书画、摄影、手工、花卉、收藏等。

（4）娱乐型：唱歌、跳舞、游戏、猜谜、联欢会、T台秀等。

（5）社交型：参观、旅游、公益活动、沙龙活动等。

（6）康体型：太极拳、广场舞、保健操、手指操、散步等。

3．长者活动的特点

（1）长者随着年龄的增长，身体活动逐渐由动态向静态转变。

（2）长者活动方式较稳定，个人兴趣爱好较固定，不容易改变，缺乏多样性。

（3）个性化较强，缺少社会化，重在体现个人价值和成就。

（4）长者参加康体和消遣型活动的比例较高，参加学习型、社交型和怡情型活动比例较低。

（5）长者参加康乐活动的类型受性别、年龄、健康状况、受教育程度、工作经历、社会背景、风俗习惯等影响比较大。

4．长者活动的适应性　支援程度不同长者适应的康乐活动形式各不相同，为了保证活动的安全性、有效性和娱乐性，针对支援程度不同的老年人，应该设计和组织相匹配的康乐活动。

（1）不需支援型长者：自主性强，适应的活动类型较多，几乎适合所有的活动类型，室内室外均可，主要根据长者个人兴趣爱好和生活习惯来选择，比如健身操、书法、绘画、读书、唱歌、跳舞、健身、外出旅游观光等。

（2）需支援型长者：大部分属半自理长者，身体活动能力有限，活动内容有所减小，且又有一定的自主性，因此活动中要特别注意长者的情绪感受和活动的安全性。半自理长者主要适合室内举行的阅读、书法、绘画、唱歌、编织、各类棋牌以及可以进行锻炼上下肢的保健操。

（3）需介护型长者：均属不能自理长者，身体活动能力较差，一般为大部分时间在床上活动的长者，因此可选择活动项目少，活动范围较局限。为了尽可能地调动这部分长者的感官感受，增加他们参加活动的机会，应该为他们创造更多的机会，比如音乐欣赏、听广播、读报、看电视等。

二、老年人康乐活动的常见种类

根据康乐活动的功能以及适应人群的不同，可将康乐活动分为以下三种。

1．手工活动

（1）编织

材料准备：毛线，两根竹签。

操作方法：先将毛线在竹签上打个结，然后将毛线一圈紧挨一圈缠绕在竹签上，以 30 针为宜，另一支竹签先织一针上针，再织一针下针，以此重复。

功能效果：锻炼手指活动能力，促进功能恢复，适用于肢体活动能力较好、意识较清的老人。

（2）绘画

材料准备：彩色画笔，纸。

操作方法：在准备好的白纸上分别画好图案，嘱老年人使用彩色画笔为图案涂上自己喜欢的颜色，看谁涂的颜色最亮丽。

功能效果：简单易操作，提高自身成就感，适用于肢体活动能力较差、有意识障碍的老年人。

（3）串珠

材料准备：彩色塑料珠子（大小不等，数量若干），鱼线，剪刀。

操作方法：指导老年人按照教程方法分步骤将珠子串成不同形状的小摆件。

功能效果：难度较大，提高老年人动手创新能力，适用于年轻自理老人。

（4）橡皮泥

材料准备：彩色橡皮泥一盒。

操作方法：指导老年人按游戏目标制作一个橡皮泥动物模型，要求颜色美观、外表形象生动。

功能效果：橡皮泥的手工制作有利于发挥老年人的想象力和动手能力，增加老年人的成就感和娱乐心理，从而丰富老年人的日常生活。

2．娱乐游戏活动

（1）抛球

材料准备：皮球。

操作方法：老年人在工作人员指导下围坐成一个圈，将球抛给圆圈中的任何一个老人。

功能效果：锻炼老年人上肢活动能力以及定向控制能力。

（2）套圈夺宝

材料准备：圆圈，动物小玩具。

操作方法：5 个小玩具摆放成一组，操作者站在距离小玩具 2 米处，投圆圈将小玩具套中，看谁套中的最多。

功能效果：锻炼身体协调性和动作准确性，娱乐身心。

（3）模拟保龄球

材料准备：矿泉水瓶，皮球。

操作方法：将矿泉水瓶摆放成三角形，操作者站在2米远的地方，滚动皮球，看谁一次性击倒的矿泉水瓶最多。

功能效果：锻炼肢体活动能力以及身体协调性。

（4）画鼻子

材料准备：白板、笔、蒙眼布。

操作方法：照护人员在白板上画一个简笔画人像，没有鼻子，老年人蒙上眼睛，在照护师协助下走到白板前，在人像上填上鼻子，看谁的位置最准确。

功能效果：增加老年人活动的趣味性，以及与照护师的互动和信任。

（5）折纸

材料准备：彩色纸、剪刀、胶水。

操作方法：老年人在照护师带领和指导下，各自使用不同颜色的纸按方法折叠成不同的形状。

功能效果：锻炼老年人的动手能力和精细动作的能力，同时提高老年人的学习能力。

3．益智游戏　老化对于老年人的智力以及生活和心理都有严重的影响，尤其是记忆力的减退。通过益智游戏和活动，采取适当的干预措施，能有效延缓老年人记忆力衰退，改善记忆能力，预防老年认知障碍的发生。

（1）记忆力训练：由照护师读出三个不同物品词汇，例如"国旗""苹果""手表"，5分钟后在没有任何形式的提示的情况下，让老年人复述出三个物品的名称，并根据情况逐渐增加词语数量，提高难度，直到不能完整复述为止。

（2）成语接龙：成语接龙能够提高老年人记忆力和思维反应能力，促进活动趣味性，适用于意识较清的老年人。

操作方法：工作人员选出一个成语，老年人以成语的最后一个字作为开头说出相对应的成语，以此类推，连续接龙。

（3）魔方：魔方可以锻炼人的记忆力、空间想象力、逻辑推理能力，对于预防和改善老年人记忆力减退有一定效果。高龄、脑卒中恢复期、记忆力减退、认知障碍早期的老年人都适合玩魔方。

（4）数字九宫格：也叫数独游戏，与填字游戏类似，在9×9的方格中，已有若干数字，其他宫位留白。游戏规则是使用1～9九个数字填满整个格子。要求符合每一行、每一列、每3×3的格子都用到数字1～9，位置不限。

（5）拼图游戏：是广受欢迎的一种智力游戏，由几十到几百甚至上千的小图片组成，难易程度不等。老年人要根据图案选择和确定适合的位置，最终完成一张完整的、具有艺术效果和观赏性的大图。拼图游戏能提高老年人的观察能力、判断能力、推理能力，增加耐心、细心和专注力，锻炼头脑灵活性，集中注意力，有益于身心健康。

（6）猜灯谜：工作人员提供多数谜语，指导老年人思考各个谜语的谜底答案，并记录在纸上，看谁猜对的谜语最多。这是一项智力游戏，需要老年人自己开动脑筋，主动参与活动。可延缓衰老，预防痴呆。

三、照护预防活动锻炼

照护预防也称为介护预防，起源于日本，是指应用预防老化和老年康复的科学手法提供的一种新型的养老服务，目的是在“自立支援”的原则下，设法长期维持老年人身心健康，尽可能防止或者推迟老年人进入失能和半失能的状态，而对于已经进入失能和半失能状态的老年人则尽可能地避免其身心状态的进一步恶化，同时要设法加以改善，最终提高老年人的生活质量。老年人的康复锻炼活动是介护预防的重要手段之一。

（一）手指操

手指操简单、方便、易行，对于老年人健康保健有重要的作用。每个手指都对应身体的相应部位，并能起到相应的调节和疏理作用。它能减轻疲劳、缓解精神紧张，还有预防阿尔茨海默病的作用。

1．10 节健脑手指操　虎口平击、手掌侧击、手腕叩击、虎口交叉互击、十指交叉互击、旋转手指、以拳击掌、捏手指、手背互击、双手合十拍掌。

2．注意事项　每节根据长者身体状态做 4 ～ 8 拍，也可分段进行。

（二）回春保健操

这套保健操简单易学，适用于任何人群，通过拍打和按摩全身各部位，达到疏通脉络、强身健体、维持老年人基本身体功能、增强自我照顾的能力、放松身心的作用。

1．全套动作　游臂，转腰，甩臂，双摇臂，推拳，拍胸，打背，叉跳，扩胸，单摇臂，甩拳，搂拳，左右弯腰，原地跑步，漫游臂，捺手，上摇球，中摇球，下摇球，抓空，摇放轱辘，摸鱼，大转腰，挖泥，拍打膝盖，回头看足跟，大弯腰，前后弯腰，转腰，压腿，前踢腿，原地小跳，七敲，八打，打膝盖，蹲堆，抱后脑颠足跟，托腹，后踢腿，揉搓压膝，转脖颈，洗眼，摩眼皮，摩鱼腰，按迎香，洗耳，揉耳垂，指耳，揉睛明，洗鼻，震耳，搓手，干洗手，揉脖颈，叩齿，绕舌，全身抖动。

2．注意事项　要根据自身活动能力和身体情况量力而行，不可勉强操作，动作要慢，时间不宜过长，以 30 ～ 45 分钟为宜。有高血压、糖尿病、脑梗死、心脏病等的老年人，动作不宜过大，以免引起头晕、低血糖等症状。

（三）八段锦

健身气功八段锦以其简单易学、健身效果较好、活动幅度较小、速度平和等特点，广受老年人的喜爱。八段锦体势有站式和坐式两种。站式八段锦运动量较大，适用于身体活动能力较好的老年人；坐式八段锦运动量小，体势恬静，适合起床、睡前和身体活动能力较差、上肢活动能力较好、坐轮椅活动的老年人。

1．预备式　两足分开平行站，横步要与肩同宽；头正身直腰松腹，两膝微屈对足尖；双臂松沉掌下按，手指伸直要自然；凝神调息垂双目，静默呼吸守丹田。

2．站式口诀　双手托天理三焦，左右开弓似射雕；调理脾胃臂单举，五劳七伤往后瞧；摇头摆尾去心火，两手攀足固肾腰；攒拳怒目增力气，背后七颠百病消。

3．坐式口诀 闭目冥心坐，握固静思神；叩齿三十六，两手抱昆仑；左右敲玉枕，二十四度闻；微摆撼天柱，动舌搅水津；鼓漱三十六，津液满口生；一口分三咽，以意送脐轮；闭气搓手热，背后摩精门；尽次一口气，意想体氤氲；左右辘轱转，两脚放舒伸；翻掌向上托，弯腰攀足频；以候口水至，再漱再吞津；如此三度毕，口水九次吞；咽下汩汩响，百脉自调匀；任督慢运毕，意想气氤氲；名为八段锦，之后午前行；勤行无间断，去病又强身。

四、设计长者康乐活动方案

长者康乐活动方案主要有以下几个设计步骤。

1．调查收集 在设计活动方案之前，工作人员可以通过调查问卷、直接沟通、观察等方式，提前调查和收集老年人参加康乐活动的喜好、身心需求、身体活动能力、生活习惯等，必要时也可以向一线照护师询问了解相关信息。

2．评估分析 收集整理调查资料，与多部门一线工作人员共同分析筛查，参考活动的可行性，挑选适合老年人参与的最优方案。

3．制订计划 根据不同自理类型老年人制订不同的康乐活动计划，活动计划的制订可包括以下内容：

（1）活动名称。

（2）活动形式：老年人活动组织形式主要分大、中、小型三种，它们之间的区别主要体现在以下几个方面（表 8-1-1）。

表8-1-1 康乐活动的形式

项目	小型	中型	大型
人数	10 ~ 50 人	50 ~ 100 人	100 人以上
内容	简单	较丰富	丰富
成本	低	较低	高
组织难易度	容易	中性	难
时间	1 小时	1 ~ 2 小时	2 小时以上
互动性	好	较好	差
参与度	高	较高	低
频次	多	较多	低
参与者	内部	内部 + 外请	外请 + 内部、外请

（3）活动时间和频次：安排老年人康复锻炼类活动应每天坚持，每次 30 ~ 60 分钟，时间过久老年人容易疲劳和不适，参加娱乐活动的频次以每周 2 ~ 3 次为宜。

（4）活动地点：老年人康乐活动的地点尽量选择在室内的公共活动区域，比如棋牌室、书画室、活动室等场地宽敞、整洁、光线充足的区域。

（5）实施方法：应该根据活动内容不同，制订相适应的实施方法，包括示教、协调、指导、表演、说明等方法。

4. 组织实施 主要包括人员到场、主持开场、活动进行、活动结束、安全疏导等步骤。

5. 效果评价 每次活动结束后要进行活动满意度调查，并根据活动现场进行情况和老年人反应，及时进行总结分析。根据分析结果调整活动计划和实施方案，进行下一次的活动实施和分析。

6. 记录总结 记录每次活动的时间、地点、内容、参加人员、活动中出现的特殊异常等，并进行整理存档。

五、组织长者康乐活动

1. 活动准备

（1）环境准备：光线充足，地面防滑，无障碍物。

（2）物品准备：与康乐活动相对应的物资。

（3）长者准备：精神状态良好，身体活动能力较好。

（4）自身准备：仪表端庄，着装整洁，活动前准备工作。

2. 操作流程

（1）下发活动通知，明确活动时间、地点和内容等。

（2）根据活动内容和规模，联系各部门相关人员配合。

（3）做好活动开始前的用物、场地、资料准备。

（4）组织活动参加人员到位，安排合理就坐。

（5）活动进行中协调和维护活动秩序，保证活动顺利进行。

（6）活动结束做好离开的疏导。

（7）做好场地和物资的归类整理。

（8）记录归档。

3. 注意事项

（1）做好长者的评估沟通，选择适合长者的活动项目

（2）充分挖掘老年人的兴趣爱好，积极鼓励老年人参加康乐活动，体现自身价值，提高老年人满意度和生活质量。

（3）做好与其他部门的配合，保证活动的顺利进行。

（4）充分考虑好活动场地及用物的安全性。

（5）活动中密切观察老年人变化，如有不适立即采取措施或协助返回，必要时请医护人员查看老人情况。

（6）中型或大型活动可以积极邀请家属陪同老年人共同参与，增加老年人的幸福感和与亲属的黏合性。

（7）避免声音过高、环境嘈杂、温湿度变化、兴奋性等因素对老年人造成的不良影响和刺激，以引起老年人情绪激动和身体不适。

六、康乐活动的观察与记录

1. 观察的内容

（1）观察长者身体活动能力和配合程度。
（2）观察长者活动参与度，以及在活动过程中的表现。
（3）观察长者的异常情况，并及时进行处理。
（4）观察活动对长者各方面的影响和效果。
2．记录要求
（1）记录长者参与活动的时间、地点、形式等信息。
（2）记录长者在活动中的表现与情绪。
（3）记录要求准确、客观、及时，具有完整性和连贯性。
3．组织活动总结
（1）记录活动开展的形式、时间、地点、长者参与人数。
（2）记录长者的情绪与精神状态。
（3）记录组织活动特殊异常状况的处理。
（4）总结活动的有效性及存在问题和改进措施。

思考题

1. 老年人常见的手工活动有哪些？
2. 老年人常见的益智活动都有什么？
3. 老年人常见的娱乐游戏活动有哪些？
4. 适合老年人参与的照护预防都是什么？
5. 老年人做回春保健操时有哪些注意事项？
6. 如何制订老年人康乐活动方案？
7. 如何组织开展老年人康乐活动？

案例分析与解答

1. 根据案例介绍，赵奶奶存在什么样的问题？

答：由于老人性格孤僻内向，子女常年不在身边照顾，导致老人有孤独、抑郁和焦虑的倾向。

2. 如果你是赵奶奶的责任照护师，你将怎样应用自己的康乐知识，帮助赵奶奶解决她遇到的问题？

答：首先，多给赵奶奶进行康乐知识以及参加康乐活动对于老年人的好处的宣教；其次，多带老人接触不同类型康乐活动项目，鼓励老人走出房间，丰富日常活动内容；最后，发掘老人的兴趣爱好，为老人提供展现自己专长的机会。

3. 根据赵奶奶的情况，她适合参加哪些康乐活动？

答：赵奶奶身体活动能力尚可，意识较清楚，因此适合参加各种手工活动、康乐游戏以及健身保健操，但是在活动中需注意避免情绪过于激动，量力而行。

第二节 助行照护

随着年龄的增长，老年人机体功能衰退，关节活动幅度减小，关节柔韧性降低，视力减退，身体平衡能力下降，身患多种疾病，这些因素都对老年人行动能力产生较大的影响。而助行工具可以帮助老年人进行站立、行走活动，减少老年人长期坐卧的时间，提高老年人活动范围以及活动中的安全性。本节主要介绍长者进行站立、行走训练的方法以及辅助长者行走的器具及使用方法。

技能目标

1. 能协助长者进行站立、行走活动。
2. 能教会长者使用拐杖进行活动。
3. 能指导长者使用助行架进行活动。
4. 会使用轮椅带动长者进行活动。
5. 能熟知长者活动保护措施。

案例导入

王爷爷，男，80岁，患有帕金森病5年，身体瘦弱，双手不自觉抖动较明显，语言表达不清，日常使用拐杖缓慢在屋内进行步行活动，但从坐位到站立起步较困难。近1周来，身体活动能力日渐下降，常在步行过程中下肢无力而频繁跌倒。

1. 王爷爷使用拐杖进行站立行走的正确方法是什么？
2. 照护人员应该怎样正确使用轮椅带动王爷爷进行活动？
3. 为了预防和减少跌倒，照护人员在活动中应该采取哪些措施对王爷爷进行保护？

一、协助站立行走方法

（一）站立行走相关知识

站立是人们在生活中最基本的一种举止，行走是站立的延续，站立行走靠的是肌肉的力量，也称“肌力”。“肌力”是指肌肉主动运动时的力量、幅度和速度。随着年龄的增长，人体各项功能逐渐衰退，其中以下肢肌力衰退最为明显。下肢肌力是维持人体正常姿态、完成各种日常活动的必需条件。下肢肌力衰退不仅会对人体行走的稳定性造成极大的影响，甚至还会引起老年人跌倒、骨折、关节脱臼等致残或死亡的严重后果。有关研究表明，老年人跌倒中50%以上是由于站立行走不稳造成的，跌倒是造成损伤、引发其他疾病甚至造成死亡的重要原因。因此，指导老年人进行正确的站立行走训练，提高老年人肢体活动能力，对提升老年人生活质量具有重要作用。

（二）进行站立行走训练的方法

1．协助长者站立方法

（1）正面扶托站立法：①嘱长者坐于床边，两腿自然分开与肩同宽，患侧腿在前，健侧腿在后。②照护人员面向长者站立，双膝夹长者患侧膝部以固定，长者双手交叉放于照护人员肩颈部。③照护人员屈膝，双手向上托住长者臀部，嘱长者与照护人员同时用力协助站起。④调整重心，协助站稳。

（2）侧面扶托站立法：①照护人员站于长者患侧，前脚抵住长者患侧脚尖固定，一手心向上握住长者患侧手臂，另一手扶长者腰背部。②嘱长者健侧手扶健侧膝盖，在照护人员协助下同时用力，身体前倾站起。③调整重心，站立平衡。

2．协助长者行走方法

（1）平地行走方法：①行走前准备：指导长者原地进行下肢负重屈伸、抬腿练习。②正方协助长者行走法：照护人员站在长者正面，双手向上扶住长者上臂，指导长者先迈患侧腿，再迈健侧腿，并与长者步伐保持一致，协助长者缓慢向前移动。③侧方协助长者行走法：照护人员站于长者患侧后方半步，一手掌心向上扶握长者患侧手掌，另一手扶住长者腰部，嘱长者先迈患侧腿，健侧腿跟上，依次进行。④后方协助长者行走法：照护师在长者身后，双手扶住长者髋部，并让其站直，在抬起健侧下肢时，协助长者用患侧下肢站稳，并将身体重心缓慢前移。在抬起患侧下肢时，协助长者将患侧髋部向前、向下转动（图8-2-1）。

（2）上下楼梯方法：①上楼梯：照护人员站在长者后方半步，一手掌心对掌心向上扶握长者，另一手扶住长者患侧腋窝或腰背部，嘱长者健手扶握栏杆，先迈健侧腿，患侧腿跟上（图8-2-2）。②下楼梯：照护人员站在长者前方半步，嘱长者先迈患侧腿，健侧腿跟上（图8-2-3）。

3．协助长者站立行走的注意事项

（1）根据长者身体情况和肢体活动能力进行站立行走活动，遵循量力而行、循序渐进、持之以恒的原则。

（2）协助长者站立行走过程中，注意穿着舒适合体，鞋子防滑，地面无障碍物。

（3）随时观察长者反应，询问长者感受，如有头晕、气喘、心慌、脸色苍白、出虚汗等现象，要立即停止。

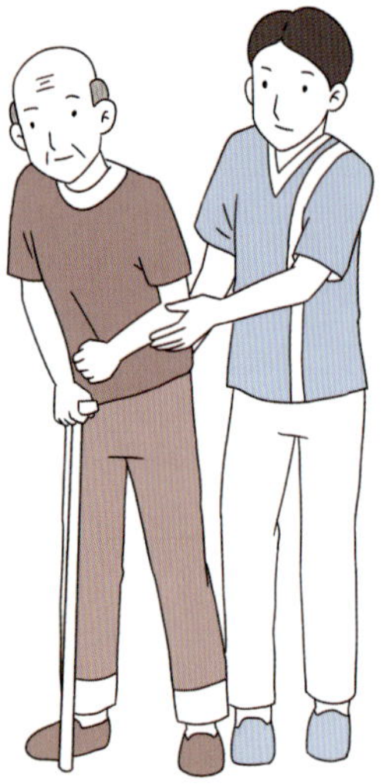

图8-2-1　协助站立行走

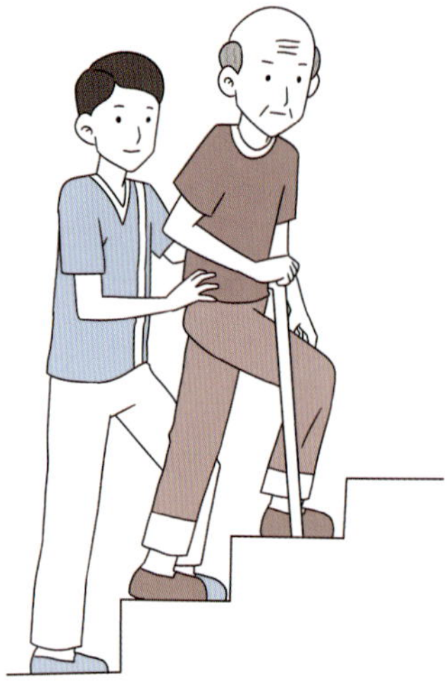

图8-2-2　上楼梯

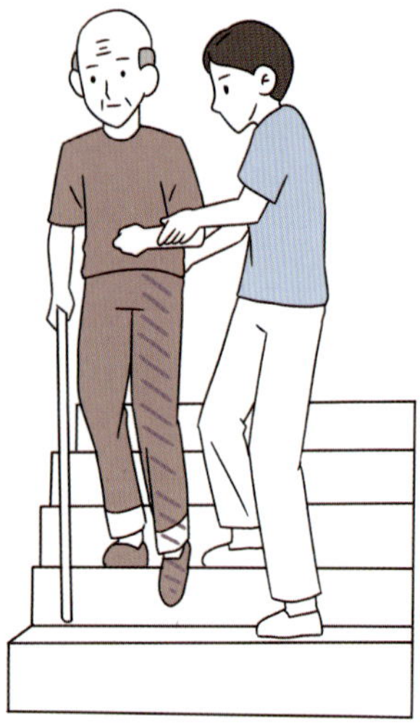

图8-2-3　下楼梯

二、辅助站立行走器具的使用

辅助站立行走器具简称助行器。助行器就是通过器械的支撑，让腿脚不方便的长者、腿脚不灵活甚至失去行走能力的人能够自理，和正常人一样外出散步。因此助行器具有辅助人体支撑体重、保持平衡和辅助行走的作用，它是辅助下肢功能障碍的长者站立行走的助行器具。助行器具接触地面的面积越大，重心越低，稳定性就越好。常见的助行器具包括拐杖、助行架和轮椅。

（一）教会长者使用拐杖进行活动

1．拐杖的分类　根据拐杖的形态构造和功能不同，可将拐杖分为单足拐杖、多足拐杖、助站拐杖、座椅拐杖、腋杖和肘杖。

（1）单足拐杖：适用于握力好、上肢支撑力强的老年人。

（2）多足拐杖：适用于平衡能力欠佳、使用单足拐杖不安全，但抓握能力较好的老年人。

（3）助站拐杖：使用者可利用中间扶手从坐位到站位，用于有一定握力，且有一定平衡能力的下肢功能障碍的老年人。

（4）座椅拐杖：方便使用者在行走中途休息，用于有一定握力的体弱老年人。

（5）腋杖：利用腋下部位和手共同支撑，可单侧或双侧手同时使用，一般用于骨科术后康复期的患者。

（6）肘杖：比腋杖轻便，但稳定性较低，要求使用者上臂力量较好。

2．拐杖的使用方法

（1）两点步行法：先出拐杖和患侧足，再迈健侧足。该方法适用于下肢功能和平衡能力较好的老年人，步行速度较快（图 8-2-4）。

（2）三点步行法：伸出手杖，迈患侧足，健侧足从中间跟上（图 8-2-5）。

（3）四点步行法：先出健侧拐杖，再出患侧足，后出患侧拐杖，健侧足跟上（图

8-2-6）。

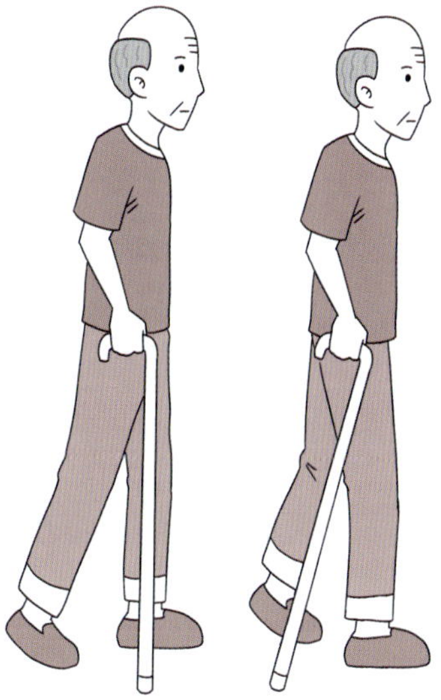

A B

图8-2-4 两点步行法

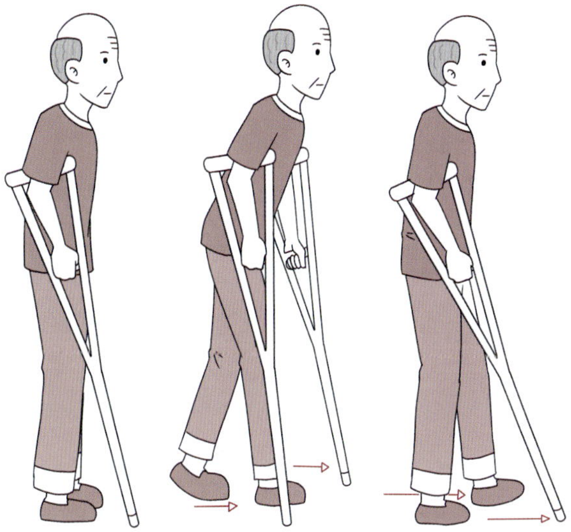

A B C

图8-2-5 三点步行法

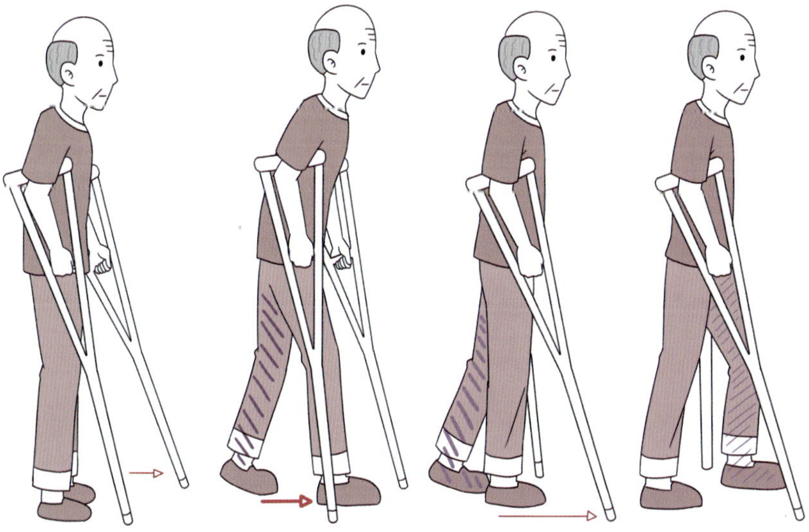

A B C D

图8-2-6 四点步行法

3．拐杖的使用注意事项

（1）使用拐杖前要先检查拐杖的完好状态，调节好适宜老年人使用的高度，使之稳定。

（2）老年人活动区域地面宽敞明亮，无障碍物，无水渍。

（3）拐杖使用方法正确，穿着适宜，预防跌倒。

（二）能指导长者使用助行架行走

助行器周围有金属框架，可将老年人保护在中间。助行器的支撑面积比拐杖大，因此稳定性更高，但只限于在室内进行活动。它有保持平衡、支撑体重和增强肌力的作用。

1．助行器种类

（1）交替式助行器：助行器的扶架可交替移动向前，适合下肢活动能力较差、平衡感较低的老年人。

（2）抬起式助行器：适合下肢活动能力弱、平衡能力差但上肢力量较好的老年人。

（3）前轮式助行器：容易移动，适合下肢功能障碍且上肢力量较差、提起助行器有困难者。

（4）四轮式助行器：移动性最好，适用范围最广，带有座椅和刹车，适用于有一定活动能力但耐力较差的老年人。

2．助行器的使用方法

（1）使用前检查助行器功能，调节助行器高度适宜。

（2）先将助行器向前移动一步，再向前迈步，迈步过程中保持助行器不动，依次向前移动（图 8-2-7）。

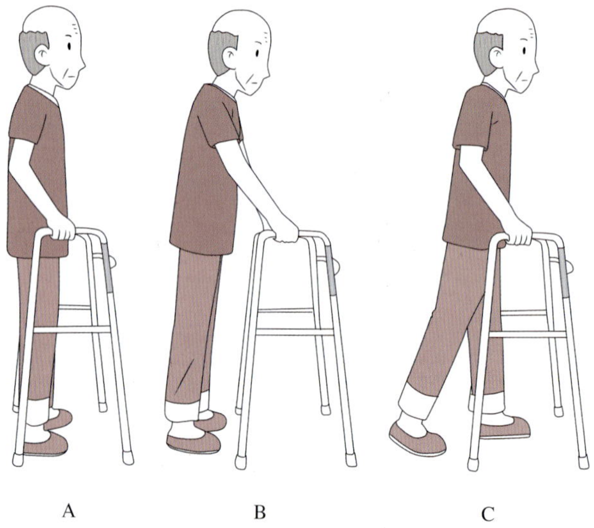

图8-2-7　助行器的使用

3．助行器使用的注意事项

（1）老年人要选择适宜自己活动能力的助行器种类。

（2）使用前一定要调节高度适宜，框架稳定性要好。

（3）使用助行器行走时助行器不可距离老年人太近或太远，预防使用不当导致老年人跌倒。

（三）会使用轮椅带动长者进行活动

老年人借助轮椅最大限度地增加活动能力，提高独立性，减少长期卧床所带来的各种不适症状，帮助老年人参与集体活动，提高生活质量，为老年人提供行动上的方便。

1．轮椅的分类 轮椅按驱动方式可分为手动轮椅和电动轮椅。

2．轮椅的使用方法

（1）操作前照护人员要先检查轮椅的功能是否完好，刹车是否灵便并试刹车。

（2）轮椅转移方法

1）自立转移法：照护人员将轮椅推至床边，与床呈 30°～45°，并靠近老年人健侧，固定轮椅，脚踏板向上抬起，指导老年人一手扶住轮椅扶手，缓慢从床移动到轮椅上（图 8-2-8）。

2）协助转移法

①正面转移法：照护人员协助老年人坐近床沿，患侧腿向前，健侧腿靠后，双膝分开与肩同宽，双手交叉放在照护人员肩膀上，身体前倾靠近照护人员，在照护人员协助下站起，照护人员以自己的身体和老年人健侧为轴心，将老年人转移到轮椅上（图 8-2-9）。

②侧面转移法：照护人员站于老年人患侧，一手手心向上扶住老年人患侧手，另一手扶住老年人腋下或腰部，指导老年人健侧手扶住轮椅扶手，以健侧为支撑转身坐入轮椅（图 8-2-10）。

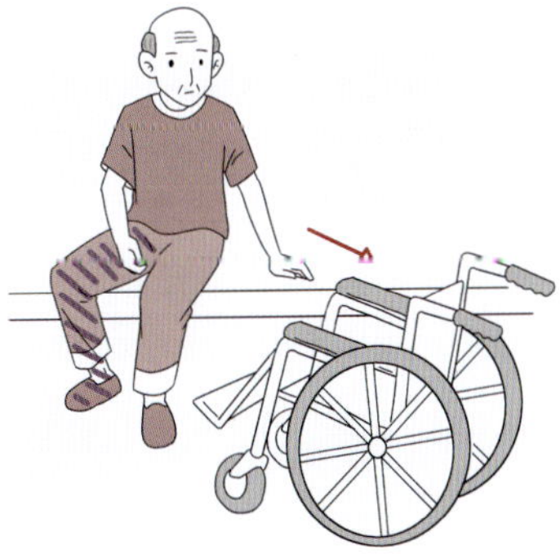

图8-2-8 自立转移

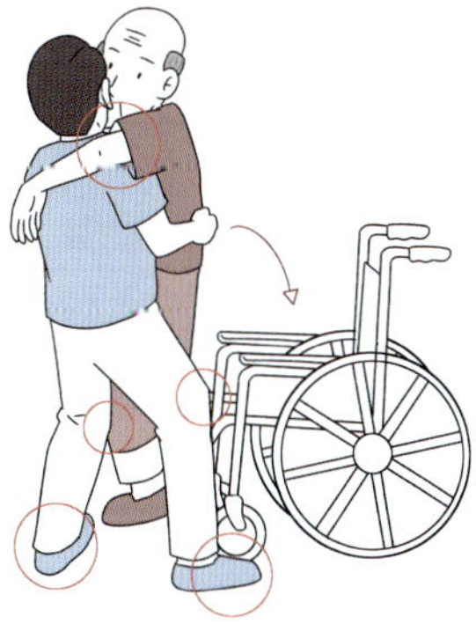

图8-2-9 正面转移法

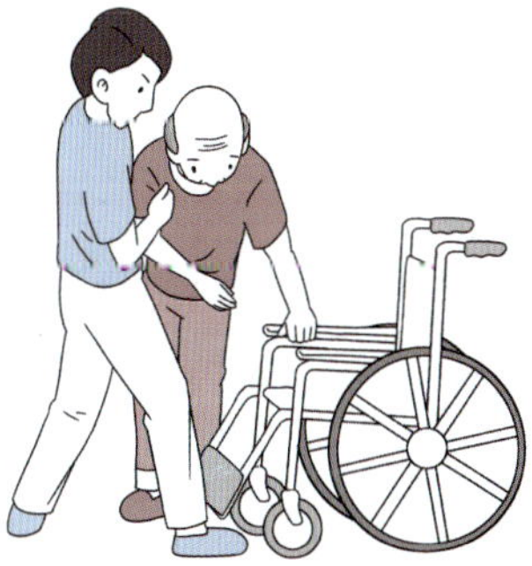

图8-2-10 侧面转移法

（3）推轮椅方法

1）平地推轮椅：老年人自然坐立，照护人员双手扶握轮椅把手向前推行，目视前方，注意观察路况和询问老年人感受（图 8-2-11）。

2）上坡推轮椅：上坡时照护人员身体前倾靠近轮椅，后腿用力支撑地面，紧握轮椅扶手向前推行（图 8-2-12）。

3）下坡推轮椅：下坡时照护者将轮椅背向坡道，一边支撑轮椅，一边退行，注意刹车，控制好轮椅下坡速度（图 8-2-13）。

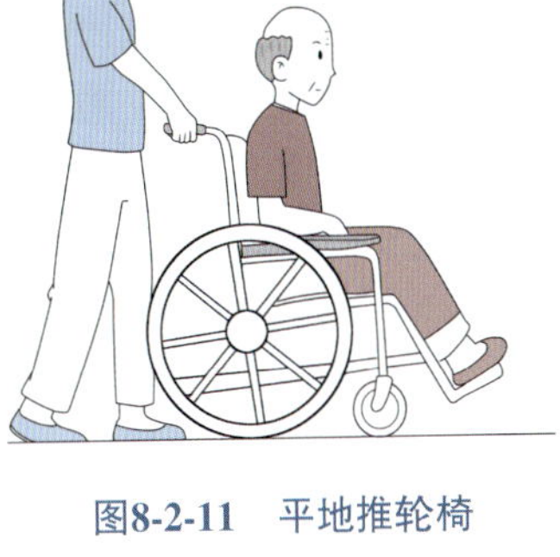

图8-2-11 平地推轮椅

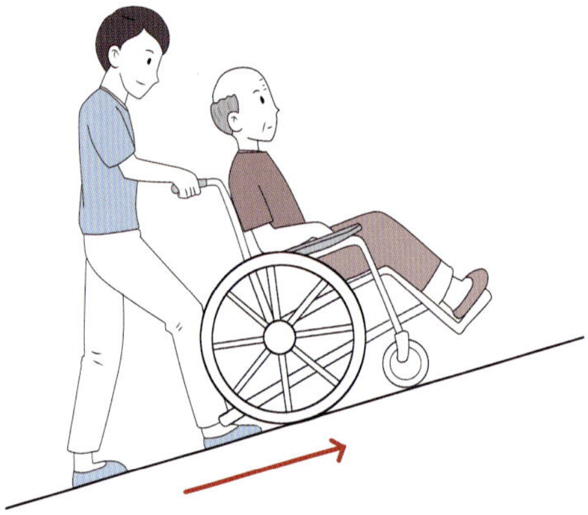

图8-2-12　上坡推轮椅

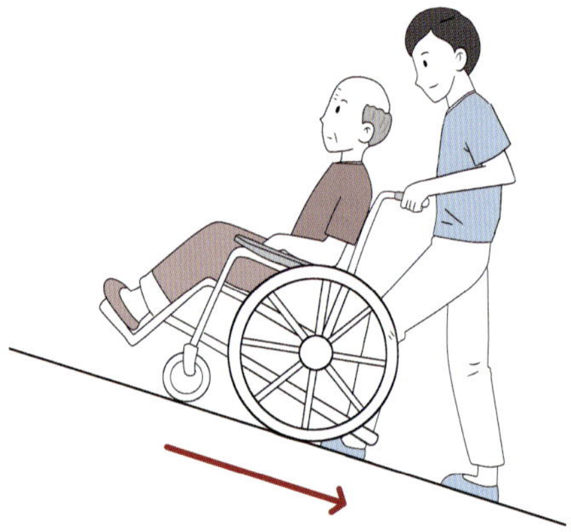

图8-2-13　下坡推轮椅

4）上台阶推轮椅：上台阶时照护人员抬起前轮到下一个台阶后放下前轮，继续前进，后轮碰到台阶时，一边抬起手柄，一边推行，尽量减少后轮撞击（图 8-2-14）。

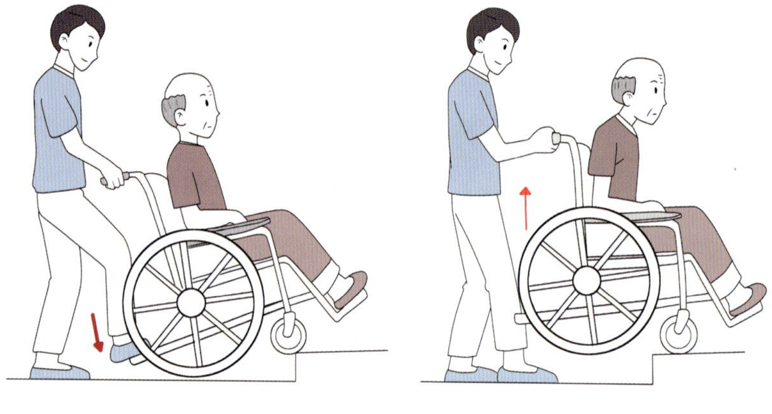

A　B

图8-2-14　上台阶推轮椅

5）下台阶推轮椅：下台阶时轮椅背向前进方向，照护人员抬起手柄，慢慢平稳地落下后轮，照护人员抬起前轮向后退，脚踏板和脚尖避免碰撞台阶，前轮轻轻落下。

（4）下轮椅时，先刹车，再解开安全带，收起脚踏板，协助老年人站离轮椅。

（5）轮椅使用结束后折叠收起放于角落，方便下次使用。

3．轮椅使用的注意事项

（1）根据老年人身体情况选择大小适合、轻便灵活的轮椅。

（2）使用轮椅带老年人外出活动时，需根据天气情况给予适当保暖。

（3）下坡时以及进出电梯时，均需将轮椅倒置着推，防止老年人从轮椅跌落。

（4）遇到障碍物时提醒老年人抓紧扶手，照护师可轻抬起轮椅前轮，以免造成翻车。

（四）老年人活动保护措施

老年人由于意识状态改变步态不稳、身体疾病以及平衡感缺失，导致在活动过程中肌肉弹性和耐受力降低，容易出现跌倒、晕厥、低血糖、高血压等不良风险的发生，因此照护师在老年人活动中应采取必要的保护措施，这对于预防不良事件的发生具有重要的作用。

1．活动区域光线明亮，温湿度适宜，地面干净、无障碍物。

2．保持走廊通畅，两边设有扶手，地面防滑。

3．老年人在活动时应穿着舒适合身的衣服和防滑鞋。

4．活动之前应全面评估老年人的精神状态、肢体活动能力、疾病、用药及治疗情况。

5．选择适合老年人的活动方式，并遵循循序渐进、量力而行的原则。

6．指导老年人正确使用助行器具。

7．活动中随时观察老年人反应，询问老年人感受，如有不适，立即停止。

思考题

1. 正确使用拐杖的操作方法有哪些?
2. 如何正确使用轮椅带老年人进行活动?
3. 老年人活动中的保护措施有哪些?

案例分析与解答

1. 王爷爷使用拐杖进行站立行走的正确方法是什么?

答：两点步行法——先出拐杖和健侧足，再迈患侧足；三点步行法——伸出手杖，迈健侧足，患侧足从中间跟上。

2. 照护人员应该怎样正确使用轮椅带动王爷爷进行活动?

答：使用前先检查轮椅功能完好，固定刹车，协助老年人安全坐入轮椅，后背靠实，系好安全带，双手交叉放在腿上，并把脚放在脚踏板上。天气较冷时，注意给老年人盖毛毯保暖。

3. 为了预防和减少跌倒，照护人员在活动中应该采取哪些措施对王爷爷进行保护?

答：老年人穿着舒适，鞋子防滑，活动时不可穿拖鞋；指导老年人正确使用助行器具，增加活动范围，提高老年人自我照顾能力；活动过程中注意观察老年人反应和表现；活动前后注意如厕和补充水分。

第三节 功能锻炼

随着年龄的增长，长者的躯体活动能力和质量会越来越差。据统计，仅就脑卒中而言，其高发病率、高死亡率、高致残率、高复发率是导致老人躯体活动功能障碍的主要原因之一。每年新发病例 200 万，每年死于卒中 150 万；全国病例 700 万，其中 2/3 留有残疾，卒中后抑郁人群比例 > 1/3。因此，功能锻炼是运动疗法的一种，可徒手利用特殊器械进行，具有促进运动器官功能恢复的作用。本节主要介绍长者功能锻炼的概念、影响长者功能锻炼的相关因素以及如何指导长者适宜地进行躯体活动、助力长者功能锻炼的方法及措施，使所照顾的长者能获得活动能力的改善。

技能目标

1. 会指导长者进行上肢功能训练。
2. 会指导长者进行下肢功能训练。
3. 会指导长者进行穿脱衣服训练。

案例导入

王奶奶，80 岁，丧偶，于夏季入住市中心一家养老机构。1 年前因患脑卒中住院治疗 1 个月，后进行康复治疗 2 个月。现王奶奶右侧肢体不利，行走困难，言语不利，伴有习惯性便秘等症状。

1. 王奶奶的躯体出现了什么状况？
2. 请您识别王奶奶出现的状况与哪些因素有关。
3. 假如您是夜间值班人员，应如何应对？
4. 请您根据王奶奶的躯体活动情况书写一份不超过 200 字的观察记录。

结合上述案例我们了解到，躯体活动功能障碍是很多老年人现在面临的问题。让我们一起来学习帮助长者留存功能康复的方法。

一、功能锻炼的相关知识

（一）功能锻炼的定义

功能锻炼是运动疗法的一种，可徒手利用特殊器械进行，具有促进运动器官功能恢复的作用。主要内容有肌力锻炼、关节活动度锻炼、平衡和协调功能锻炼、步行功能锻炼等。

（二）活动功能障碍的表现

1．偏瘫　主要表现为一侧上下肢的运动障碍。根据老年流行病学调查研究发现，患慢性病老人中，46% 有运动功能障碍，17% 生活不能自理。

2．肌力衰退　老年人由于机体老化、免疫功能下降、器官和组织功能衰退、心理情绪改变，可能引起老年人运动功能障碍。

3．关节退化　由于增龄、肥胖、劳损、创伤、关节先天性异常、关节畸形等诸多因素引起的关节软骨退化损伤、关节边缘和软骨下骨反应性增生，又称骨关节病、退行性关节炎、老年性关节炎、肥大性关节炎等。临床表现为缓慢发展的关节疼痛、压痛、僵硬、关节肿胀、活动受限和关节畸形等。

（三）影响长者活动功能的因素

1．主观因素

（1）随着年龄的增长，肌肉力量减退，活动的耐受力下降等。

（2）机体组织退化，关节退行性改变，老年骨质疏松症等疾病。

（3）精神心理因素。

2．客观因素

（1）各种原因引起的疼痛。

（2）疾病引起运动、神经系统功能受损。

（3）运动系统结构改变。

（4）营养状态改变。

（四）功能锻炼的作用

功能锻炼对长者能起到气血流通，祛瘀生新，改善血液与淋巴循环，促进瘀肿消散、吸收的作用；还能促进骨折愈合，使关节、筋络得到濡养，防止筋肉萎缩、关节僵硬、骨质疏松等，有利于损伤肢体功能的恢复。

1．恢复功能障碍

（1）促进肿胀消失：体液渗出→肌肉痉挛→静脉血液及淋巴淤滞→回流障碍→肢体肿胀。肌肉收缩→加速血液循环→肿胀消退→疼痛减轻。

（2）防止关节僵硬粘连：肌肉不活动→静脉淋巴淤滞→水肿→浆液纤维蛋白渗出→滑膜粘连。

（3）促进骨愈合：肌肉代谢产生乳酸→刺激血管→血管扩张→促进循环→新生血管较快生长→促进骨痂形成、强固骨痂→骨折愈合、早期活动关节面。

2．预防失用综合征的发生　失用综合征是指患者因长期卧床不活动，或活动量不足及各种刺激减少，全身或局部的生理功能衰退，出现了关节挛缩、肺部感染、便秘、肌肉萎缩、肺功能下降，甚至智力减退等症状。

（1）减少肌肉萎缩程度：肢体失用必然导致肌肉萎缩，锻炼可避免肌肉萎缩，并使大脑始终保持对有关肌肉的支配。

（2）增强灵活及协调性：锻炼使主管平衡的小脑也受到积极的训练，使小脑调节肌肉紧张度及协调随意运动等。

二、长者功能锻炼的原则和方法

（一）长者功能锻炼的原则

1．鼓励的原则 老年人随着年龄的增长和身体活动能力的下降，体力下降，或者害怕跌倒、疾病等因素，导致老年人不愿意进行活动和功能锻炼，从而导致身体活动能力逐渐减弱。照护人员应该从思想和心理上鼓励老年人提高认识，养成规律锻炼的好习惯，减缓身体衰老，预防跌倒等事件的发生。

2．循序渐进原则 功能锻炼必须量力而行，从易到难，由简单到复杂，时间由短到长，逐步增加锻炼的强度、难度和量，让老年人身体有一个适应和接受的过程，从而避免不必要的损伤。

3．适度的原则 功能锻炼要遵循适度原则，过少起不到相应的效果，过多则增加老年人负担，适得其反。只有适度，才能科学合理地安排老年人的活动，帮助老年人提高身体功能，预防并发症的发生。

4．持之以恒原则 持之以恒是指照护人员应该指导和监督老年人按照康复计划进行锻炼，并且长期坚持，形成良好的活动锻炼习惯，否则以往的锻炼效果都会消失，甚至反弹。只有规律、长期坚持功能锻炼，才能逐步达成锻炼目标。

5．全面锻炼原则 全面锻炼是指在条件允许情况下，在身体活动允许的范围内，注意全身各部位功能的锻炼，以及全身的协同作用，避免出现活动不协调、单侧肢体失能的状况，进一步提升老年人的日常生活能力，从而提高生活质量。

6．个性选择原则 活动锻炼的内容要综合老年人个体爱好、身体活动能力、疾病情况、生活习惯、性格特点等因素，采取适合的项目和方法，争取锻炼效果最大化、老年人能够长久参与的目的。

7．注重预防原则 老年人身体功能随着年龄的增长而不断衰退，通过功能锻炼，尽可能地减少老年人对照护服务的依赖，延缓功能退化速度，延长老年人健康寿命，尽可能发挥老年人剩余能力的作用。

8．安全第一原则 照护人员在指导和协助老年人进行活动锻炼的过程中，一定要提高警惕，加强防范，确保老年人活动安全。当发现老年人有不适和异常症状时，立即停止活动，必要时呼叫医护人员进行处理。

（二）长者功能锻炼的方法

1．上肢功能锻炼的内容与方法 从医学视角来看，衰老是人体各个功能随着年龄的增长而出现的一系列退行性变化，最为明显的是老年人的平衡能力和肌力的衰退。这两种能力是老年人进行日常生活活动的重要保障，其衰退阻碍了其正常生活，甚至危及老年人的自身安全。容易跌倒是老年人晚年生活最大的障碍。

（1）动作名称：弹力臂弯举，增强肱二头肌力量。

动作要领：① 两脚前后站立，右脚踩弹力带中间部位；②双手握住弹力带两端，上体保持直立，双腿微屈；③大臂靠近身体保持不动，双臂做屈肘，肱二头肌顶峰收缩，稍停还原至基本姿势，如此重复。完成 3 组，每组 12 次，每组间隔 30 秒。

（2）动作名称：弹力扩胸，增强上肢力量。

动作要领：①双脚自然站立；②双臂水平向前与肩同宽，双手紧握弹力带，吸气不动；③吐气，双手将弹力带拉伸至与双臂成一条线，做充分扩胸动作，稍停还原至基本姿势，如此重复。完成 3 组，每组 12 次，每组间隔 30 秒。

（3）动作名称：背后弹力臂屈伸，增强肱三头肌力量。

动作要领：①双脚自然站立；②左手置于背后，大小臂呈 90° 保持不动，右手置于头后，双手握住弹力带；③大臂保持不动，双手紧握弹力带伸肘，稍停还原至基本姿势，如此重复，换至左手臂相同完成动作。完成 3 组，每组 12 次，每组间隔 30 秒。

2．下肢功能锻炼的内容与方法　良好的下肢活动能力可以促使老年人参加更多的生活活动，如步行外出。防止老年人跌倒是至关重要的，而下肢肌力关系着老年人的平衡稳定性；老年人起床时由坐在床上到站起、老年人上厕所由坐或蹲的姿势到站立、老年人上下公交车、老年人上下楼梯等一系列生活活动中，下肢肌力起着主要作用。可以进行以下功能锻炼：

（1）动作名称：半蹲起，增强股四头肌、臀大肌力量。

动作要领：①身后放置一把 45 厘米高的凳子，以防止摔倒；②自然站立，臀部稍向后蹲，上体微前倾，保持平衡，稍停还原至基本姿势，如此重复。完成 3 组，每组 12 次，每组间隔 30 秒。

（2）动作名称：站姿提踵，增强小腿三头肌力量。

动作要领：①身后放置一把 45 厘米高的凳子，以防止摔倒；②自然站于凳子后方，双手微微扶凳子保持稳定，尽量提踵，稍停还原至基本姿势，如此重复。完成 3 组，每组 12 次，每组间隔 30 秒。

（3）动作名称：坐起，增强股四头肌、臀大肌力量。

动作要领：①模拟生活中坐下—站起的动作，虚坐在 45 厘米高的凳子上，上身保持稍前倾；②站起时膝盖微屈，稍停还原至基本姿势，如此重复。完成 3 组，每组 12 次，每组间隔 30 秒。

（4）动作名称：上下台阶，增强股四头肌、臀大肌、小腿三头肌力量。

动作要领：①站立于 30 厘米高的台阶前，上身保持直立；②模拟生活中上楼梯的动作。完成 3 组，每组 30 次（左右各 15 次），每组间隔 30 秒。

三、功能锻炼长者的照护

功能锻炼可以保持长者良好的肌张力，加速血液循环，提高机体氧合能力，增强心肺功能。还可以缓解心理压力，促进身心放松，减慢机体老化过程和慢性疾病的发生。因此长者躯体功能锻炼照料尤为重要。

（一）为功能锻炼长者布置安全环境

环境是影响长者功能锻炼的客观因素，创造整洁、舒适、安全的环境，对长者功能锻炼有着重要意义。因此，应根据长者需要，帮助长者做好锻炼前的环境准备，为长者营造舒适、安全的锻炼环境。

1．地板的要求　地板不宜太光滑，要有一定的摩擦系数，因老年人步履稳定性差，要注意防止滑倒。最好是选用木质地板，其性质与硬度均适宜老年人。

2．灯光的要求　灯光要亮度适中，如光线不足或照明度差，易引起疲劳，进而精神不振，反之，如光线过强也会刺激眼睛，使眼肌紧张而产生疲劳。

3．居室陈设的要求　对老年人居室陈设要求，原则上是简单为宜。除必需的床、桌、椅、茶具外，不必放置过多的家具。

（二）为功能锻炼长者做好锻炼准备

1．做好评估　评估包括全身情况评估、机体活动能力、心肺功能状态、关节现存功能的评估等。

（1）日常生活自理能力评估

1）生活自理：上厕所、进食、穿衣、梳洗、行走和洗澡等。

2）工具性日常生活活动能力：打电话、购物、备餐、做家务、洗衣、使用交通工具、服药和自理经济等。

（2）肌力分级法（表 8-3-1）

表8-3-1　肌力分级法

级别	症状
0 级	完全瘫痪
1 级	肌肉可收缩，但不能产生动作
2 级	肢体能在床面上移动，但不能抗地心引力，不能抬起
3 级	肢体能抗地心引力而抬离床面，但不能抗阻力
4 级	能做抗阻力的动作，但肌力弱、未达到正常
5 级	正常肌力

2．锻炼准备

（1）安全第一：如果没有规律地进行健康检查，那么就应该去找医生商量锻炼计划。询问是否有什么原因需要调整或更改锻炼计划，使之保证安全。要常常观察身体状态，并且在始终感觉舒适的情况下进行锻炼。

（2）喝足够的水：只要医生不限制饮水，就要确保在锻炼时喝水。即使在身体已经需要水的时候，许多老年人并不觉得口渴，也要喝水。

（3）穿舒适的衣服：要确保穿着的衣服和鞋可以使老人自由活动。

3．锻炼形式

（1）被动运动的方式：对于躯体活动受限的长者，在活动中可以采用被动运动的方式，鼓励长者尽力配合，使其关节、肌肉得到最大范围的锻炼。

（2）主动运动的方式：对于可以离床的长者，可选用主动运动的方式，鼓励其下床活动，采用徒手方式或利用简单的器械完成。

4．锻炼时间　在早餐前、午餐后 30 ~ 60 分钟锻炼，晚餐应清淡、不宜过饱，并且应在睡前 2 小时完成。

5．锻炼环境　应保持环境安静、空气清新、湿度适宜。

（三）功能锻炼的注意事项

1．正确选择　根据自己的年龄、体质、场地条件，选择适当的运动项目。

2．运动时间　老年人运动的时间以每天 1 ~ 2 次，每次半小时左右，一天运动总时间以不超过 2 小时为宜，饭后则不宜立即运动。

3．运动场地与气候　运动场地尽可能选择空气新鲜、安静清幽的公园、庭院、湖滨等地。注意气候变化，夏季户外运动要防止中暑，冬季则要防跌倒和感冒。

4．其他　年老体弱、患有多种慢性病或平时有气喘、心慌、胸闷或全身不适者，应请医生检查，并根据医嘱进行运动，以免发生意外；患有急性疾病，出现心绞痛或呼吸困难，精神受刺激，情绪激动或悲伤之时应暂停锻炼。

四、长者功能锻炼的观察与记录

（一）基本要求

及时、准确地记录锻炼的时间、内容、次数、程度，为下一步计划提供依据。

（二）记录内容

1．记录长者开始功能锻炼的时间。

2．记录长者锻炼达到的程度。

3．记录长者锻炼过程中出现的不适。

4．评价长者的锻炼效果、状态，做好记录并交班。

（三）记录模板

×× 房间，×××，女，82 岁，昨日开始增加上肢、下肢功能锻炼的强度。晚间睡前评估长者略感疲惫，右上肢酸痛，给予穴位按摩后入睡。夜间巡房 2 次，夜寐安。晨起精神状态好，无疲乏感。白班注意加强观察和看护，功能锻炼强度依据长者感受调整。

思考题

1. 长者上肢功能锻炼的方法有哪些？
2. 怎样指导长者进行下肢功能锻炼？
3. 结合案例制订长者康复训练计划。
4. 如何评价长者肢体活动能力？

案例分析与解答

1. 王奶奶的肢体活动出现了什么状况？

答：王奶奶出现了脑卒中导致的右侧肢体功能障碍，言语欠利，口角左偏，伸舌右偏，右侧肢体麻木，睡眠差等，日常自我照护能力下降。目前，已经进入康复阶段，需要照护者按照康复师的嘱咐，帮助王奶奶完成肢体功能锻炼。

2. 请您识别王奶奶出现的状况与哪些因素有关。

答：随着年龄的增长，肌肉力量减退，活动的耐力下降；机体组织退化，关节退行性改变，老年骨质疏松症等疾病；脑卒中后肢体功障碍。

3. 假如您是夜间值班人员，应如何应对？

答：(1) 根据长者需要，帮助长者做好锻炼前的环境准备，为长者营造舒适、安全的锻炼环境。

(2) 为躯体活动功能障碍的长者做好功能锻炼的准备，应用必要的评估技术，制订康复训练计划。

(3) 指导长者进行上、下肢功能锻炼，穿脱衣服训练等。

(4) 按照要求做好记录。

4. 请您根据王奶奶的躯体活动情况书写一份不超过200字的观察记录。

答：××房间，王××，女，80岁。现王奶奶出现右侧肢体不利、行走困难、言语不利等症状。经过前期功能锻炼，ADL评分为40分；右侧肢体肌力3级，左侧肌力正常。昨日已经开始指导王奶奶进行主动功能锻炼，增加股四头肌锻炼及助行器使用。请继续指导其功能锻炼，注意舒适与安全。

主要参考文献

1．李朝鹏，申社林，李朝争．老年人体结构与功能．北京：北京大学出版社，2014．
2．王文焕．老年人生活照料．北京：中国人民大学出版社，2016．
3．王文焕．老年人辅助器具应用．北京：中国人民大学出版社，2016．
4．臧少敏．老年照护技能训练．北京：中国人民大学出版社，2015．
5．侯晓霞．老年常见病的预防与照护．北京：北京大学出版社，2013．
6．邓宝凤．老年常见病照护．北京：中央广播电视大学出版社，2016．
7．李丹，冯丽华．内科护理学．北京：人民卫生出版社，2014．
8．王志红，詹林．老年护理学．上海：上海科学技术出版社，2010．
9．葛均波，徐永健．内科学．北京：人民卫生出版社，2013．
10．徐国英．急诊护理必备．北京：北京大学医学出版社，2012．
11．于长隆．常见运动创伤的护理与康复．北京：北京大学医学出版社，2006．
12．尚少梅．老年护理师实务培训．北京：北京大学医学出版社，2014．
13．洪立，王华丽．老年期痴呆专业照护．北京：北京大学医学出版社，2014．
14．罗清平．老年中医康复保健．北京：科学技术文献出版社，2016．
15．李小寒，尚少梅．基础护理学．5 版．北京：人民卫生出版社，2012．
16．陈峥．老年病多学科整合管理．北京：中国协和医科大学出版社，2013．
17．宋岳涛．老年跌倒及预防保健．北京：中国协和医科大学出版社，2012．
18．辛胜利．养老护理员（初级）．北京：中国劳动社会保障出版社，2016．
19．邓宝凤．养老护理员（中级）．北京：中国劳动社会保障出版社，2013．
20．宋岳涛．老年综合评估．北京：中国协和医科大学出版社，2012．
21．陈峥，王玉波．老年中期照护．北京：中国协和医科大学出版社，2015．
22．范利，王陇德，冷晓．中国老年医疗照护（基础篇）．北京：人民卫生出版社，2017．
23．皮红英，张立力．中国老年医疗照护（技能篇）．北京：人民卫生出版社，2017．